TB생물
심화이론3

식물생태분류진화편 (초판)

- 의약대편입, 수의대/한의대편입, MEETDEET 대비
- 편입생물 판매 1위 교재*
- 김영편입학원 저자 직강교재

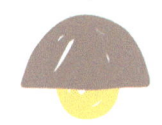

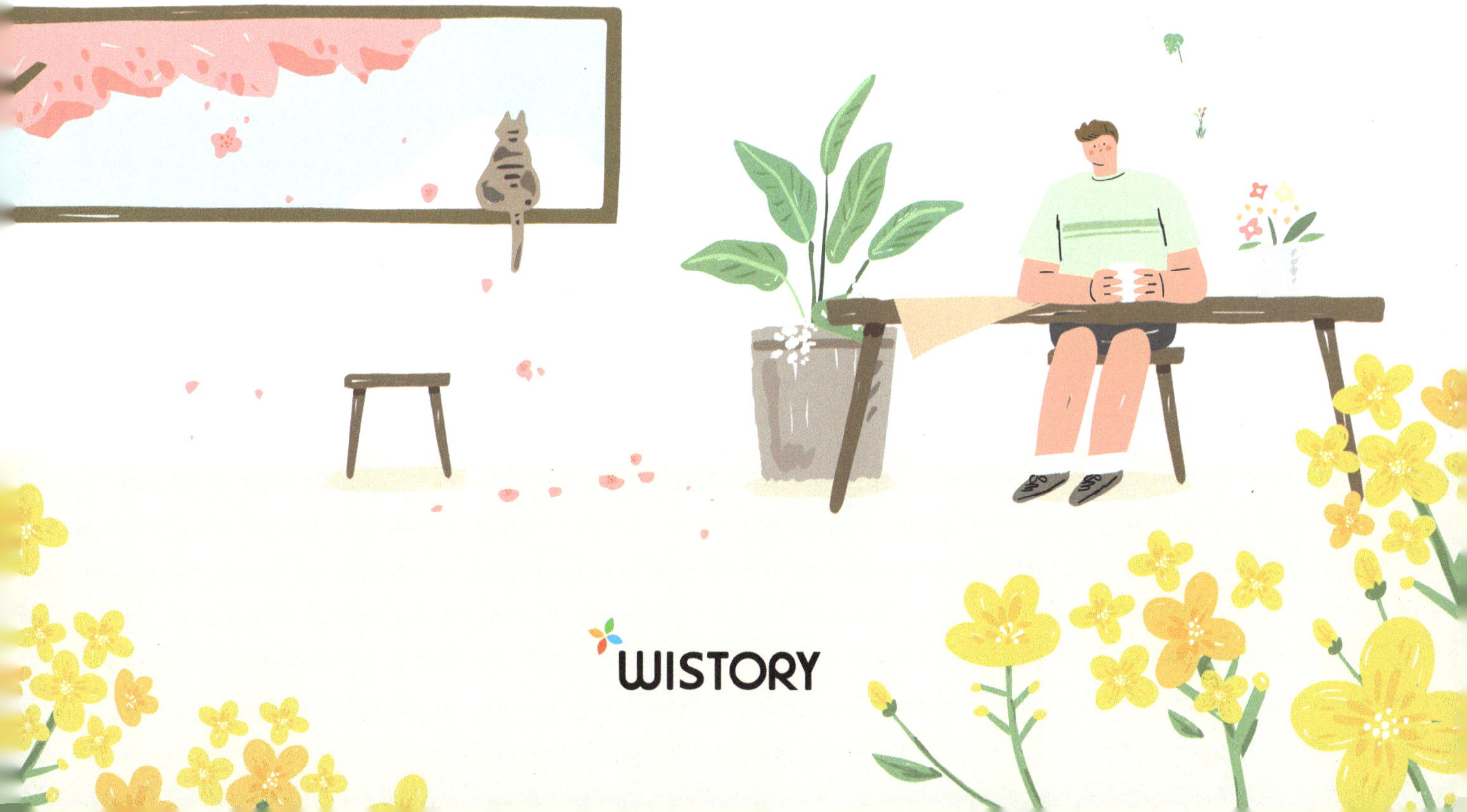

WISTORY

All New TB

TB 교재의 大개편!!!!!

다년간의 경험을 바탕으로
집대성한 TB교재를 새롭게 만듭니다.

- ✓ **독학 가능한** 최적의 교재입니다.

- ✓ **250여개 소주제**를 나누어 **TB map**으로 생물학 마인드맵 구성

- ✓ 각 주제가 연결되도록 단원A부터 Z까지 **스토리식** 엮음

- ✓ 이론 설명은 최대한 **간략**하고 **간결**하게 정리

- ✓ 문제 풀이에 필요한 **문제풀이 요령** 삽입

- ✓ 문제집으로 **TB생물 기본문제집, TB생물 MEETDEET생물 기출문제집, TB생물 편입생물 기출문제집**과 함께 학습하세요!!! 꼭

- ✓ **QR code** 찍고 **네이버카페**에서 마음껏 질문하고 지식을 얻어가세요

CONTENTS

X. 식물학	001
Y. 생태학	125
Z. 분류/진화	209
정답	325

X

식물학

X. 식물학

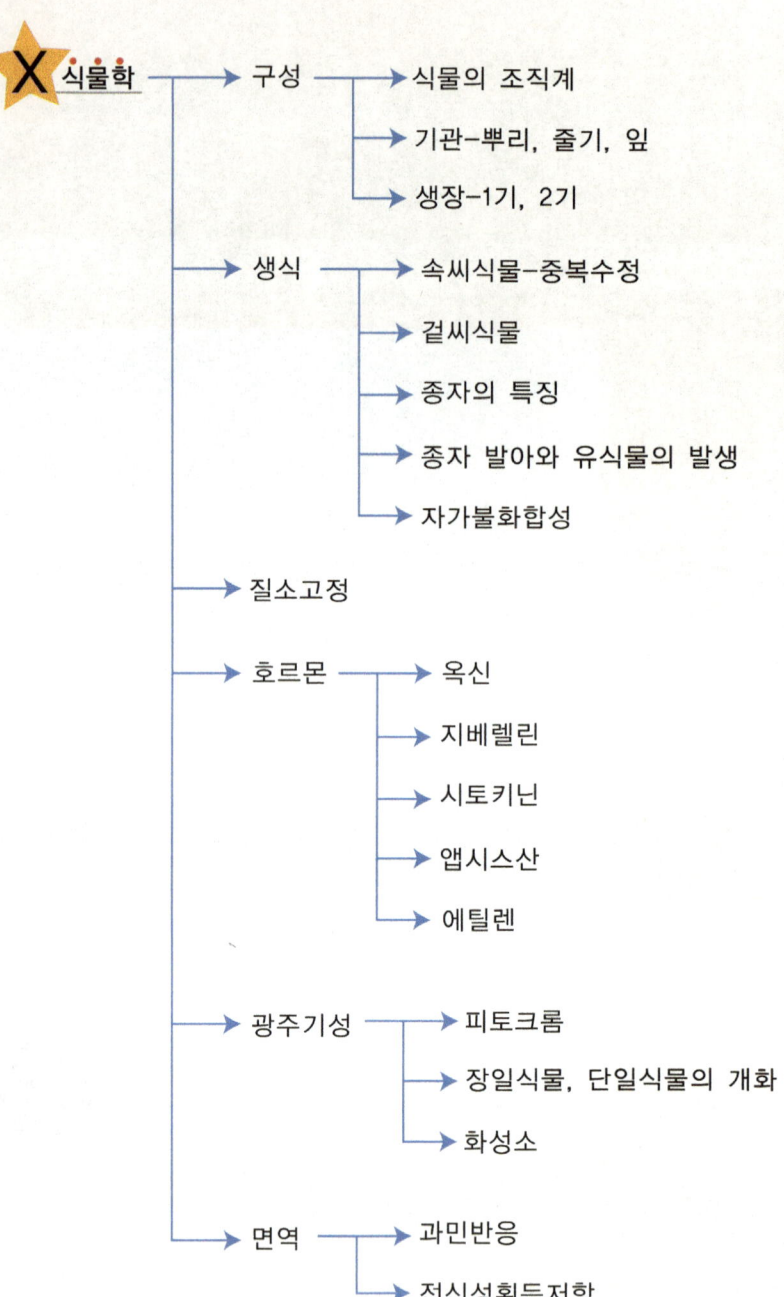

1. 식물의 구성 단계

식물도 동물과 같이 유사한 기능을 하는 세포들이 모여 조직(tissue)을 만들고, 여러 조직이 모여 기관(organ)을 형성한다. 기관의 대표적인 예는 뿌리, 줄기 그리고 잎이다. 하지만, 식물의 기능은 주로 조직계를 중심으로 이루어진다. 조직계(tissue system)은 1개 이상의 조직으로 구성되어 있으며, 기관들을 연결하는 식물의 기능적 단위가 된다. 대표적인 조직계로 표피계, 관다발계, 기본조직계가 있다.

세포 → 조직 → 조직계 → 기관 → 개체

QR code 찍고 네이버 카페에서 자료 얻기!

(1) 식물세포

① 기본적으로 식물세포는 진핵생물이 가지고 있는 세포소기관들로 이루어져 있으나 **엽록체(chloroplast)**와 같은 색소체, 액포, 세포벽 등은 식물세포의 특징적인 모습이 된다.

② 늙은 식물세포의 경우 세포의 90%를 액포가 차지하고 있으며 효소, 아미노산, 당을 저장하고 있다. 액포는 식물세포를 지탱하고 물을 저장한다.

③ 세포벽은 세포부피를 조절한다. 셀룰로오스로 이루어져 있어 식물세포가 가지는 대부분의 탄소(또는 탄수화물)이 여기에 있다. 세포벽은 식물의 생장과 밀접한 관련이 있으며, 세포벽의 구성과 성장방식을 이해하는 것은 식물을 이해하는데 많은 도움이 된다.

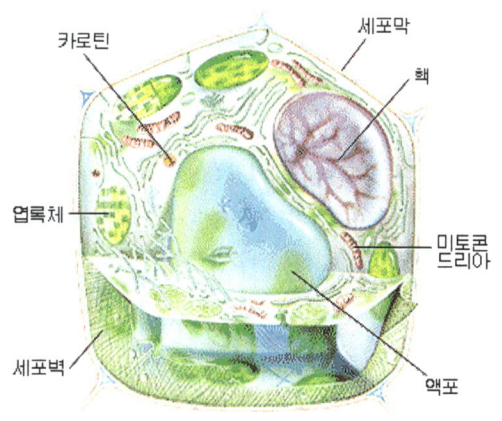

그림 식물세포의 구조

(2) 세포벽의 구조와 식물의 성장

세포분열과정에서 식물세포의 세포질 분열은 원태로 분열할 세포의 중간지점에 세포판을 형성하여 두 개의 딸세포로 나눠진다. 세포판은 두 개의 세포로 분열하는 1차적 방호벽이라고 할 수 있으며 딸세포가 세포판에 접착체 같은 물질을 분비하여 중엽(middle

lamella)을 형성하게 된다. 그 후 각 딸세포는 셀룰로오스와 다당류를 분비하여 일차벽(primary wall)을 형성한다. 일차(세포)벽은 세포의 크기가 적절한 크기로 될 때까지 성장하게 된다.

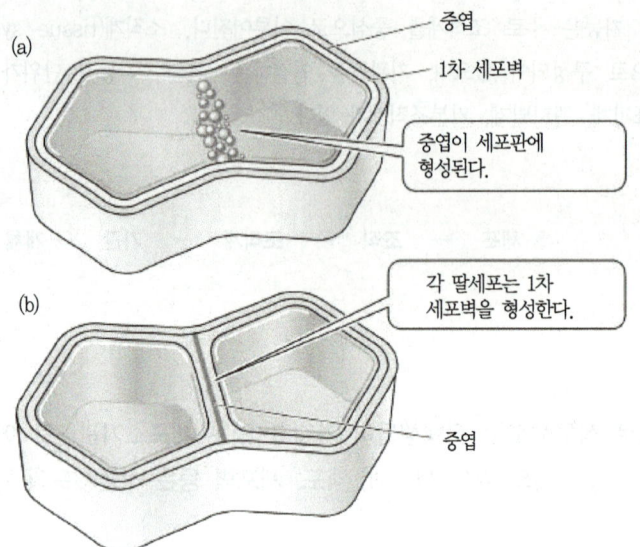

추가학습 "1차 세포벽을 구성하는 성분"

- 셀룰로오스(섬유소) : 극세사 다발로 조직된 선형의 포도당 중합체로 격자를 형성한다.
- 헤미셀룰로오스 : 셀룰로오스 들을 교차 결합하는 가지 많은 다당류 사슬
- 펙틴(pectin) : 강한 수용성을 띠는 여러 종류로 이루어진 다당류이다. 과일 잼이나 젤리의 젤 성분이다.

1차벽이 형성된 식물세포는 두 개의 딸세포에서 분비되는 섬유소 물질과 리그닌을 이용하여 2차벽을 생성하는데 여기에 코르크질(suberin)을 첨가함으로써 방수역할을 추가시킨다. 세포벽에는 벽공이 뚫려 있어 여러 가지 물질의 이동통로가 되며 특히 소포체간에 데스모튜불(desmotubule)로 연결된 원형질연락사(plasmodesmata)에 의해 식물세포간의 직접적인 연락을 할 수 있다.

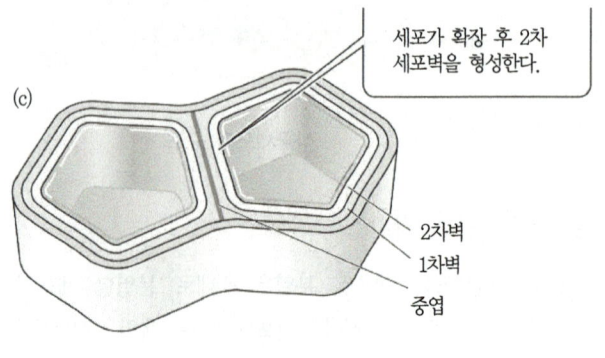

그림 식물세포의 분열

추가학습 "리그닌"

- 리그닌은 천연에서 셀룰로오스 외의 탄수화물과 결합하여 존재하는 페닐프로파노이드의 중합물이다. 화학구조는 3종의 아래의 페닐프로파노이드(Ⅰ~Ⅲ)를 단위체로 생성된 중합체이다.

- 모든 관다발 식물의 관다발에 존재하며 목재의 경우 건질량의 20~30%에 달한다.
- 선태식물에는 없다.
- 길이생장이 정지된 식물체 부위에서 나타난다.
- 세포벽의 셀룰로오스 미셀 속에 충전하여 조직을 기계적으로 견고하게 하는 역할을 한다.
- 도관, 가도관, 물관부섬유의 1차 세포벽 모서리에서 리그닌의 퇴적이 시작되어 중층, 세포간극으로 확산되는데 이 과정을 목화라고 한다.

MEMO

2. 식물의 조직과 조직계

식물의 기관인 뿌리, 줄기, 잎은 모두 조직으로 구성되어 있다. 조직은 표피조직, 관다발 조직, 기본조직으로 이들이 어우러져 뿌리, 줄기, 잎을 구성한다. 식물 조직은 세포분열 능력에 따라 크게 분열 조직과 영구 조직으로 나눈다.

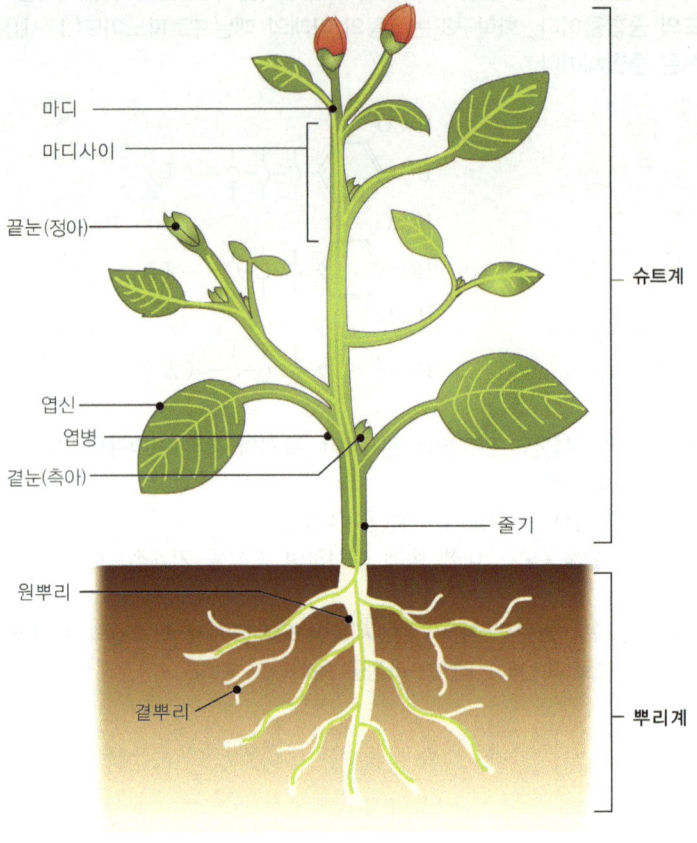

그림 식물의 구조

(1) 분열 조직

① 생장점 : 줄기(줄기정단분열조직)와 뿌리 끝(뿌리정단분열조직)에 있으며 길이 생장을 유도한다.

② 관다발 형성층 : 관다발 부름켜로 부피 생장을 유도한다.

③ 코르크 분열조직 : 코르크를 형성한다.

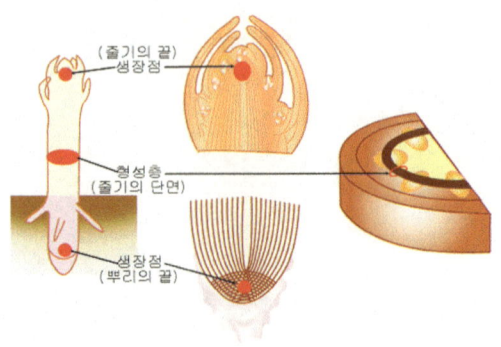

그림 식물의 생장점과 형성층

(2) 영구 조직 (식물의 조직계)

① 표피 조직

1) 표피계(dermal tissue system)는 표피세포, 공변세포, 털, 뿌리털 등으로 식물체의 바깥 표면을 덮는 보호 조직으로 한층 또는 몇 층의 세포층이다.

2) 잎과 대부분의 줄기에서는 표피세포에 엽록체가 없고 큐티클(cuticle: 밀랍으로 덮인 각피질)이라는 왁스층이 있어 물질의 출입을 통제하고 물의 손실을 막는다. 단, 표피조직의 공변세포는 엽록체가 있고 기공을 형성한다.

3) 식물체 내부를 물리적인 손상과 병원균으로부터 보호하는 1차 방어선이 되며 물질 출입을 조절한다.

4) 목본류에서는 오래된 줄기와 뿌리에서 표피가 주피(peridrem)로 대체된다.

5) 뿌리털의 경우 뿌리의 표피세포가 늘어난 것이고, 털(trichome)은 지상부의 표피가 바깥으로 자란 것으로 장벽을 형성하거나 끈끈한 액을 이용하여 곤충으로부터 보호하는 역할을 한다.

② 관다발 조직

1) 물관부와 체관부로 이루어지며, 뿌리와 슈트계(shoot system: 지상부로 줄기와 잎 등)사이의 물질을 운송하며 식물체를 지지하는 역할을 한다.

조직	구분	세포의 생사	구조와 기능	소재 식물
물관부	물관 (물관요소)	죽은 세포	가늘고 길며 끝이 뭉뚝하다. 상·하 격막이 소실 물과 무기 양분 운반	속씨식물 양치식물 겉씨식물
	헛물관	죽은 세포	가늘고 길며 끝이 뾰족하다. 벽공(유연공)이 있음 물과 무기 양분 운반	
체관부	체관	살아있는 세포	상·하 격막은 체판 형성 핵이 없음. 유기양분의 운반	양치식물 종자식물
	동반세포	살아있는 세포	핵이 있음 체관요소와 동반세포에 필요한 단백질 합성 체관세포 안·밖으로 당을 능동 수송	속씨식물
	체관부 유조직	살아있는 세포	영양분의 저장에 관여. 능동 수송	속씨식물

표 관다발 조직 구성의 세포의 특징

2) 물관부

- 긴 대롱 모양의 죽은 세포로 구성된다.
- 물관부의 세포들은 원형질이 없어지고 죽으면 빈 공간이 생겨 물과 무기질이 이동할 수 있는 통로가 된다.
- 뿌리로부터 줄기나 잎으로 물과 무기물이 이동한다. 물은 1차벽만으로 구성된 벽공을 통해 이동한다.
- 물관부의 물을 운반하는 세포는 두 가지 유형인 헛물관(tracheid)과 물관요소(vessel element)

QR code 찍고 네이버 카페에서 자료 얻기!

가 있으며 둘 다 관의 형태로 되어 있다. 헛물관은 거의 모든 관다발식물의 물관부에 존재한다. 물관요소는 대부분의 속씨식물, 일부 겉씨식물과 양치식물에 존재한다. 헛물관은 가늘고 길며 끝이 뾰족하다. 물관요소는 넓고, 짧으며 벽이 얇고 끝이 덜 뾰족하다. 물관요소의 끝부분에는 끝과 끝이 맞닿는 곳에 천공판이 있다.

3) 체관부
- 살아있는 세포로 구성된다. 하지만, 핵이나 리소좀, 액포와 같은 소기관이 없다.
- 잎에서 생성된 당(설탕)과 같은 양분이 뿌리나 줄기로 이동한다.
- 비종자 관다발식물과 겉씨식물의 경우에는 체세포(sieve cell)라고 하는 가늘고 긴 세포에 의해 운반되나 속씨식물에서는 체관요소(sieve-tube member)로 이루어져 있다. 체관요소의 끝에는 끝과 끝이 맞닿는 곳에 체판(sieve plate)가 있고 작은 구멍이 있어 용액이 흐른다. 체관요소의 옆에는 동반세포(companion cell)이라는 세포가 있어 원형질연락사를 통해 세포기능을 담당한다.

4) 뿌리와 줄기에서는 물관부와 체관부를 합쳐서 중심주(stele)라고 한다. 중심주의 배열은 종과 기관에 따라 다르다. 속씨식물의 경우에는 뿌리에서는 중앙에 단단한 관다발기둥(vascular cylinder)을 가지고 있는 반면 줄기와 잎에서는 관다발이 고리형태(쌍자엽식물 ; 쌍떡잎식물)나 분산형태(단자엽식물 ; 외떡잎식물)로 나타난다.

③ 기본 조직

1) 표피계와 관다발계를 제외한 식물체의 다른 조직을 기본조직이라 한다.

2) 잎의 기본조직인 엽육조직은 광합성을 한다.

3) 유조직(유세포)
- 세포벽이 얇은 1차벽으로만 이루어져 있다.
- 원형질이 풍부하며, 물질 생산 등 식물 생존과 관계된 기본 기능을 수행한다.
- 분화능력이 있어 분열하여 다른 종류의 세포가 될 수 있다.
- 유기물질의 합성, 저장과 같은 물질대사 기능을 담당한다. 예를 들어 잎의 유세포의 엽록체에서는 광합성이 일어나고, 줄기나 뿌리의 유세포는 녹말을 저장하는 백색체가 있다.

4) 후각세포(collenchyma cell)
- 슈트계의 어린 부분을 지지한다.
- 유세포에 비해 비교적 두꺼운 세포벽을 가지나 1차벽으로만 이루어져 있으며 살아있는 세포이다.
- 세포벽에 단단하게 하는 리그닌이 없어 줄기나 잎과 함께 생장이 일어날 수 있다.

5) 후벽조직(sclerenchyma cell)
- 1차벽과 2차벽으로 이루어져 있으며 신장할 수 없다. 2차벽은 리그닌이 들어 있다.
- 후벽세포는 지지기능을 위해 매우 특수화되어 기능적으로 성숙한 세포들은 대부분 죽어 있는데,

2차벽은 원형질이 없어지기 전에 형성된다.

- 두 유형인 보강세포(sclereids)와 섬유(fiber)는 완전히 지지 및 강화 기능으로 특수화되어 있다. 보강세포는 섬유보다 세포의 길이가 짧고, 목질화 된 2차벽을 지니며 형태가 불규칙하다. 견과류의 열매 껍질과 종피를 단단하게 해 준다. 섬유는 대마 섬유와 같이 밧줄로써 많이 이용되고 있다.

6) 분비 조직이란 유액을 분비하는 조직이다.

7) 줄기와 뿌리의 기본조직은 주로 저장 기능을 한다.

QR code 찍고 네이버 카페에서 자료 얻기!

MEMO

3. 식물의 영양기관

식물은 땅 속에서는 물과 무기염류를 흡수하고, 땅 위에서는 잎이나 줄기를 통해 이산화탄소를 흡수한다. 식물은 기본기관을 뿌리, 줄기, 잎을 가지고 있는데, 경우에 따라서는 뿌리계(root system)와 슈트계(shoot system = 줄기, 잎)로 구분하기도 한다.

(1) 뿌리(root)

식물을 지탱하며, 물과 무기양분을 흡수하고 양분을 저장한다.

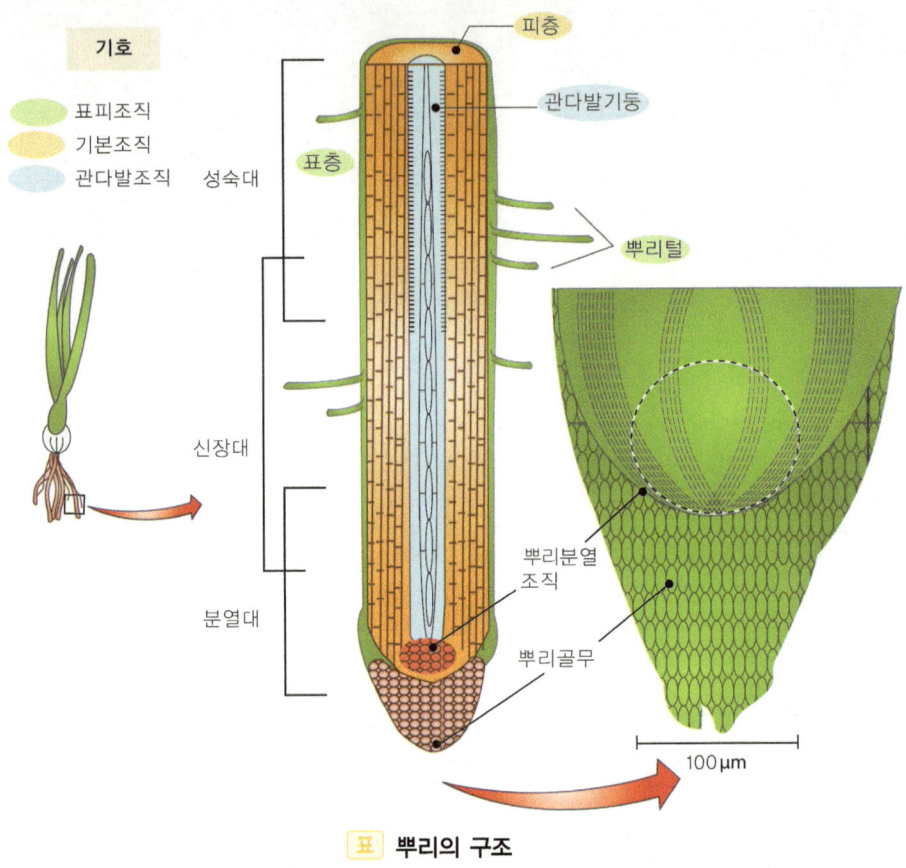

표 뿌리의 구조

① 근단(root tip)

1) 길이 생장을 하며 토양 속으로 침투하여 무기염을 흡수하는 기능을 한다.

2) 근단(뿌리골무)과 근단 분열 조직이 있다.

3) 뿌리 끝인 근단은 뿌리골무(root cap)라는 조직에 의해 둘러싸여 있다. 뿌리골무는 뿌리가 생장을 하면서 토양과 물리적으로 접촉할 때 정단 분열 조직을 보호하는 작용을 한다. 뿌리골무에서는 다당류로 된 점액을 분비한다.

② 근계(root system)

1) 외떡잎 식물

　수염뿌리(fibrous root system)로 형성되어 있다.

- 양치식물과 외떡잎식물의 경우 배에서 나온 뿌리인 원뿌리가 죽게 되므로 수염뿌리가 형성된다.
- 수염뿌리를 가지게 되면 뿌리가 땅속 깊이 침투하지 못하므로 지표면에 뿌리가 퍼지는 특성이 있다. 반면 이러한 식물들은 지표의 토양을 잡고 있는 모습이 되므로 토양의 유실을 막기도 한다.

2) 쌍떡잎 식물

- 원뿌리(taproot)와 여기에서 분화한 곁뿌리(lateral root)로 형성되어 있다.
- 원뿌리는 배로부터 발달한 중심이 되는 뿌리를 말하며 1개 존재한다.
- 곁뿌리는 원뿌리의 관다발조직인 내초로부터 발달되어 나온 뿌리를 말한다.
- 원뿌리를 가지는 식물은 뿌리가 토양 깊이 자라는 특성이 있어 지하수 흡수에 용이하다.

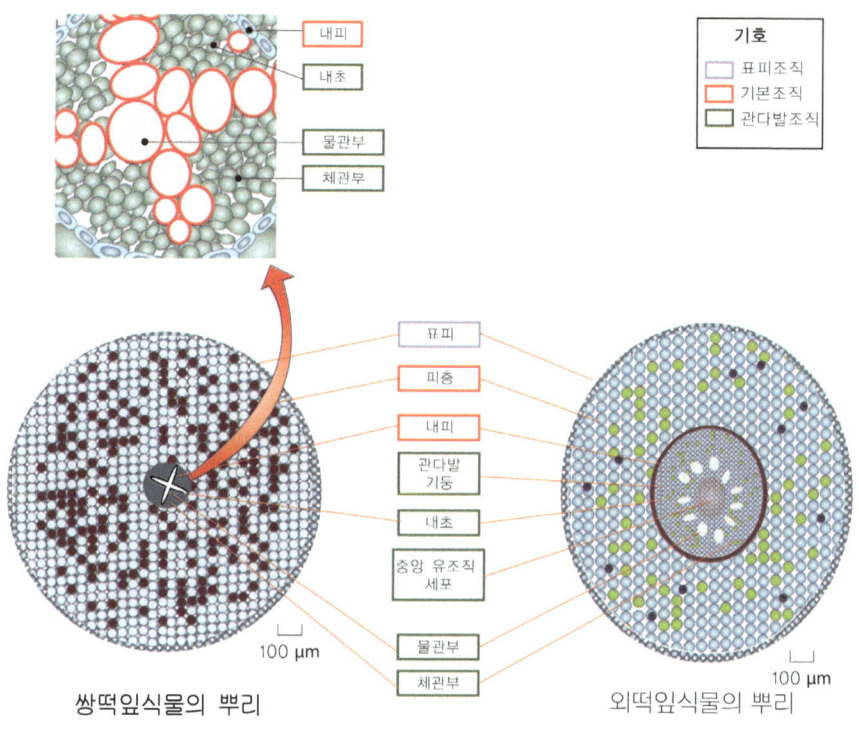

표 뿌리에서의 관다발조직

③ 표피

- 최외층에 존재한다.
- 대부분의 표피세포는 뿌리털을 형성하며, 코르크층을 형성하기도 한다.
- 뿌리털로 인해 표면적이 확대되며 뿌리털을 통해 물과 무기염류(무기질)가 흡수된다. 사실상 대부분의 흡수는 뿌리털을 통해 된다.

④ 피층(cortex)

- 표피의 안쪽에 있는 기본 분열 조직으로 덜 성숙한 두터운 세포들이 많이 있으며 영양분 저장 기능을 갖기도 한다.

⑤ 내피(endodermis)

- 피층의 안쪽으로 더 들어가면 있는 조직이다.
- 피층세포와는 달리 내피세포의 세포벽에는 코르크질이 들어 있다.
- 카스파리대(casparian strips): 내피세포벽의 왁스층. 세포벽을 통하여 흡수된 모든 물이 내피로 이동하도록 도와준다.

❻ **중심주(stele)** : 내초, 물관부, 체관부, 관다발 부름켜대로 구성된다.
- 내초(pericycle): 비교적 미분화된 세포이다. 곁뿌리(측근)의 생성이 일어나는 관다발조직이며, 뿌리의 2기 생장에 기여하며 물과 무기질을 관다발로 수송한다.
- 관다발 조직—물관부, 체관부, 관다발 부름켜대

> **추가학습** "식물 뿌리의 다른 특성"
> - 일부는 뿌리처럼 보이나 줄기나 잎인 경우도 있다. 또한 변형된 뿌리는 지지기능을 하기도 하고 물이나 양분을 저장하거나 산소를 흡수하기도 한다.
> - 지지근 : 나무를 지지하는 역할을 한다.
> - 호흡근 : 뿌리가 지상부까지 올라가 있으며 필요한 산소를 얻는데 활용한다. 맹그로브 나무의 경우 뿌리가 밖으로 나와 있다.
> - 저장근 : 양분과 물을 뿌리에 저장한다. 순무나 고구마가 이에 해당된다.
> - 부정근: 뿌리 이외의 부분, 즉 줄기에서 2차적으로 발생하는 뿌리를 말한다.
> - 숙주식물을 감싸는 기근: 특정 숙주식물을 감싸 숙주식물을 죽이고 영양분을 얻는다.

(2) 줄기

줄기(stem)는 잎과 꽃을 지탱하는 기능을 가진다.

① 잎의 부착부위인 마디(node)와 마디와 마디의 사이 부분이 되는 마디사이(internode)로 구성된다.

② 끝눈(apical bud: 정아) : 줄기의 신장을 일으킨다.

③ 곁눈(axilary bud: 측아) : 가지(branch)를 형성하는 부분이다. 끝눈(정아 ; apical bud)의 주변에서는 곁눈의 생장을 억제하는 정아 우성(apical dominance)이 일어난다. 줄기의 끝부분을 자르거나 측면부분에 빛이 많이 닿게 되면 휴면에 있는 곁눈의 생장이 촉진되어 곁눈의 생장이 촉진되어 곁가지가 되고 여기에 끝눈, 잎, 곁눈이 다시 생성되면서 관목화가 이루어진다.

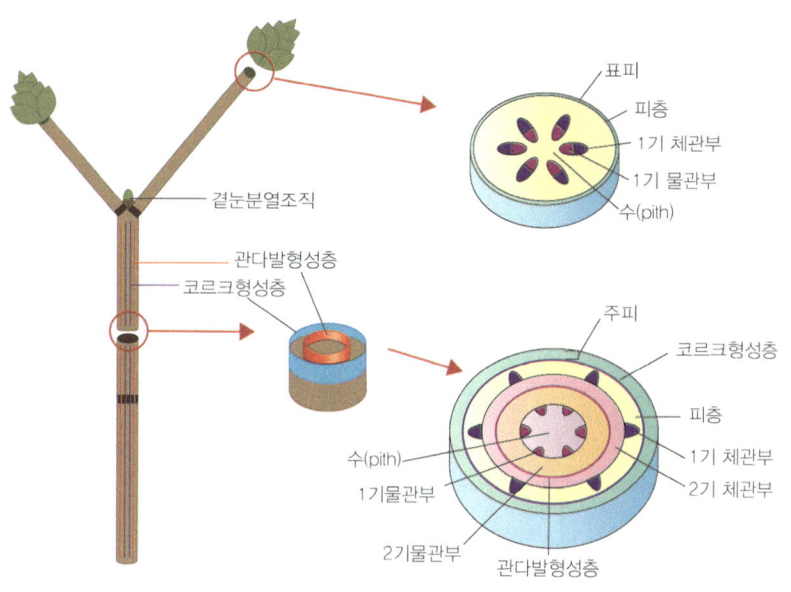

표 쌍떡잎식물의 줄기

QR code 찍고 네이버 카페에서 자료 얻기!

④ 쌍떡잎식물의 경우 관다발조직은 관다발들이 고리를 따라 배열된 형태를 하고 있다.

⑤ 외떡잎식물의 경우 관다발이 환상이 아니라 기본조직 사이에 흩어져 있다.

> **추가학습** "식물 줄기의 다른 특성"
>
> - 괴경(지하줄기, 덩이줄기 : tuber) : 감자의 경우이다. 감자의 '눈'은 곁눈이 함몰된 것이고 싹은 가지를 친 줄기이다.
> - 기는줄기 : 포복경이라고도 하는데 딸기의 경우 땅 위에서 수평적으로 자란다.
> - 비늘줄기 : 확대된 잎이 부착된 지하줄기이며 양파가 있다.
> - 사막식물의 경우 물을 저장하는 큰 줄기를 가진다.

(3) 잎

대부분의 광합성을 하는 기관이다.

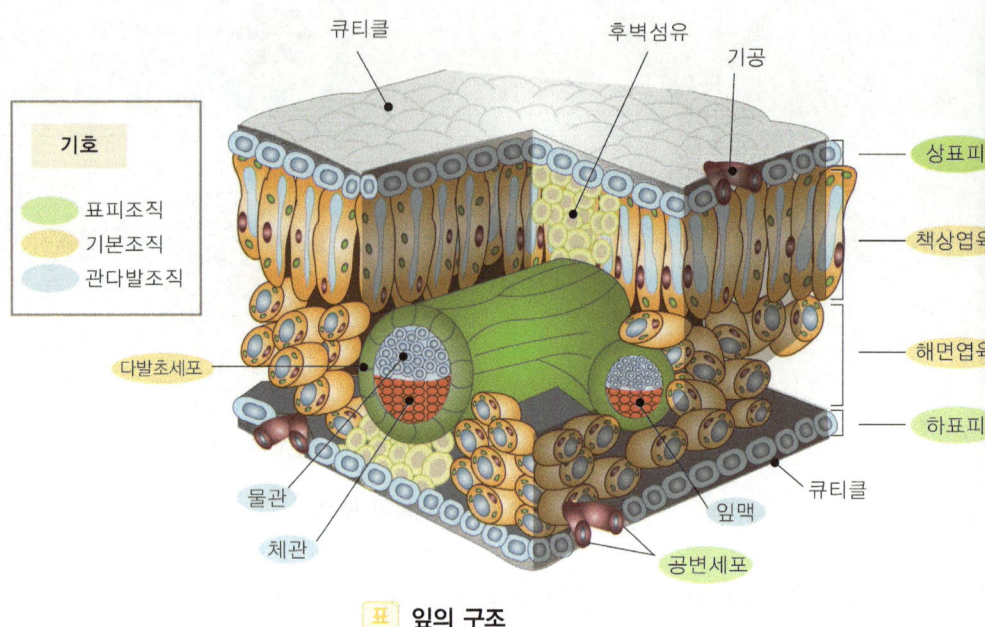

표 잎의 구조

① **잎자루(엽병)**: 줄기에 붙은 구조

② **잎몸(엽신)**: 잎자루에 붙은 평평한 구조로 태양관선에 직각으로 유지되도록 적응되었다.

- 쌍떡잎 식물 : 엽병(잎자루), 엽신(잎몸), 엽맥/잎맥(주맥으로부터 분기하며 그물맥이다).
- 외떡잎 식물 : 엽초, 엽신, 엽맥(평행맥이다). 외떡잎 식물의 경우에는 엽병(잎자루)가 없고 대신 잎자루부분이 줄기를 감싼 구조인 엽초가 존재한다.

③ **잎의 단면을 잘라보면 상면표피(왁스 층, 엽록체 없음), 엽육 조직(책상 조직, 해면 조직), 하면 표피(공변 세포, 엽모) 순서로 구성된다.**

- 줄기와 잎의 표피는 큐티클(cuticle)이라는 왁스 층이 덮여 있어 수분의 증발을 막는다.
- 잎은 잎자루에서 여러 개의 작은 잎을 형성하는 결과 잎이 바람에 의해 찢어지거나 병원균의 침입 시 전체 잎으로 퍼지는 것 등을 방지할 수 있다.

추가학습   "식물 잎의 다른 특성"

- 양파의 구근은 저장소의 역할을 한다.
- 다육식물과 같은 종은 잎에 수분을 저장한다.
- 선인장의 가시는 변형된 잎이다.
- 완두콩의 덩굴손은 변형된 잎으로 다른 식물을 감싸 지탱한다..

4. 식물의 생장

> 정리
> - 일년생식물 : 씨로부터 발아해서 꽃이 피고 다시 씨를 맺고 죽게되는게 걸리는 기간이 1년 이하인 식물. 야생화 곡류 그리고 콩과류가 여기에 속한다.
> - 이년생식물 : 2년에 걸쳐 생장을 하며 첫 번째 봄과 여름에 영양생장을 하고 추운 겨울을 거쳐 두 번째 봄 또는 여름에 꽃이 피고 열매를 맺는 식물
> - 다년생식물 : 발아를 한 후 여러 해 동안 살아가는 식물들로 나무, 관목 및 일부 초본류가 속한다.

QR code 찍고 네이버 카페에서 자료 얻기!

(1) 1기 생장

① 뿌리의 1기 생장

1) 뿌리의 1기 생장은 뚜렷한 구분이 없는 분열대, 신장대, 성숙대에서 일어난다.

- 분열대 : 뿌리 정단분열조직과 그 유도체로 이루어지며, 뿌리골무를 포함해 새로운 뿌리세포가 만들어진다.
- 신장대 : 이곳에서 대부분의 뿌리세포의 신장이 일어나며 원래 길이의 10배 정도로 세포 신장이 일어나 뿌리가 계속 아래쪽으로 내려가게 된다.
- 분화대(성숙대): 세포들의 분화가 일어나는 곳

2) 뿌리의 1기 생장은 표피, 기본조직, 관다발조직을 생성한다.

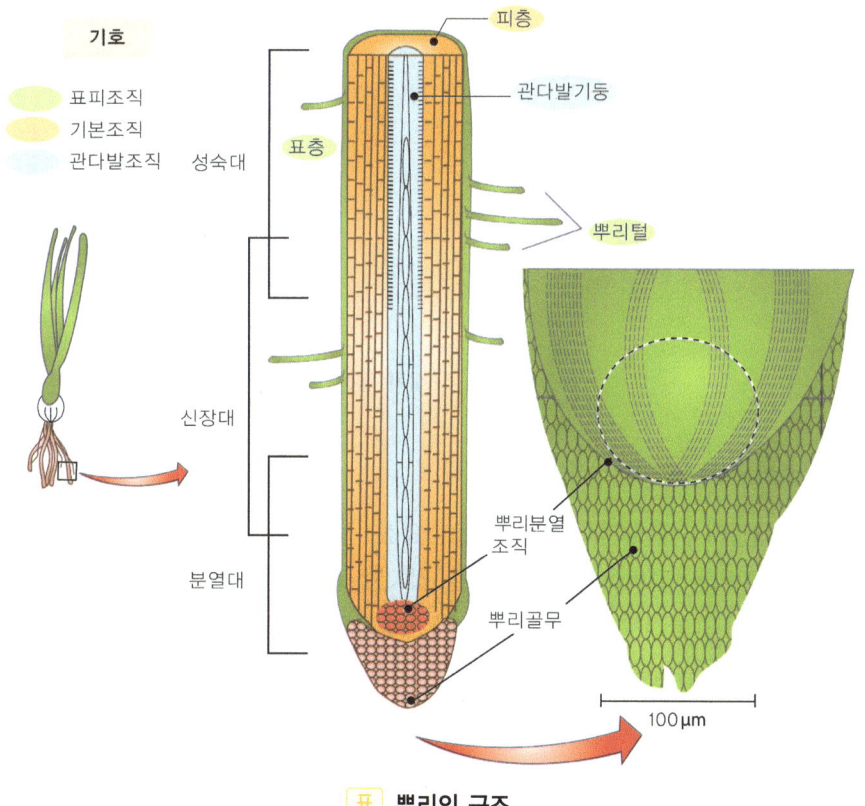

표 뿌리의 구조

② 슈트의 1기 생장

1) 슈트 정단분열조직: 슈트의 끝부분으로 세포분열을 하는 세포집단이다.

2) 잎은 잎원기(left primordium)에서 유래한다.

3) 슈트의 신장은 슈트 정단 아래에 있는 절간이 길어져서 이루어진다.

4) 가지가 뻗는 것은 곁눈의 활성화에 의해 이루어지는데 이 또한 1기 생장이다.

5) 벼와 같은 일부 외떡잎식물에서는 분열 활동이 줄기와 잎의 바로 아래에서 일어나는데 이를 절간분열조직(intercalary meristem)이라고 한다.

(2) 2기 생장 : 관다발 부름켜, 표피의 분열 → 주피(코르크화)

① 측생분열조직에 의해 두께는 증가시키는데 목본식물의 줄기와 뿌리에서 일어나지만 잎에서는 거의 일어나지 않는다. 모든 겉씨식물과 대부분의 쌍떡잎식물에서는 2차 생장이 있으나 외떡잎식물에서는 거의 일어나지 않는다.

② 2기 식물체는 관다발 형성층과 코르크형성층에 의해 만들어진 조직으로 구성된다.

③ 관다발형성층은 2기 물관부와 2기 체관부를 증가시키며 슈트계를 지지한다.

④ 코르크형성층은 세균의 침입과 수분 손실을 막는 코르크세포를 형성한다.

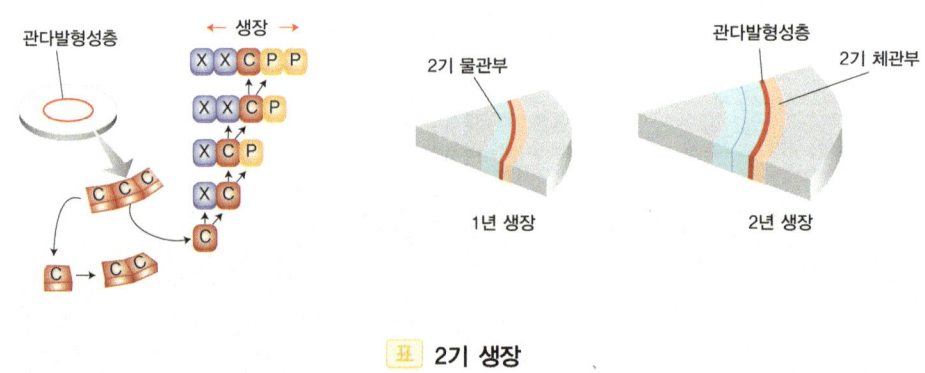

표 2기 생장

⑤ 코르크세포는 왁스로 침착되어 있다.

⑥ 2기 생장이 거듭되면서 헛물관, 물관요소, 섬유 등으로 구성된 2기 물관부(목재)층이 축적된다. 겉씨식물은 헛물관을 갖지만 속씨식물은 헛물관과 물관요소를 모두 갖는다. 2기 물관부 세포들은 상당히 목질화되어 있다.

QR code 찍고
네이버 카페에서
자료 얻기!

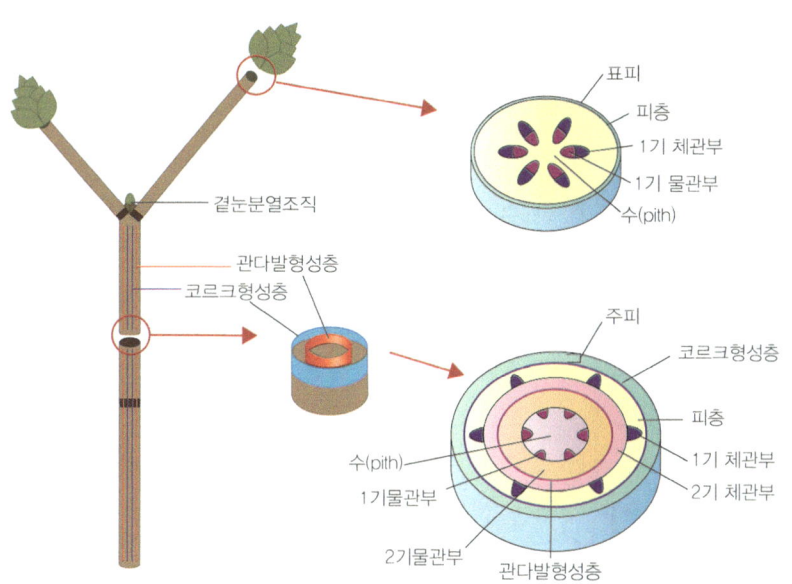

표 쌍떡잎식물의 줄기와 2차생장

⑦ 나무나 목본성 관목이 나이가 들면 오래된 2기 물관부 층은 물과 무기질을 운반하지 않는다. 이 층은 줄기와 뿌리의 중심 가까이에 있기 때문에 심재(heartwood)라 한다. 반면 2기 물관부의 바깥층에 있는 새롭게 형성된 물관부는 물관액을 운반하는데 이를 변재(sapwood)라 한다.

⑧ 소위 나이테라 불리는 것은 2기 물관부이며, 생장이 더딘 추재와 생장이 빠른 춘재를 이용하여 나무의 연령을 예측할 수 있으며, 따뜻한 해에는 더 많은 성장을 하기 때문에 기후변화를 추적하는 데에도 활용된다. 반면 2기 체관부는 벗겨지기 때문에 2기 물관부처럼 넓게 축적되지는 않는다.

⑨ 표피는 줄기의 바깥쪽 피층에 위치하거나, 뿌리의 내초 바깥에 위치한 첫 번째 코르크형성층에 의해 만들어진 2개의 조직에 의해 대체된다. 첫 번째 조직은 코르크형성층 안쪽에 있는 코르크피층(phelloderm)이라고 하는 1개의 얇은 유세포층이며, 두 번째 조직은 코르크형성층의 바깥쪽에 위치한 코르크조직이다. 코르크세포가 성숙하면 왁스 물질인 슈베린(suberin)을 세포벽에 축적하고 죽는다. 새로운 코르크형성층과 이들 조직이 주피를 형성한다.

⑩ 코르크세포는 슈베린을 가지고 있으며 세포끼리 밀집되어 있어 주피는 물과 공기를 투과시키지 않는다.

⑪ 줄기나 뿌리의 비후로 인해 첫 번째 코르크형성층은 찢어져 세포분열 능력을 잃어버리고 코르크세포로 분화한다. 주피의 안쪽에 새로운 코르크형성층이 생겨 새로운 주피층을 형성하며 이러한 과정이 반복된다.

5. 식물 디자인하기

① 애기장대의 꽃 기관 생성 유전자 ; ABC 모델

- 미국 캘리포니아공대 메이에로비츠 교수팀이 제안한 ABC 모델이다.
- 이 모델은 A 클래스, B 클래스, C 클래스에 해당하는 유전자의 조합에 의해 꽃을 이루는 꽃받침, 꽃잎, 암술, 수술이 결정된다는 이론이다.
- A 클래스 유전자만 단독으로 발현되면 꽃받침만 있는 꽃이 되고, C 클래스가 없으면 꽃받침, 꽃잎, 암술, 수술이 모두 꽃잎으로 변한다.

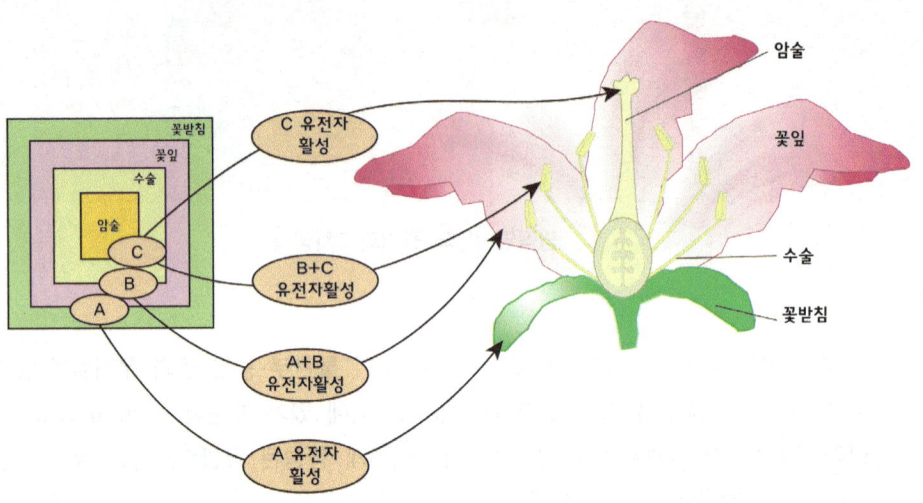

그림 ABC모델과 꽃 생성

II. 종자식물의 생식

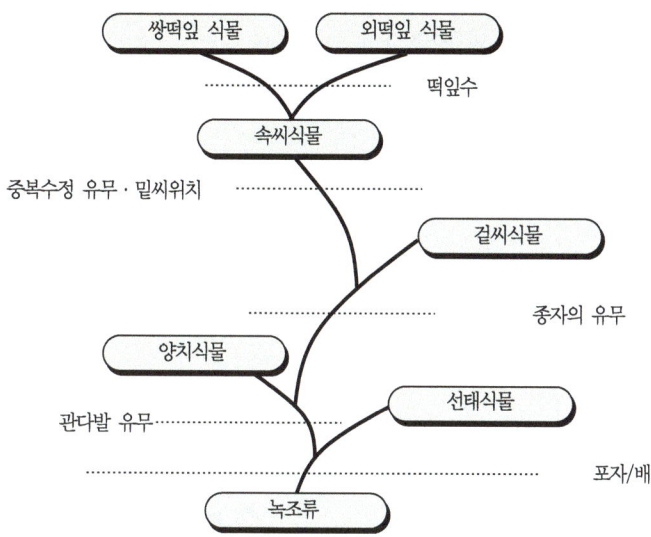

QR code 찍고
네이버 카페에서
자료 얻기!

특징 \ 구분	겉씨식물	속씨식물
	은행나무, 소나무	쌍떡잎식물, 외떡잎식물
씨방	없음	있음
밑씨 위치	겉	속
중복수정	없음	있음
배젖의 핵형	n	3n = 정핵1 + 극핵2
관다발형성층	있음	쌍떡잎식물만 있음

특징 \ 구분	쌍떡잎식물	외떡잎식물
	완두, 강낭콩, 장미	옥수수, 벼, 백합
떡잎수	2	1
뿌리	원뿌리/곁뿌리	수염뿌리
줄기	규칙적 관다발, 관다발형성층	산재 관다발
잎	잎자루, 넓은 잎, 그물맥	엽초, 좁은 잎, 평행맥
꽃잎 수	4, 5배수	3배수

MEMO

1. 식물의 생식기관

(1) 꽃

속씨 식물 이상에서만 만들어진다.

① 수술 : 꽃밥과 수술대로 구분되며 꽃밥에서 꽃가루를 형성한다.

② 암술 : 배낭을 형성한다.

③ 꽃잎

④ 꽃받침

2. 속씨식물(피자식물)의 생식

(1) 생식세포의 형성

① 꽃가루의 형성

꽃가루 모세포($2n$)
↓ 감수분열
꽃가루 4개(n)
↓ 핵분열
꽃가루관핵(n)+생식핵(n)
↓ 핵분열
• 정핵(n) 2개

② 배낭의 형성

배낭모세포($2n$)
↓ 감수분열
자매세포 3개(n)+배낭세포(n)
퇴화 ↓ 핵분열 3회

- 알세포(n) 1개
- 극핵(n) 2개
- 조세포(n) 2개
- 반족세포(n) 3개

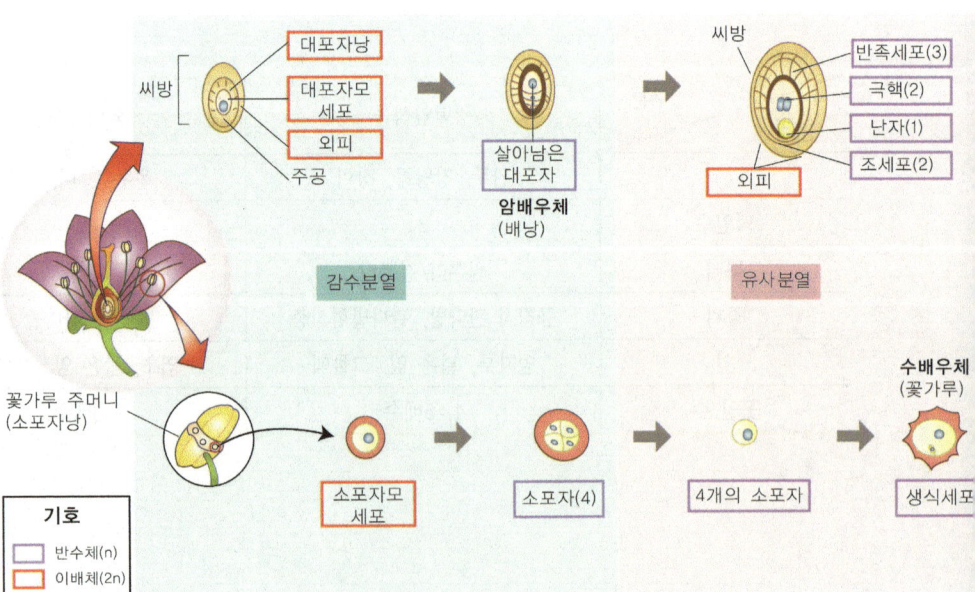

그림 속씨식물의 종자의 형성

(2) 속씨식물의 중복수정

꽃가루가 암술머리에 붙는다. (수분)
↓
꽃가루가 발아한다.
↓
꽃가루관핵이 꽃가루관을 형성한다.
↓
꽃가루관핵, 정핵의 순서로 배낭에 진입한다. (양성굴화성)
↓
정핵이 중복수정에 참여한다.
↓

- 정핵(n)+알세포(n) → 배(embryo, $2n$)
- 정핵(n)+극핵 2개($n \times 2$) → 배젖(endosperm, $3n$)

(반족세포와 조세포는 퇴화)
↓
종자로 발달한다 (배는 식물체, 배젖은 양분저장세포가 된다)

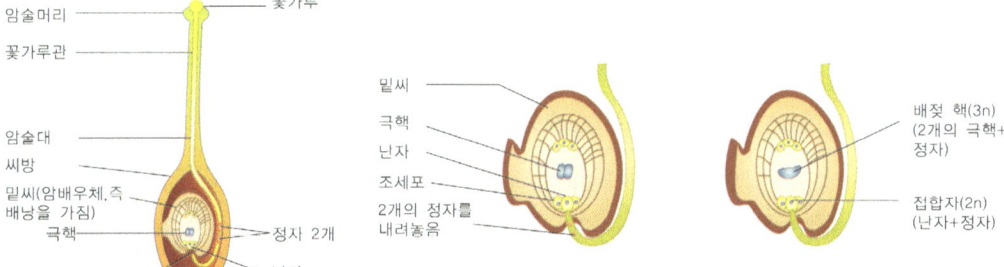

그림 속씨식물의 중복수정

📖 속씨식물 중 대부분의 쌍떡잎식물은 중복수정 후 배젖($3n$) 핵이 퇴화하여 배젖을 형성하지 못하고 배 세포 중의 일부에 양분을 저장하여 두 장의 떡잎으로 발달시킨다. 외떡잎식물은 배젖($3n$)이 발달하여 양분을 저장한다. 종자의 휴면으로 인해 식물에 가장 유리한 때와 장소에서 발아가 일어날 가능성이 커진다.

3. 겉씨식물(나자식물)의 생식

(1) 생식세포의 형성

꽃가루를 만드는 방식은 속씨식물과 비슷하지만 배낭을 형성하는 방식은 크게 다르다. 특히 배낭형성 과정 중에 배젖을 미리 만들어버리기 때문에 중복수정을 하지 않는다.

① 꽃가루의 형성　　　　　　② 배낭의 형성

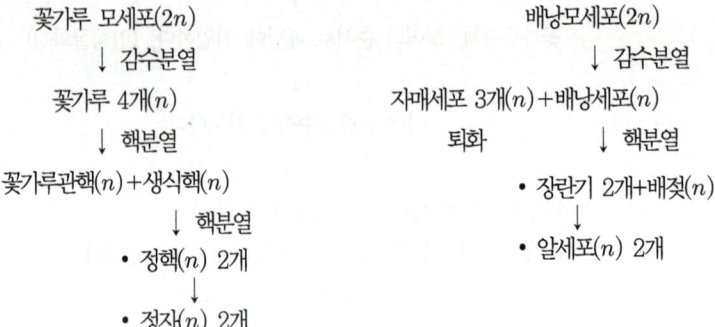

(2) 겉씨식물의 수정

① 중복수정은 하지 않으며, 배젖(n)은 수정하기 이전(배낭의 형성 시)에 만들어진다.

② 씨방이 없고 밑씨가 겉으로 노출되어 있다.

> 겉씨식물의 배젖은 수정 전에 미리 만들어지기 때문에 1차 배젖(n)이라 하고, 속씨식물의 배젖은 정핵(n)과 2개의 극핵($n \times 2$)이 수정되어 형성되므로 2차 배젖($3n$)이라 한다.

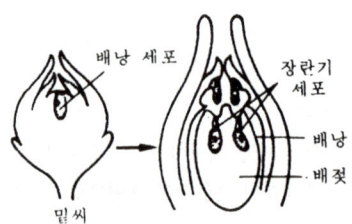

그림 겉씨 식물의 배낭

비교＼식물	속 씨 식 물	겉 씨 식 물
배낭 위치	씨방 속에 있다	겉으로 노출되어 있다
배낭 구조	난세포, 극핵, 조세포, 반족세포	2개의 장란기 속에 1개씩의 난세포
중복 수정	한 다	하지 않는다
수분과 수정간의 기간	짧 다	길 다
배 젖	$3n$	n

그림 겉씨식물과 속씨식물의 배우자 형성과 수정의 비교

4. 종자

(1) 종자

① 배: 발아 후 식물체가 되는 부위.

② 배젖: 배가 자라는 동안 양분을 공급해주는 부위.

③ 떡잎: 배젖이 퇴화한 경우 양분을 저장하는 곳.

> 조류와 선태식물, 양치식물의 생식 : 포자체($2n$)가 감수분열 하여 암·수 포자(n)를 형성한다. 포자는 발아하여 배우체(n)가 되고 배우체가 체세포분열을 하여 생식세포를 형성한 다음 이들이 융합하여 다시 포자체가 된다.

cf) 열매: 종자를 담고 있는 조직을 열매라 한다. 열매는 씨방이나 암술(심피), 꽃받침 들이 변한 것이다.

추가학습 "열매의 특성"

- 단과: 완두/레몬/땅콩, 한 꽃의 단일심피 또는 몇 개가 합쳐진 심피에서 발생
- 집합과: 산딸기/블랙베리, 하나의 꽃에 있는 여러개의 분리된 심피에서 발생
- 복합과: 파인애플/무화과, 서로 다른 꽃들의 심피들로부터 발생
- 부과: 사과, 씨방이 아닌 다른 조직으로부터 발생, 사과는 화탁 안에 씨방이 있음

(2) 성숙한 종자의 구조

① 종자성숙의 마지막 단계 동안 종자에 포함된 물의 양이 전체 무게의 5~15%가 될 때까지 탈수작용이 일어난다. 양분 공급처(떡잎, 배젖 또는 둘 다)로 둘러싸인 배는 휴면(dormancy)에 들어간다. 어떤 종에서의 휴면은 배 자체보다는 종자껍질 때문에 생긴다.

② 정원완두의 종자(진정쌍떡잎식물): 배는 배축이라는 길쭉한 구조가 떡잎에 붙어 있는 상태로 이루어져 있다. 떡잎이 붙어 있는 지점 아래 배축을 하배축(hypocotyl)이라 한다. 하배축은 배뿌리(radicle), 또는 배근에서 끝난다. 떡잎이 붙어 있는 곳보다 위이며 한 쌍의 작은 첫째 잎보다 아래 배축 부분을 상배축(epicotyl)이라 한다. 어린 잎인 상배축과 지상부 분열정단점을 모아서 어린싹(plumule)이라고 부른다.

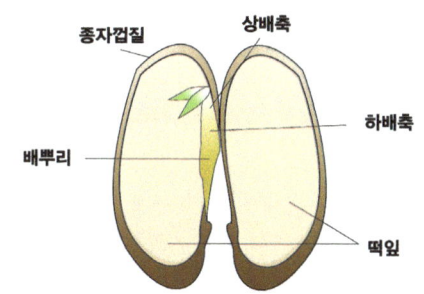

그림 두툼한 떡잎을 가지는 쌍떡잎식물, 완두

③ 정원완두는 종자가 발생할 때 배젖으로부터 탄수화물을 흡수하였기 때문에 종자가 발아하기 전에는 떡잎이 녹말로 채워져 있다.

④ 외떡잎식물의 배는 단지 하나의 떡잎만 가진다. 옥수수나 밀을 포함하는 볏과의 식물들은 배반(scutellum)이라고 부르는 특별한 형태의 떡잎을 갖고 있다. 넓은 표면적을 가지고 있는 배반은 배젖에 눌려 있으며, 발아 동안에는 배젖으로부터 영양분을 흡수한다. 볏과 식물 종자의 배는 두 개의 방어 초, 즉 어린 싹을 덮는 자엽초(coleoptile)와 어린 뿌리를 덮는 근초(coleorhiza)안에 담겨 있다. 두 가지 구조 모두 발아 후 토양을 뚫는 것을 돕는다.

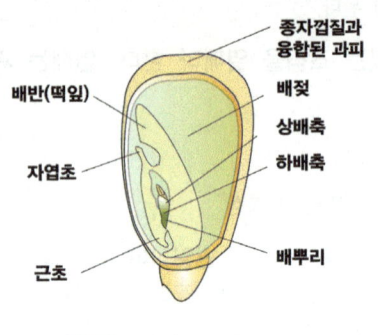

그림 외떡잎식물, 옥수수

(3) 배젖의 발생

① 배젖의 발생은 일반적으로 배의 발생에 앞서서 일어난다.

② 중복수정 후 밑씨 중앙 세포의 삼배체 핵은 분열하여 유액물질을 갖는 다핵성 슈퍼세포를 형성한다. 핵들 사이에 막을 형성하여 세포질분열로 세포질을 나눌 때 배젖이라는 이 액상 덩어리는 다세포가 된다.

③ 곡류나 대부분의 다른 외떡잎식물에서는 발아 후 유식물에 의해 사용될 수 있는 양분을 배젖이 저장하고 있다. 완두와 같은 진정쌍떡잎식물에서는 종자의 발생이 완전히 끝나기 전에 영양소 저장이 배젖에서 떡잎으로 옮겨지므로 성숙한 종자는 배젖이 없다.

(4) 종자의 휴면

① **어떤 식물종의 종자는 적당한 환경에만 놓이면 바로 발아를 한다.**

- 많은 사막 식물의 종자는 충분한 소나기가 내린 후에만 발아한다.
- 자연화재가 잘 일어나는 초원같은 곳의 많은 종자들은 휴지기를 벗어나기 위해 높은 열과 연기가 필요하다. 그래서 산불로 경쟁적인 식물들이 없어진 후에 그 유식물이 가장 많아지게 된다.
- 당근, 겨울밀 같은 2년생 작물의 경우, 겨울이 긴 곳에서는 종자가 추위에 오랫동안 노출되어야 발아한다. 여름이나 가을에 심은 종자는 다음 봄까지 발아되지 않아야 그 다음 겨울이 오기 전까지 오랜 기간의 성장기를 가질 수 있다.
- 상추와 같이 어떤 작은 씨들은 발아를 위해 빛(적색광)이 필요하기 때문에 땅 표면을 유식물이 뚫고 나올 수 있도록 얕게 심어져야만 발아한다. 피토크롬이 Pr의 형태에서 Pfr이 되어야 함.
- 어떤 종자는 동물의 소화기관을 통과하면서 효소에 의해 종자껍질이 약해져야만 하며 배설된 변에서 발아하기 전까지 상당한 거리를 이동하게 된다.

(5) 배의 발생

① 접합자의 첫 번째 유사분열로 바닥세포와 끝세포가 생성된다.

② 끝세포는 대부분의 배를 이루게 된다.

③ 바닥세포는 분열을 계속하여 배자루(suspensor)라고 부르는 세포의 띠를 만드는데 그것은 배가 붙어 있도록 한다.

④ 배자루는 부모식물로부터 또는 어떤 식물에서는 배젖으로부터 배에게 영양분을 옮겨주는 기능을 갖고 있다.

- 배자루는 길어지면서 배를 양분 저장조직과 보호조직 안으로 점점 더 깊이 밀어 넣는다. 그러는 동안 끝세포는 여러 번 분열을 겪고 배자루에 붙어 있는 구상의 전배(초기배)를 형성한다.
- 떡잎은 전배 위에서 돌기처럼 형성되기 시작한다. 두 개의 떡잎을 갖는 진정쌍떡잎식물은 이 시기에 하트 모양을 하고 있다.
- 외떡잎식물에서는 단지 하나의 떡잎만이 발생한다. 미성숙 떡잎이 나타난 후, 배는 길어진다. 배의 지상부 끝은 떡잎 사이에 자리한다.
- 배자루가 붙어 있는 배축의 다른 쪽 끝에서는 배근 정점이 형성된다.
- 종자가 발아를 한 후, 식물의 남은 일생 동안 지상부와 뿌리 끝의 정단분열조직은 1차 성장을 계속하게 된다.

(6) 종자의 발아와 유식물의 발생

① 발아는 마른 종자가 물을 흡수하는 팽윤에 의해 일어난다. 종자가 팽창하고 종자껍질이 깨지며 배가 성장을 다시 시작하도록 하는 대사 변화의 계기가 된다. 효소가 배젖이나 떡잎의 저장물질을 분해하기 시작하고 영양소는 배의 성장 부위로 이동하게 된다.

② 정원 완두나 많은 다른 진정쌍떡잎식물

- 정원 완두나 많은 다른 진정쌍떡잎식물에서는 하배축에서 자엽갈고리가 형성되고 성장하면서 자엽갈고리를 땅 위로 밀어 올린다.
- 하배축이 빛에 반응하여 단단해진다.
- 떡잎이 분리되고 연약한 상배축은 노출되어 떡잎이나 종자 잎과는 뚜렷하게 구분되는 첫 잎을 편다.
- 이런 잎이 팽창하여, 초록색으로 변하며, 광합성작용으로 자양분을 만들기 시작한다.
- 떡잎은 발아하는 배에 의해 영양분을 다 소모한 후 말라버리고 유식물에서 떨어지게 된다.

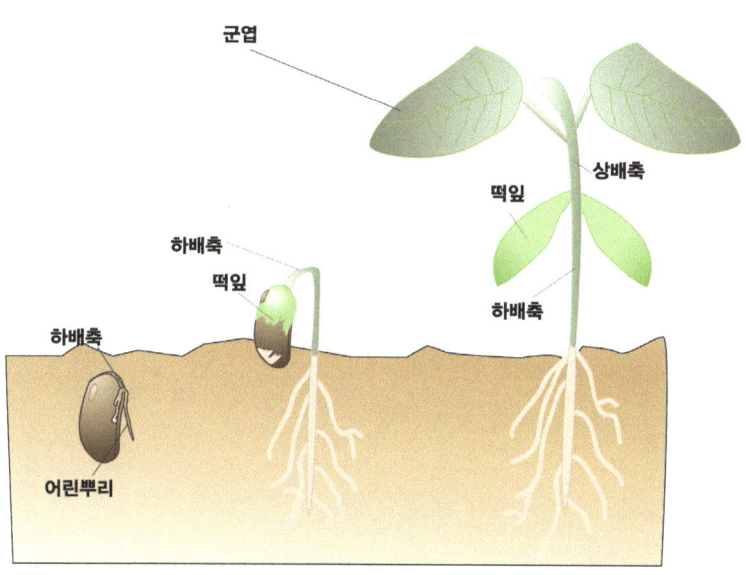

그림 쌍떡잎식물, 완두의 성장

QR code 찍고 네이버 카페에서 자료 얻기!

③ 옥수수나 다른 초본류 같은 외떡잎식물은 발아를 할 때 땅을 뚫고 나오기 위해 여러 가지 방법을 사용한다.

📗 배의 어린싹을 감싸고 보호하는 덮개인 자엽초는 땅을 통과하여 공기 속으로 머리를 민다. 그때 어린싹 끝이 관 모양의 자엽초에 의해 제공되는 굴을 통과하여 똑바로 자라나 결국 자엽초 끝을 통과하여 나간다.

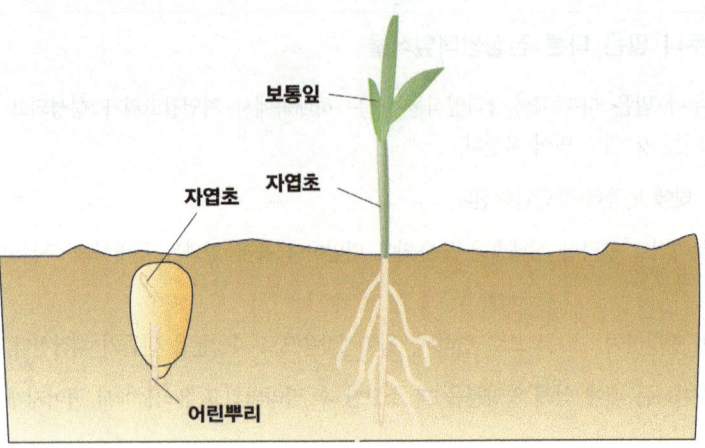

그림 외떡잎식물, 옥수수의 성장

(7) 자가수분을 막는 기작들

① 자가수분을 막는 다양한 기작들은 정자와 난자가 확실하게 다른 부모로부터 오게 함으로써 유전적 다양성에 기여한다.

② 개화식물에서 가장 일반적인 자기수정 방어 기작은 자가불화합성(self-incompatibility), 즉, 식물이 자신 또는 근연종의 꽃가루를 거부하는 능력이다.

- 자기 꽃가루를 인지한다는 것은 S-유전자라고 부르는 자가불화합성 유전자에 의해 일어난다.
- S-유전자의 대립유전자는 몇 십 개 존재한다.
- 꽃가루의 대립유전자와 암술머리의 대립유전자가 일치하는 경우 꽃가루관이 자라나지 않는다. 예를 들어 S_1S_2 부모 포자체에서 S_1 꽃가루가 S_1S_2 꽃의 난자와는 수정할 수 없지만 S_2S_3 꽃하고는 수정한다.
- 종에 따라서 배우체 자가불화합성이나 포자체 자가불화합성이라는 두 가지 분자적 기작 중 하나에 의해 자기 인식작용이 꽃가루관의 성장을 막게 된다.

③ 배우체 자가불화합성:

- 꽃가루 유전체에서 S-유전자가 수정의 방어를 좌우한다.
- 효소로 꽃가루관 안의 RNA를 파괴하는 작용
- RNA를 가수분해하는 효소는 암술대에서 만들어져 꽃가루관으로 들어간다. 꽃가루관이 자기와 같은 대립유전자 타입이면 이들 효소가 꽃가루관 RNA를 파괴한다.

④ 포자체 자가불화합성

- 꽃가루의 벽에 붙은 부모의 포자체 조직의 S-유전자에 의해 수정 방해
- 꽃가루관의 발아를 방해하는 암술 표피세포의 신호전달경로가 관여한다.

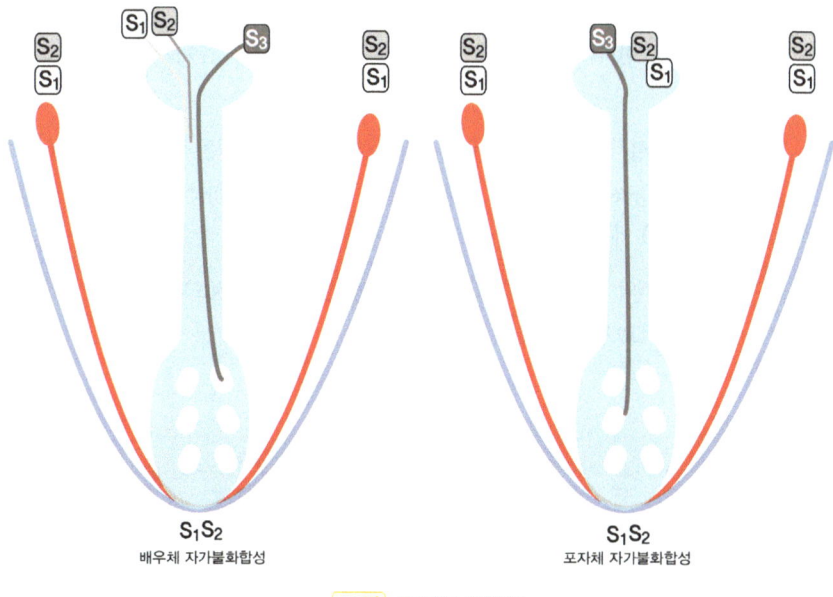

그림 자가불화합성

III. 식물의 물질 수송과 영양

1. 물과 무기양분의 이동 : 물관

(1) 물과 무기양분의 흡수

① 수분의 흡수와 이동

- 식물 세포는 세포벽이 있어 삼투에 영향을 주는 물리적 압력이 합해진 효과가 수분포텐셜(water potential)이라고 부르는 측정값으로 표현된다.

- 수분 포텐셜은 물의 이동 방향을 결정한다. 자유로운 물 분자는 그 흐름을 방해하는 장벽이 없다면 수분 포텐셜이 높은 지역에서 낮은 지역으로 이동한다.

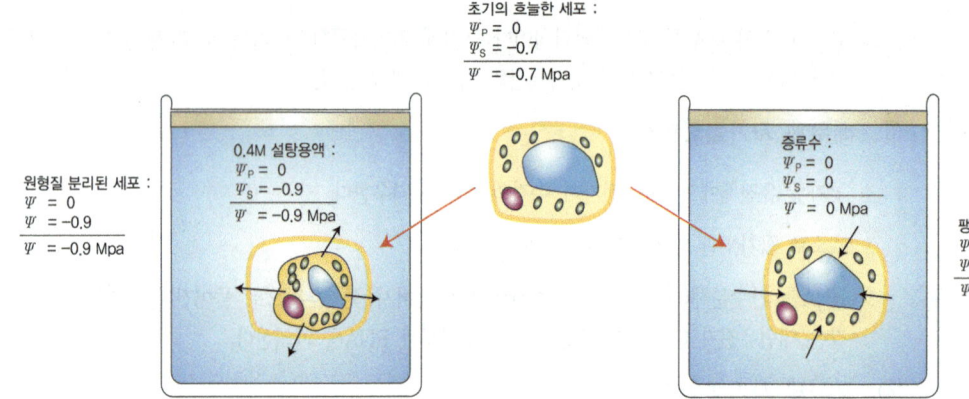

그림 수분퍼텐셜의 계산

- 메가파스칼(megapascal, 약자로 MPa)이라고 부르는 압력의 단위로 프사이(ψ)를 측정한다.

- 압력이나 용질의 농도는 모두 수분 포텐셜에 영향을 주며 $\psi_w = \psi_s + \psi_p$로 나타낼 수 있다.

- 수분 포텐셜(ψ_w): 순수한 물의 수분포텐셜은 0 이다. 자유물분자의 수가 감소하면 음의 값을 갖게된다.

- 용질 포텐셜(삼투 포텐셜, ψ_s): 녹아있는 용질 분자 수에 비례한다. 용질은 물과 결합하여 자유 물 분자의 수를 줄이고 물의 능력을 감소시킨다. 그래서 용질을 첨가하는 것은 항상 수분 포텐셜을 낮추게 되고 그래서 용액의 ψ_s가 0 이하가 된다.

- 압력 포텐셜(ψ_p): 용액의 물리적 압력을 말한다. 내용물은 세포막을 세포벽으로 밀게 됨으로써 팽압(turgor pressure)이라고 부르는 압력을 만든다.

② 물은 수분 퍼텐셜이 높은 토양으로부터 뿌리 → 줄기 → 잎 → 대기로 이동한다.

QR code 찍고 네이버 카페에서 자료 얻기!

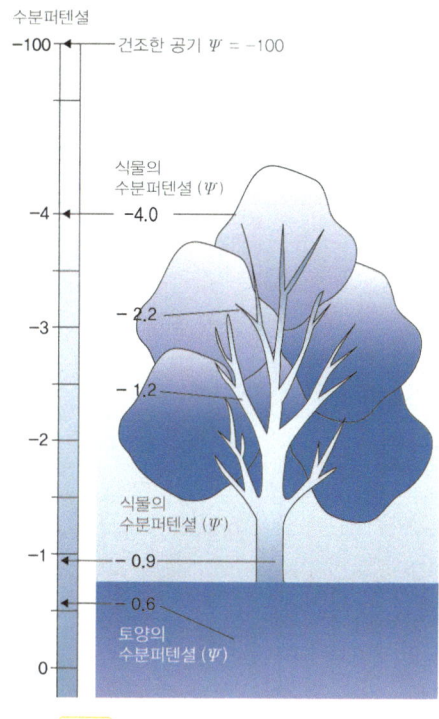

[그림] 수분퍼텐셜과 물의 이동

(2) 토양으로부터 뿌리를 통한 물의 이동

① 뿌리털 세포와 토양 입자 사이의 수분퍼텐셜 차(삼투퍼텐셜 ; 용질퍼텐셜)에 의해 토양에서 뿌리털로 흡수한다.

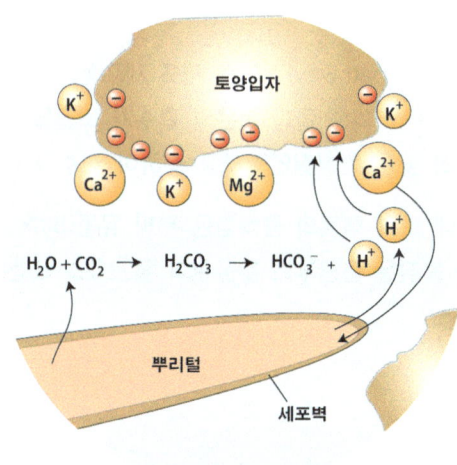

[그림] 토양에서의 무기질과 물흡수

ⓑ 토양은 뿌리에 비해 무기이온의 농도가 낮다. 그러므로 먼저 뿌리쪽으로 능동수송에 의해 무기질을 흡수한다. 그 결과 뿌리 내 수분퍼텐셜이 낮아져 삼투현상으로 물을 흡수한다.

② 아포플라스트 경로(apoplast pathway) : 물이 뿌리의 피층을 통과할 때 망상구조를 띤 유조직의 세포벽을 따라 이동하는 경로이다. 물과 이온이 확산을 통해 이동을 할 수 있으며, 물질의 이동이 조절되지 않고 내피까지 이동한다. 카스파리대가 있어 물이 빠져나가는 것을 막는다. 내피에 도달하게 되면 세포안으로 흡수되어 중심주로 이동한다.

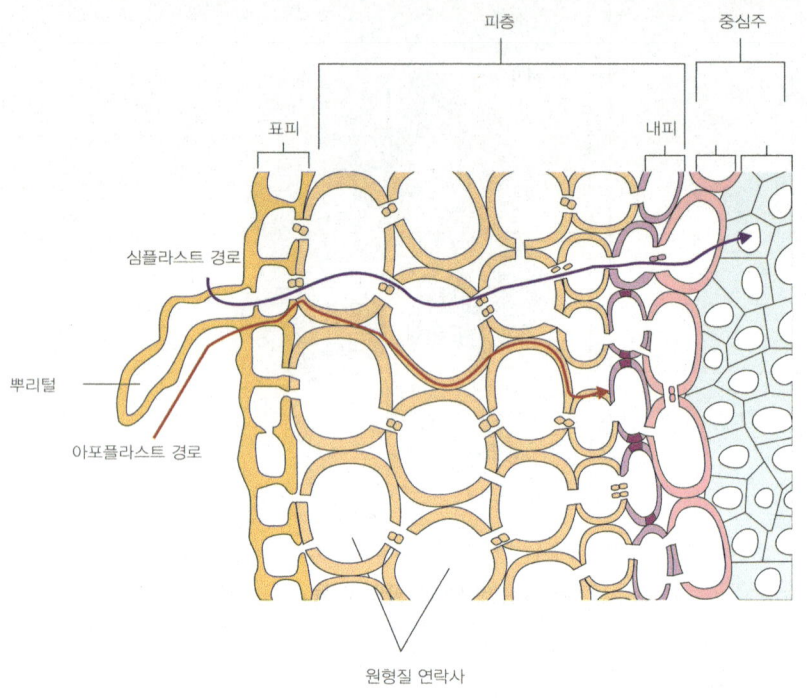

그림 뿌리를 통한 물의 흡수

- 카스파리대는 내피 세포벽의 왁스층으로 물이 내피 세포벽을 통과하지 못하고 세포질을 통해 이동하도록 한다. 또한 물관으로 이동한 물이 다시 아포플라스트 경로를 따라 토양으로 빠져나가지 못하도록 하는 역할을 한다.

③ 심플라스트 경로(symplat pathway) : 피층 세포 세포질의 원형질 연락사를 통해 통과하는 경로이다. 원형질막에 의해 물과 이온의 흡수가 조절될 수 있다. 물이 일단 세포 안에 들어가면 용질과 물은 원형질연락사를 통하여 세포 사이를 이동할 수 있다.

④ 장거리 수송은 압력에 의한 액체의 움직임은 부피 유동(bulk flow)을 통해 일어난다. 부피 유동에서 물과 용질은 물관부의 헛물관과 물관요소 또는 체관부의 체관을 통해 이동한다.

(3) 물관을 통한 물의 이동

① 뿌리 피층으로부터 물이 흘러들어와 물관액을 밀어올리는 뿌리압(root pressure)을 만들어낸다. 이 때 잎에서는 증산작용에 의해 물의 압력이 낮아진다. 이러한 압력차에 의해 물이 이동하며 이를 부피유동이라 한다.

② 물 상승에 필요한 4가지 힘이 작용하여 수동적 수송을 한다.

1) 증산력: 기공을 통해 잎의 물관부에서 물이 증발(증산작용)할 때 발생하는 힘이다.

2) 장력: 물의 증발 결과 물관부가 진공상태가 되면서 이로 인해 물을 당기는 힘이다.

3) 응집력 : 물분자들간에 수소결합에 의해 응집되어 물기둥을 형성하는 힘이다.

4) 부착력 : 물이 물관벽에 붙는 힘이다.

③ 식물은 부피 유동으로 물관액을 끌어올리는 데에 에너지를 소비하지 않는다.

(4) 기공의 개폐와 증산작용

① 공변세포

1) 바깥쪽 세포벽은 일반적으로 얇지만 안쪽 세포벽이 두꺼운 비대칭 구조를 한다.

2) 공변세포 내에 물이 유입되면 세포가 바깥쪽으로 팽창하면서 세포간 공간(기공)을 형성한다. 기공의 크기가 통제됨으로써 수분 증발의 양을 조절할 수 있다.

3) 공변세포가 삼투현상으로 주변 세포에서 물을 받아들일 때 더 부풀고 휘게 된다. 대부분의 속씨식물에서 공변세포의 세포벽은 두께가 일정하지 않으며 공변세포가 부풀었을 때 바깥쪽으로 구부러지는 방향으로 셀룰로오스 섬유가 배열되어 있다.

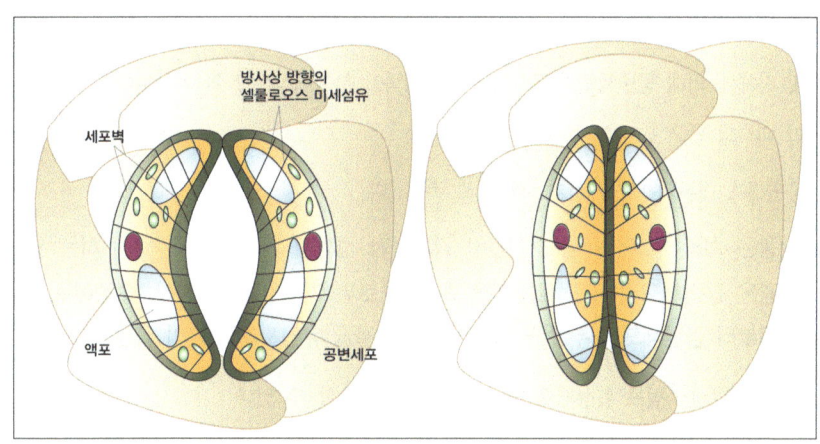

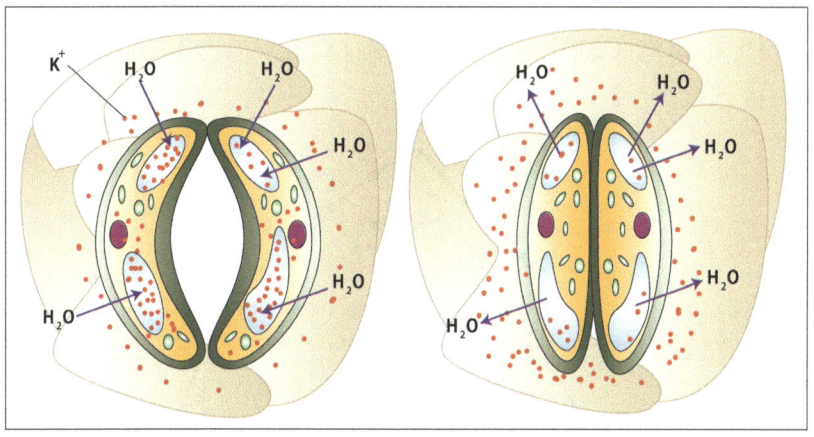

그림 공변세포의 개폐

- 메마른 기후에 적응된 건생식물(xerophyte)이라 부르는 식물은 증산률을 줄이기 위해 다양한 잎의 변형을 가지고 있다. 예를 들어 선인장의 가시는 잎이 변형된 결과이다.

(5) 청색광 수용체

① 청색광수용체의 종류

- 포토트로핀: 기공개폐조절, 옥신이동조절(굴광성), 엽록체운동조절
- 크립토크롬: 생체시계로 작용하여 일주기 확립, 줄기 신장 저해, 개화 유도
- 제아크산틴: 광보호(광저해), 기공개폐의 조절

② 주반응으로는 굴광성, 기공운동, 하배축 신장의 저해 등이 있다.

- 청색광이 비춰지면 유식물의 경우 음이온(염소이온)의 유출이 일어나며 신장의 억제가 되는 현상을 볼 수 있다. 이 반응은 매우 빠른 반응으로 15초 정도 내에 일어난다. 피토크롬(P_{fr} 형태) 역시 식물의 신장을 억제하는데 이 반응은 적색광이 비춰진 후 약 60분 이상 지난 후에 나타나는 것으로 알려져 있다.

③ 기공개폐

1) 기공이 열리는 데는 최소한 3개의 시작 신호가 작용한다.

- 빛 자체에 의해 공변세포가 K^+이온을 축적하고 부풀어 오르도록 자극된다.
- 잎 내부의 낮은 CO_2분압이다.
- 공변세포 내부의 "생체시계"에 의해 주어진다.

2) 청색광은 처리 후 어느 정도 시간이 경과하기 전까지 기공을 계속 열게 하는 특징이 있다. 청색광은 공변세포의 H^+펌프를 활성화시킴으로써 기공을 열게 한다. 오전에는 표피나 엽육세포로부터 공변세포 내부로 K^+를 이동시켜 물을 유입시켜 기공이 열린다.

- 푸시콕신은 H^+펌프 활성제로 처리시 기공을 열게 할 수 있다.
- H^+펌프 억제제인 바나듐산을 처리하면 청색광을 처리해도 기공이 열리지 않는다.
- 양성자 이오노포어(CCCP)는 푸시콕신 처리 후 CCCP처리시 기공을 닫게 한다.

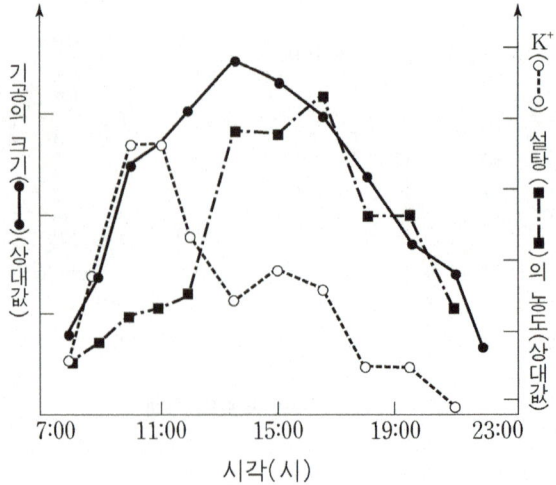

3) 청색광은 공변세포 내 엽록체의 광합성을 촉진시켜 공변세포 내 설탕의 농도의 증가를 가져오고 이는 기공 열림을 유지하게 한다. 설탕은 초기에는 녹말을 분해하여 만들어지며 후기에 광합성에 의해 생산된다. 따라서 공변세포에 광합성 저해제인 DCMU(전자전달차단제)를 처리하면 기공열림이 차단된다.

4) 제아크산틴은 엽록체의 크산토필회로의 한 성분이며, 광합성 색소를 과도한 들뜬 에너지로부터 보호한다. 또한 공변세포에서 청색광 수용체의 기능을 가지면서 청색광에 의해 촉진되는 기공열림을 매개한다. 제아크산틴이 결핍 된 세포는 청색광 반응을 보이지 못한다.

5) 녹색광은 청색광에 의해 촉진되는 기공 열림을 역전시킨다.

   - 청색광과 녹색광을 동시에 조사하면 공변세포의 청색광 반응이 저해된다. 이 반응은 피토크롬을 이용한 적색광/원적색광 가역성과 유사하다. 따라서 청색광-녹색광-청색광을 순서대로 비춰주면 기공의 열림이 다시 일어난다.

   - 야생형 애기장대에 녹색, 청색, 적색광을 동시에 비추면 기공이 닫혀 있다가 녹색광을 제거하면 기공이 열린다. 다시 녹색광을 추가하면 기공이 닫힌다. 이때 처음부터 청색광이 없으면 녹색광을 제거하여도 기공이 열리지는 않는다. 따라서 청색광의 작용은 필수적으로 필요하며 녹색광은 기공열림을 역전하는 것으로 보인다.

6) 기공 닫힘

   - 수분의 증발로 인해 잎이 수분 스트레스를 받으면 ABA 호르몬이 공변세포에 작용한다.

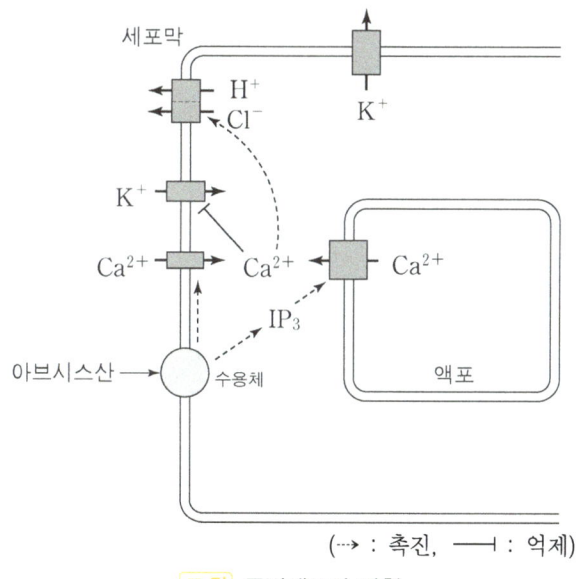

그림 공변세포의 닫힘
(⇢ : 촉진, ─┤ : 억제)

   - 앱시스산은 공변세포 주변의 잎의 엽육세포에서 올수도 있고 뿌리의 수분 스트레스에 의해 뿌리에서 발생하여 체관을 따라 잎의 공변세포에 영향을 줄 수 있다.

   - PLC 신호전달에 의해 IP_3가 소포체에서 Ca^{2+}이온이 방출하면 외향성 K^+채널은 활성화되고 내향성 K^+채널은 불활성화되어 공변세포로부터 K^+가 방출된다.

   - 물은 삼투현상으로 방출된다.

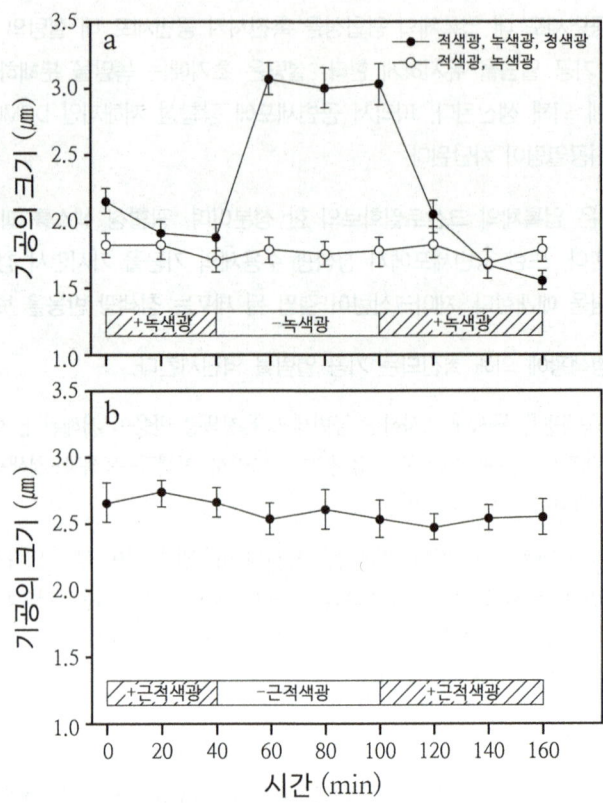

- 위와 같은 실험을 포토트로핀 결여된 phot/phot2 이중 돌연변이체에서는 같은 반응이며 기공의 열림이 오히려 증가되어 있는 모습이다.
- 그러나 같은 실험을 제아크산틴이 없는 npq1 돌연변이체에 하면 기공의 열림이 더 일어나지 못한 채로 유지되는 모습이다.

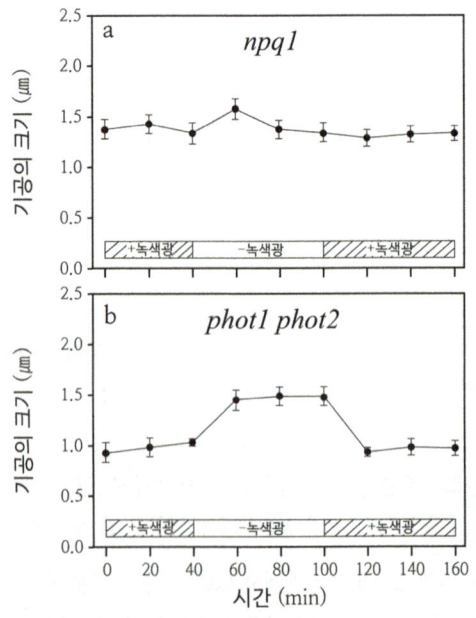

- 위 결과를 보면 녹색광에 의한 청색광 반응의 역전에는 포토트로핀이 아닌 제아크산틴이 필요하다는 것을 보여준다.

2. 동화양분의 이동 : 체관

(1) 체관부 이동의 특성 : 압류설(Pressure flow hypothesis)

① 체관은 언제나 당의 공급원에서 당 수용원으로 당을 옮긴다. 당 수용원은 일반적으로 가장 가까운 공급원에서 당을 받는다. 가지의 맨 위 잎은 성장하고 있는 중기 생장점에 당을 보내는 반면 아래쪽 잎은 당을 뿌리로 보낸다. 자라고 있는 열매는 그 주변의 당 공급원을 독점한다.

② 양분의 이동은 능동수송과 삼투현상이 동시에 작용하는 압류(pressure flow)에 의해 이루어진다.

③ 체관부에서 이동시키는 당은 대부분 설탕이며 아미노산과 무기염류 등이 포함된다.

(2) 체관부에서의 양분 이동 과정

① 잎에서 만들어진 당(설탕)이 능동수송으로 체관부의 체관요소로 옮겨진다. 당은 수용원까지 가기 전에 체관 요소 속에 실려야 한다.

② 체관요소의 당 농도가 올라가 삼투현상에 의해 물관부의 물이 체관요소로 들어오게 된다.

③ 체관요소 내에 큰 압력퍼텐셜이 유발된다.

④ 부피유동에 의해 이동한다.

⑤ 수용부에 도달하게 되면 당(설탕)이 능동수송에 의해 수용부 세포로 옮겨진다.

⑥ 체관 세포는 살아있는 세포이므로 능동수송으로 양분을 적제하거나 하적할 때 에너지가 필요하다. 이를 위해 체관부의 동반세포와 체관부 유조직 세포들이 체관 세포에 에너지를 제공한다.

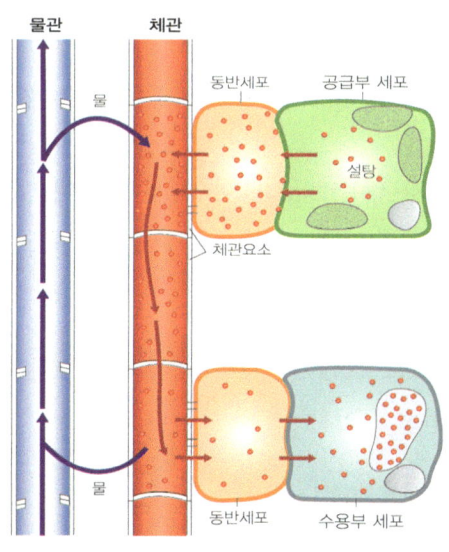

그림 체관에서의 수송

MEMO

QR code 찍고 네이버 카페에서 자료 얻기!

3. 식물과 무기질

(1) 무기 영양분

① **식물에 필요한 원소 주요 무기 영양소**

- 물은 토양으로부터 무기영양소(mineral nutrient)와 필수화학원소들을 무기이온의 형태로 얻는다. 예를 들어, 식물은 질소를 질산이온(NO_3^-)의 형태로 흡수한다.
- 다량 원소 : C, H, O, N, P, S, Ca, Mg, K. 9개를 다량원소(macronutrients)라 하는데 이 중 6개는 식물의 구조를 형성하는 유기화합물의 중요한 성분인 탄소, 산소, 수소, 질소, 인산, 황이 있다.
- 미량 원소 : Fe, Mn, Mo, Zn, B, Cu, Cl. 8개의 원소는 식물에서 매우 소량이 필요하기 때문에 미량 원소(micronutrients)라고 한다.

② **최소율의 법칙 (리비히의 법칙)**

식물의 생장은 필요한 원소 중 가장 결핍된 원소에 의하여 제한된다.

③ **무기 영양소의 기능과 결핍**

식물체에서 질소, 인, 포타슘의 결핍은 가장 흔하게 일어난다. 미량원소의 결핍현상은 흔하지 않고 토양조성에 따라 발생하기 때문에 지역적으로 국한되어 나타난다.

구분	기능	결핍
N	단백질, 핵산, 효소의 성분	잎의 황화, 낙엽
S	단백질의 성분	잎의 황화
P	핵산, ATP 성분	결실 안됨
K	동화물질의 이동	키가 자라지 않음
Ca	세포벽 성분	기형인 잎
Mg	엽록소 성분	황백화
Fe	엽록소 형성 촉매	황백화

- Mg: 다량원소이면서 이동성이 우수함. 성숙잎에서 먼저 부족해짐. 어린 잎의 경우 흡수력이 우수하여 흡수함
- Fe: 미량원소이면서 이동성이 약함. 어린 잎에서 먼저 부족해짐.

(2) 질소고정

① 질소고정

- 대기의 질소는 식물이 이용할 수 없는 상태인 질소가스로 이루어져 있다. 식물에 질소가 흡수되기 위해서는 암모늄이온(NH_4^+)이나 질산이온(NO_3^-)으로 전환되어야 한다.

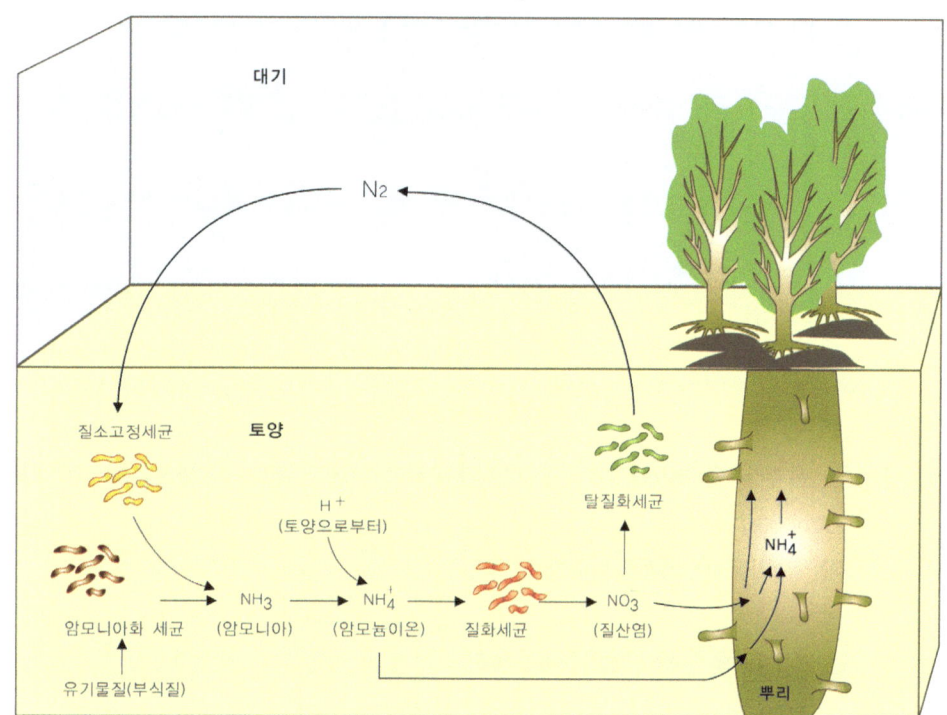

그림 질소고정 과정

- 질소고정세균(nitrogen-fixing bacteria)은 질소고정(nitrogen fixation)과정을 통해 대기의 질소가스로부터 암모니아로 전환시킴으로써 질소함유 무기질을 다시 토양에 축적시킨다. 반응식은 아래와 같다.

- $N_2 + 8e^- + 8H^+ + 16ATP \rightarrow 2NH_3 + H_2 + 16ADP + 16P_i$

- 질소고정효소(nitrogenase)는 질소가스에 수소이온과 전자를 첨가함으로써 암모니아로 환원시키는 전 과정을 촉매한다. 질소고정은 세균이 암모니아 한 분자를 합성하면서 8개의 ATP 분자를 소모하기 때문에 에너지대사 측면에서는 대단히 고비용의 과정이다.

- 질소고정효소는 혐기성 상태에서만 작용하기 때문에 산소 부재시 작동해야 한다. 질소고정세균 중 일부는 주변에 산소의 양을 매우 적게 유지한다.

- 암모늄이온(NH_4^+)을 형성하고 이것은 식물이 흡수할 수 있다. 그러나 식물은 주로 질소를 질산이온(NO_3^-)의 형태로 받아들이는데 이것은 토양중의 질화세균(nitrifying bacteria)이 암모늄을 산화시켜 생산한다. 질산염이 뿌리에 흡수되면 식물의 효소는 이것을 암모늄으로 다시 환원시킬 수 있고 다른 효소들은 아미노산 등의 다른 유기화합물 합성에 이를 이용할 수 있다.

- 어떤 경우 질소는 탈질화세균(denitrifying bacteria)에 의해 질산염이 질소가스로 전환되면서 토양에서 공기 중으로 방출된다.

② 뿌리혹 박테리아의 형성

1) 질소고정세균은 공생적 관계에 있는 식물 내에서 유기화합물로 동화될 질소를 고정하여 공급한다.

- 콩과류의 뿌리를 따라서 형성되는 뿌리혹(nodules)은 질소고정세균의 침입을 받은 식물 세포로 구성된다.
- 뿌리혹 안에는 리조비움(Rhizobium)이라는 세균이 들어있다.

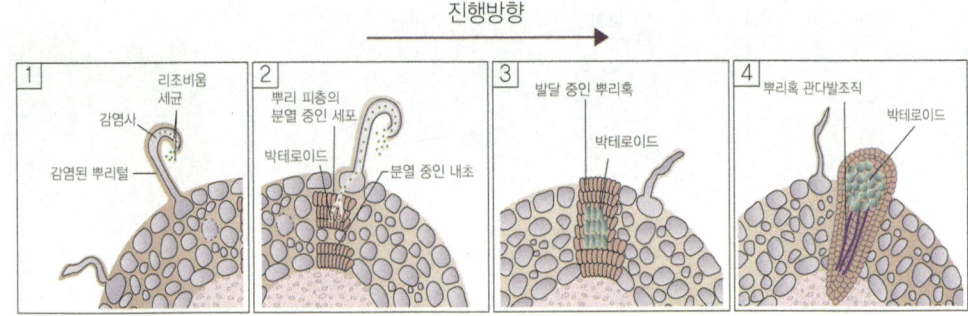

그림 뿌리혹 박테리아

- 식물은 뿌리가 플라보노이드라는 물질을 분비할 때 뿌리 근처에 살고 있는 리조비움과 정보교환을 시작한다.
- 식물의 신호는 세균에서 유전자 조절 단백질을 활성화시키고 이 단백질은 뿌리혹 형성에 관여하는 nod라고 하는 유전자집단의 스위치를 켜게 한다.
- 세균세포에서 분비하는 Nod 인자는 뿌리로 하여금 세균의 감염과정을 시작하게 하는데 리조비움이 뿌리로 들어가서 뿌리혹 형성을 시작할 수 있게 한다.
- 박테로이드는 혐기성 환경이 필요하다. 어떤 뿌리혹은 레그헤모글로빈(leghemoglobin)이라고 하는 철함유의 단백질 때문에 붉은 색을 띠는데 이것은 적혈구의 헤모글로빈과 같이 산소와 가역적으로 결합한다. 이 단백질은 산소 농도를 낮게 유지하도록 하는 역할을 한다.

③ 균근과 식물영양

- 균근(mycorrhizae)은 균류와 뿌리의 공생관계로 이루어진 변형된 뿌리이다.
- 균류는 숙주식물로부터 계속해서 당을 공급받는 대신 수분흡수의 표면적을 증대하고 토양으로부터 인산염 등의 무기질을 선택적으로 흡수하여 식물에게 공급한다.
- 외생균근과 내생균근이 있다.

Ⅳ. 식물호르몬

1. 옥신(Auxin, IAA)

① 인돌아세트산(IAA)이다.

② 아미노산중 하나인 트립토판을 선구물질로 이용하여 줄기 끝이나 잎에서 합성된다.

③ 빛(청색광)의 반대편으로 이동하여 굴성을 일으킨다.

  굴광성: 빛이 식물체의 정단부를 자극하여 옥신을 정단 분열 조직의 측면으로 이동시킨다.
   → 빛의 반대편 세포의 신장을 일으킨다. → 빛이 비치는 쪽으로 굽는다.

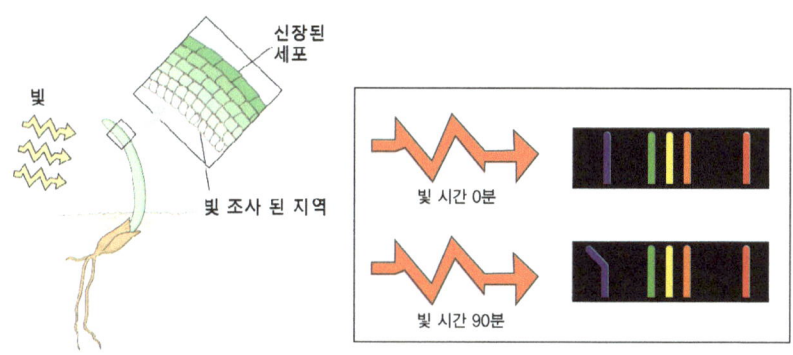

그림 양성굴광성

  옥신은 한천은 투과하나 운모(돌)는 투과하지 못한다.

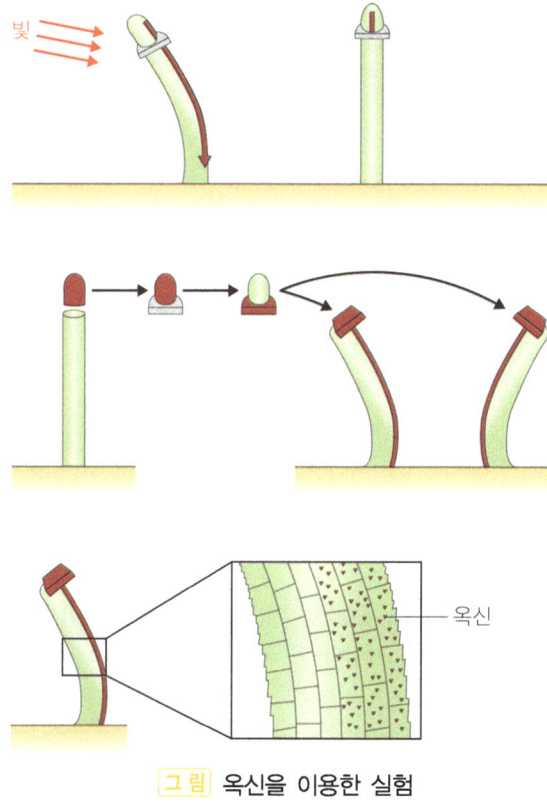

그림 옥신을 이용한 실험

QR code 찍고 네이버 카페에서 자료 얻기!

④ 세포벽을 느슨하게 만들어 세포를 신장시킨다.

- 옥신의 이동은 정단부에서 기저부 방향으로만 이동을 하는 극성을 띤다. 이는 세포막에 존재하는 옥신유출 음이온운반체가 세포의 기저부쪽에만 존재하기 때문에 옥신의 흐름이 한방향으로만 이루어지기 때문이다. 또한 옥신이 원형질 내에 존재하게 되면 음이온화 됨으로써 이온운반체에 의해 특이적으로 운반된다.

- 극성수송은 중력과는 관련이 없어 줄기나 자엽초를 거꾸로 세우면 옥신은 위쪽으로 이동한다.

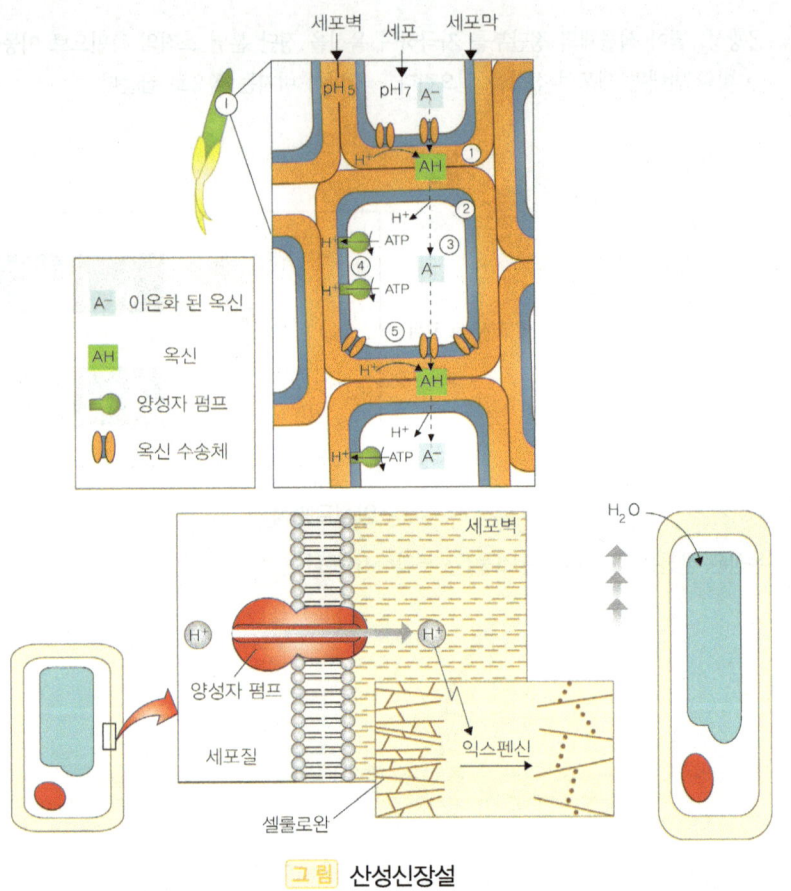

그림 산성신장설

- 산성신장설이라는 모형에 따르면 옥신에 의한 세포신장에 양성자펌프가 중요한 역할을 하고 있다.

- 신장이 일어나는 부위에서 옥신은 세포막의 양성자펌프를 자극한다. 이 양성자펌프가 H^+를 퍼내면 세포막을 사이에 둔 전압(막전위)이 증가하고 수분 내에 세포벽의 pH가 낮아진다.

- 세포벽의 산성화로 인해 익스팬신(expansin)이라는 효소가 활성화되는데 이 효소는 세포벽을 구성하고 있는 셀룰로오스 미세섬유와 다른 여러 구성요소들 사이의 수소결합을 끊어서 세포벽의 섬유들이 느슨해지게 한다.

- 막전위의 증가로 인해 세포 내로 흡수되는 이온이 증가하고 결국 삼투압에 의해 물이 세포 내로 유입하게 되어 팽압이 증가한다. 팽압의 증가와 세포벽 소성의 증가로 인해 세포가 신장할 수 있게 된다.

📗 벤트의 실험: 굴곡검정법

(가) 생장 중인 옥수수 자엽초의 정단부위를 잘라 4 그룹(Ⅰ~Ⅳ)으로 나누어 한천 조각에 올려놓고 그림과 같이 각각 서로 다른 조건에서 일정 시간 동안 둔다.

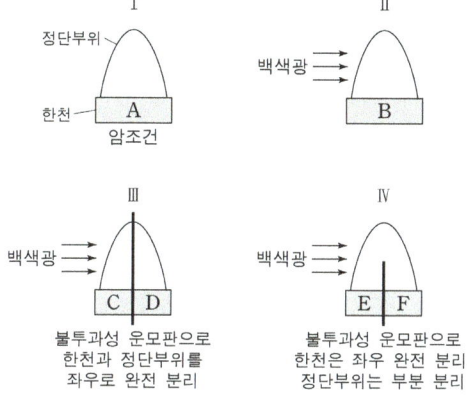

(나) (가)의 한천 조각 A~F를 회수해 정단부위가 제거된 자엽초 말단의 한 쪽 부위에 치우치게 올려놓고, 암조건에서 일정 시간 동안 키운 후 자엽초가 굽어 자란 각도(θ)를 측정한다.

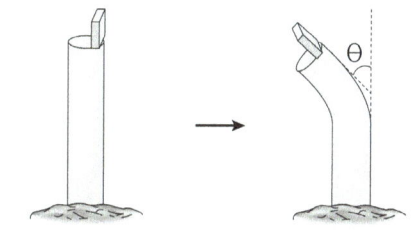

[실험 결과]

한천 조각	A	B	C	D	E	F
θ(°)	26	26	13	13	㉠	㉡

⑤ 기관에 따라 생장 촉진 농도가 다르다(줄기>눈>뿌리).

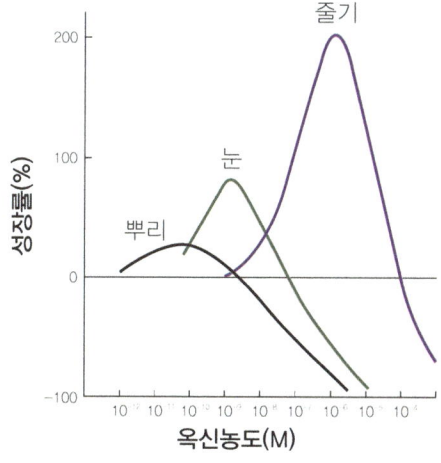

그림 옥신의 농도에 따른 신장

QR code 찍고 네이버 카페에서 자료 얻기!

⑥ **굴중성: 뿌리의 중력 방향으로의 신장**

- 뿌리골무 내 평형세포에는 녹말이 저장된 전분체인 평형석이 존재한다.
- 평형석은 중력에 의해 아래로 가라앉는데, 이는 미세섬유의 재배열을 유도한다.
- 뿌리쪽으로 내려온 옥신은 평형석이 있는 쪽에 있는 체관부를 따라 다시 상승하며 뿌리에서는 옥신의 농도가 낮은 쪽에서 세포의 신장이 일어나게 된다.

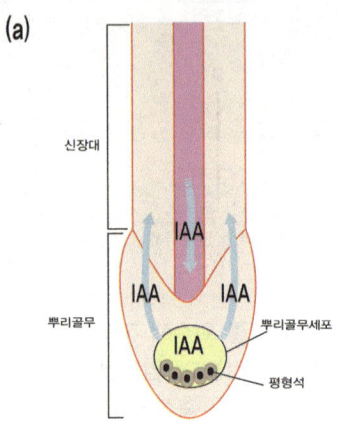

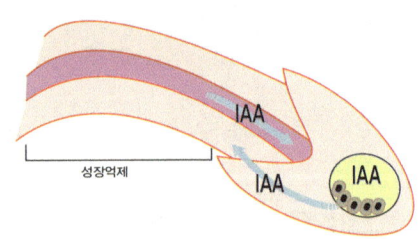

그림 옥신과 뿌리에서의 이동

⑦ **미분화조직인 캘러스에서는 뿌리 생장을 유도한다.**

⑧ **옥신은 에틸렌에 의해 잎이 줄기에서 떨어지는 것(탈리작용)을 막는다.**

- 옥신은 탈리대에서 에틸렌 수용체의 감수성을 약화시킨다. 따라서 에틸렌이 존재하더라도 옥신이 일정량 분비되면 탈리작용이 일어나지 않는다.
- 탈리대 세포들은 세포벽이 얇고 섬유조직이 없어 줄기에 약하게 부착되어 있다.
- 옥신의 양이 감소하면 탈리대 세포들의 에틸렌민감도가 증가하고 분리대가 형성된다.
- 분리층(B)에서 효소가 생성되면 세포벽이 분해된다.
- 보호층(A)에서는 슈베린이 침착되고 잎이 떨어지면 엽흔을 만든다.

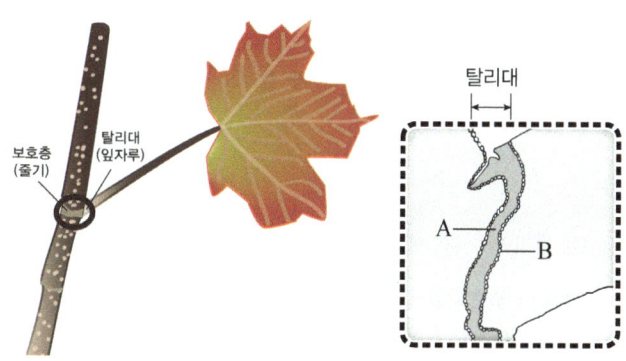

그림 옥신과 에틸린의 작용: 탈리현상 (A.: 보호층, B: 분리층)

⑨ 정아우성(terminal dominance)을 일으킨다. 측아 생장을 억제한다.

⑩ 미수정 씨방에 옥신이나 지베렐린을 처리하면 수정 없이 열매가 형성되는 단위결실이 일어난다.

  씨 없는 딸기의 생장을 촉진한다.

⑪ 인공합성 옥신인 2,4-D는 쌍떡잎식물의 과다 성장을 유발시켜 죽게 하므로 논 등에 제초제로 쓰인다. 이는 벼 등 외떡잎식물에서는 무해한 농도가 쌍떡잎식물에서는 줄기 꼭대기에 작용하여 비정상적인 세포분열을 세포분열을 일으켜 말려 죽이는 작용을 하며 온도가 높을수록 제한 효과가 현저해진다.

MEMO

2. 지베렐린(Gibberellin, GA)

① 벼의 키다리병을 일으키는 곰팡이로부터 분리되었으며, 식물체에서도 자체 생성할 수 있음이 밝혀졌다.

② 줄기의 신장

- 지베렐린은 주로 뿌리와 어린잎에서 합성된다.
- 125종 이상의 아종이 발견되었으나 오직 A1이라는 한가지의 지베렐린만이 줄기의 신장에 관여함이 밝혀졌다.
- 지베렐린은 잎과 줄기의 생장을 촉진하며 뿌리의 생장에는 뚜렷한 영향을 미치지 않는다.
- GA를 물벼 줄기에 처리 시 익스펜신의 분비량이 증가되어 줄기의 신장이 일어난다.
- 물에 잠긴 벼의 분열조직에서 GA가 cdk의 발현을 유도하여 세포분열이 증가된다.

③ 발아

- 씨 속에 있는 배에 지베렐린이 많이 존재한다.
- 물에 적시면 배에서 지베렐린이 분비되고 이것은 휴면 상태의 씨가 발아하게 하는 신호로 작용한다.

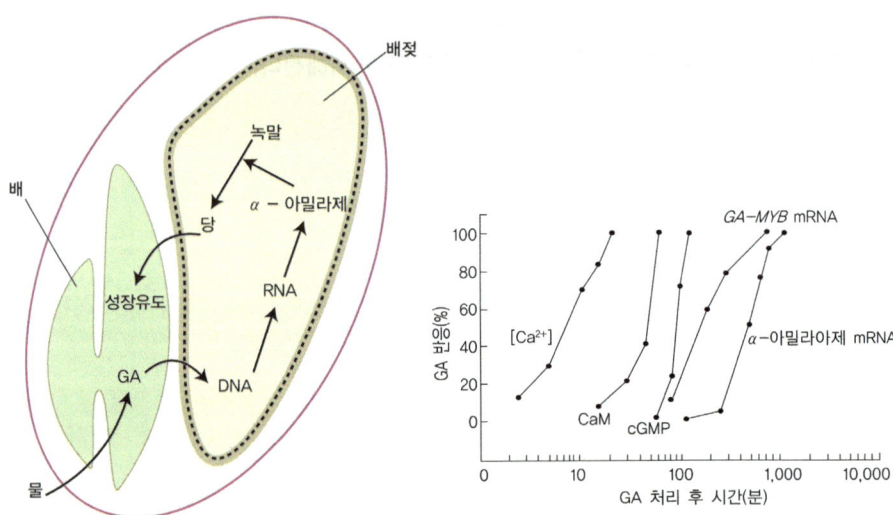

그림 지베렐린 처리 후 생체 내 물질의 변화

- 발아하기 위해서 빛이나 저온처리 등의 특정 환경이 필요한 일부 씨들도 지베렐린을 처리하면 발아한다.
- 배에서 분비되는 지베렐린은 배젖을 거쳐 종자 내 호분층이라는 주변조직으로 확장되는데 이 때 배젖에 저장된 단백질과 녹말을 분해하는 효소(아밀라제)를 방출시켜 발아를 돕는다.

④ 과일의 성장

- 여러 식물체에서 과일이 열리기 위해서는 옥신과 지베렐린이 반드시 필요하다.
- 보통 씨 없는 포도는 씨 있는 포도에 비해 열매의 크기가 작으나 씨 없는 포도에 지베렐린을 처리할 경우 큰 알갱이의 포도를 얻을 수 있다.

⑤ **춘화(저온)처리**

- 겨울밀 같은 이년생 이상의 식물들은 많은 경우 종자가 발아하기 위해 광주기성 외에 반드시 온도의 변화 즉 일정 기간 이상 저온상태를 거쳐야 한다. 이를 저온처리 또는 춘화처리(vernalization)라 한다.
- 종자에 지베렐린을 처리하면 저온처리 없이도 개화할 수 있다. 춘화처리를 통해 봄에 파종하여도 그 해에 정상적으로 자라고 개화하여 높은 밀 생산율을 유지할 수 있다.

MEMO

QR code 찍고 네이버 카페에서 자료 얻기!

3. 시토키닌(Cytokinin, CK)

① 아데닌으로부터 만들어진다.

- 시토키닌은 활발히 생장하는 조직, 특히 뿌리와 배, 과일에서 만들어진다.
- 뿌리에서 합성되는 시토키닌은 물관을 통해 식물 상층부로 이동하여 표적조직까지 다다르게 된다.

② 옥신과 공존하여 세포분열을 촉진한다(식물분화에 관여)

- 시토키닌은 옥신과 함께 작용하여 세포분열을 촉진하고 분화에 영향을 준다. 이때 시토키닌 단독으로는 효과를 나타내지 않는다.

③ 곁눈의 생장을 촉진한다.

④ 잎의 정상적인 확장을 조정하며 노화를 방지한다.

- 시토키닌은 일부 식물 기관에서 단백질의 분해를 억제하고 RNA와 단백질 합성을 촉진하며 또한 주변 세포로부터 양분의 유입을 유도하여 노화를 지연시킨다.

⑤ 발아를 유도한다.

- 빛이 있어야 발아를 하는 종아인 경우에도 암상태를 유지하면서 시토키닌을 처리하면 발아가 유도됨을 관찰하였다.

⑥ 조직배양시 효과: 아그로박테리아를 이용한 Ti 플라스미드 내 유전자의 효과로 보면 이해하기 쉽다.

- 조직배양 시 옥신과 시토키닌의 양을 비슷하게 공급하면 미분화세포인 캘러스형태의 세포 덩어리를 형성한다.
- 조직배양 시 옥신을 시토키닌보다 많이 공급하면 뿌리를 형성한다.
- 조직배양 시 옥신보다 시토키닌을 많이 공급하면 줄기를 형성한다. 즉 비율이 중요하다.

4. 앱시스산(ABA)

① ABA는 잎의 엽육세포나 뿌리에서 생성된다.

② 겨울에 휴면을 유도하며 종자 발아를 억제한다. 내건성을 확보한다.

- 종자의 성숙과정에서 ABA 수준은 약 100배 정도 증가한다. 성숙 중인 종자에서 고농도의 ABA는 발아를 억제하고 성숙 시 동반되는 탈수과정에 견딜 수 있도록 도와주는 특정 단백질들의 합성을 유도한다.
- 휴면중인 다양한 종류의 종자들은 ABA가 제거되거나 불활성화 되면 발아한다. 사막에서 자라는 일부 식물의 종자는 폭우가 내려 종자에 있는 ABA를 씻어내야만 휴면을 깨고 발아할 수 있다.

③ 기공을 닫히게 한다.

- 식물이 수분 부족으로 시들게 되면 ABA가 잎에서 축적되어 기공을 닫게 함으로써 증산을 줄이고 더 이상의 수분 손실을 막아준다.
- ABA는 칼슘 등의 2차 신호전달자에 영향을 주어 공변세포의 세포막에 존재하는 포타슘채널이 열려 공변세포는 급격히 포타슘을 잃게 된다. 그 결과 물이 방출되어 기공을 닫는다.

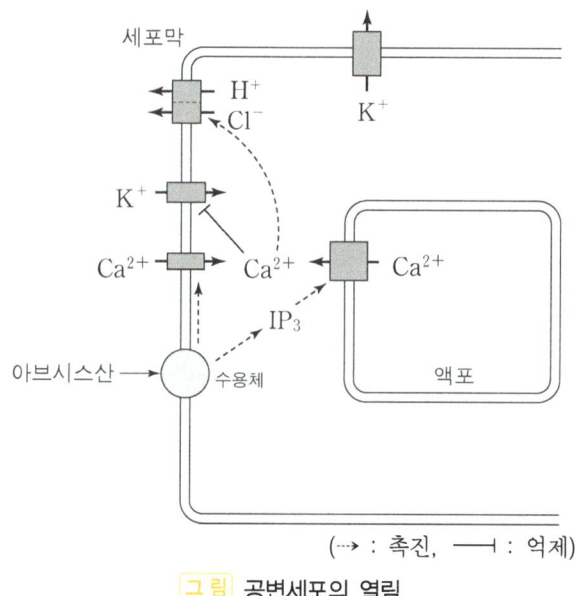

(→ : 촉진, ⊣ : 억제)

그림 공변세포의 열림

④ 노화를 촉진하며, 엽록소를 파괴한다.

⑤ 광범위한 스트레스 반응 호르몬이다.

⑥ 에틸렌의 생산을 억제함으로써 수분이 부족할 때 뿌리 성장을 촉진하고 줄기의 성장은 막는다.

5. 에틸렌(C_2H_2)

① 아미노산중 하나인 메티오닌을 선구물질로 만들어진다.

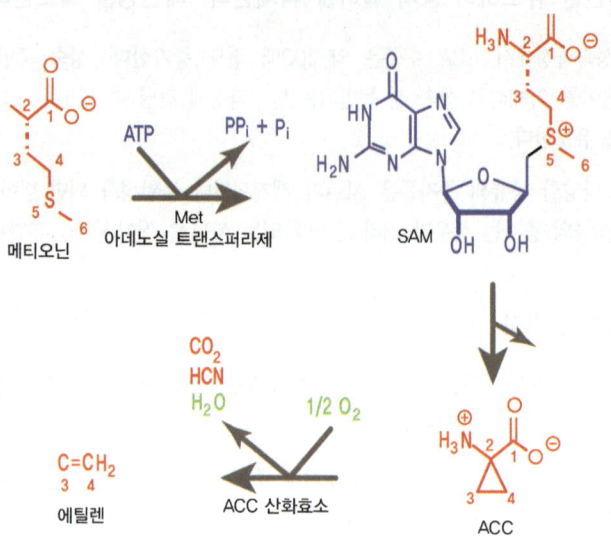

그림 에틸렌의 합성과정

② 식물은 가뭄과 침수, 기계적인 자극, 상처, 감염 등의 자극에 대한 반응으로 에틸렌을 합성한다. 또한 과일이 성숙할 때나 예정세포사 때 합성되며 고농도의 옥신 처리에 의해서도 합성이 유도된다.

③ 기체 상태로 작용한다.

> 이들의 신호절달 경로는 비교적 잘 알려진 편이다. 에틸렌 수용체는 애기장대를 이용한 연구에서 소포체 막에 있는 5종류가 알려져 있으며 구리(Cu)이온이 강한 결합에 필요하다는 것이 밝혀졌다.

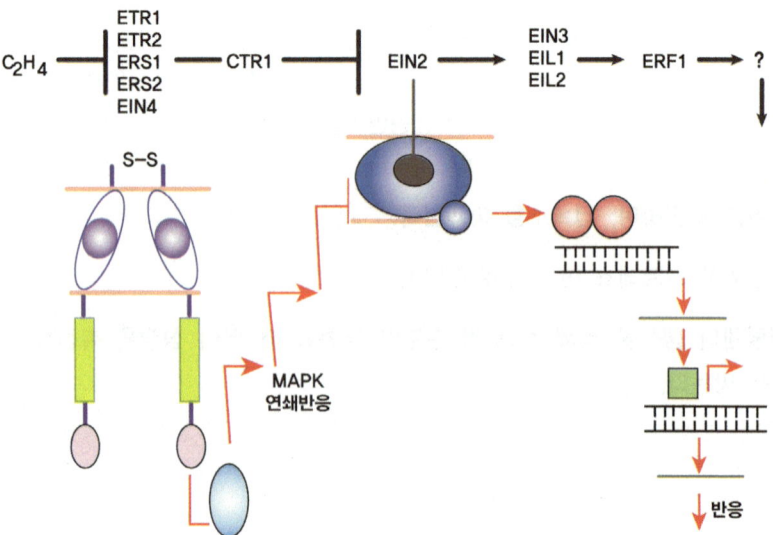

④ 노화를 촉진하기 때문에 노쇠호르몬이라고 부른다.

⑤ 과실을 성숙시킨다.

- 에틸렌은 양성피드백을 한다. 그러므로 에틸렌 자신의 합성도 다시 증가한다. 하나의 썩은 사과가 통속의 모든 사과를 썩게 한다는 속설은 맞는 설명이다.
- 덜 익은 과일은 시큼하고 딱딱하며 초록색을 띰으로써 발달중인 종자를 포식자로부터 보호한다. 그러나 과일이 익은 후에는 종자를 퍼뜨리기 위해 동물들을 유인한다. 세포벽 성분의 분해로 인해 과일이 연질화 되고 녹말과 산이 당으로 전환되어 과일이 단맛을 갖게 된다. 또한 새로운 향기와 새로운 색깔도 동물에게 "익은 과일"임을 알려주어 그들로 하여금 과일을 먹고 씨를 퍼뜨리게 한다.
- 에틸렌 합성을 저해하기 위해 저산소 상태, 저온유지 또는 AVG같은 에틸렌합성효소 저해제 나 고농도의 CO_2, MCP, Ag를 처리하거나, 공기 환기를 통해 에틸렌 축적을 방해할 수 있다. 이는 과일을 오래 유지시키는 방법이다.
- 바나나가 검게 변하는 것 역시 에틸렌의 작용에 의한 것이며 바나나를 온전한 상태로 유지하기 위해 은염(silver salt)을 처리하면 오래 보관이 가능하다.

⑥ 삼중 반응 :

- 에틸렌은 미세소관의 재배열을 통해 삼중 반응(triple response)을 유발하여 줄기가 돌과 같은 장애물을 피해가게 한다.
- 정상적인 유식물에 에틸렌을 처리하면 삼중 반응을 보인다. 하배축 생장저해 팽창, 뿌리 신장 저해, 정단 후크 확대

a. 세포팽창 : 에틸렌 → 미세소관 배열의 횡적패턴 교란 → 미세소관 종방향으로 회전
→ 세포측면 팽창 촉진 → 신장률감소, 측면팽창증가로 부풀음

b. 후크유지 : 암조건 : 에틸렌 → 옥신기울기 형성 → 후크유지

: 적색광 : 피토크롬 → 에틸렌 생성저해 → 후크열림

- 에틸렌 합성이 감소하면 줄기는 정상적인 위쪽 방향으로 생장이 다시 재개된다.

	대조군	에틸렌처리	에틸렌합성억제제 처리
야생형	-	O	-
ein 돌연변이체	-	-	-
eto 돌연변이체	O	O	-
ctr 돌연변이체	O	O	O

(O: 삼중반응을 보이는 경우, -: 반응이 없는 경우)

- ein(ethylene-insensitive) 돌연변이체는 에틸렌에 반응을 보이지 않아 에틸렌을 처리하여도 3중 반응을 보이지 않는다. 이는 에틸렌 수용체를 가지고 있지 않아 에틸렌에 대해 반응하지 않는 것이다.
- ctr(constitutive triple-response) 돌연변이체에서는 에틸렌 신호전달에 이상이 생겨 에틸렌이 없는 경우에도 신호가 전달되고 있다.

QR code 찍고 네이버 카페에서 자료 얻기!

- eto(ethylene overproducer) 돌연변이체는 에틸렌을 과다 합성하는 돌연변이체이다.

⑦ **잎이 줄기에서 떨어지도록 한다.**

- 에틸렌과 옥신의 상대적인 농도의 변화가 잎의 탈리(leaf abscission)를 조절한다.

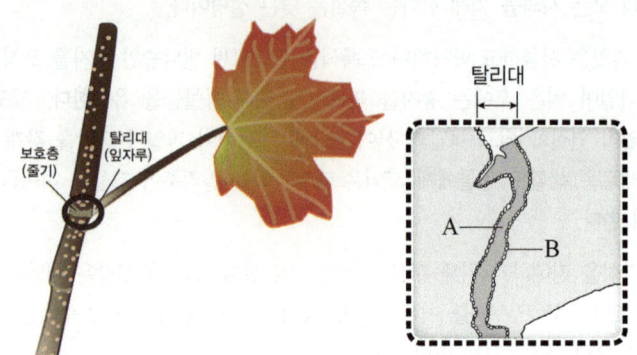

그림 옥신과 에틸렌의 작용: 탈리현상 (A: 보호층, B: 분리층)

- 잎이 오래되면 합성되는 옥신의 양은 감소하여 탈리층 세포들의 에틸렌에 대한 민감도가 증가한다.
- 탈리층에서 에틸렌의 효과가 증가하면서 탈리층의 세포들은 셀룰로오스 등의 식물 세포벽 구성 물질을 분해하는 효소들을 합성한다.

⑧ 침수 식물의 경우 앱시스산의 작용을 막고 지베렐린 감수성을 높여 줄기와 잎줄기의 신장을 촉진한다.

⑨ 옥신에 의해 유도되어 부정근 형성에 관여하며 몇몇 식물에서 뿌리털의 형성을 촉진한다.

⑩ 땅콩 같은 일부종자의 발아를 유도하며 감자와 같은 괴경에서 눈의 싹을 틔운다.

⑪ 자스몬산과 함께 괴사성 병원체에 대해 저항성 반응을 수행하는 등 스트레스 반응 개시에 참여한다.

6. 브라시노스테로이드(brasinosteroid)

① 동물에서 발견되는 콜레스테롤 또는 성호르몬과 화학적으로 유사하다. 즉 스테로이드 계열의 호르몬이다.

② 기능적으로 옥신과 유사한 역할을 한다.

③ 10^{-12} M 정도의 낮은 농도에서 줄기나 유식물의 세포신장과 분열을 유도한다.

④ 탈리작용을 억제한다.

⑤ 물관의 발달을 촉진하고 체관의 형성을 억제한다.

⑥ 저농도에서 뿌리의 성장을 촉진하고, 고농도에서 뿌리의 성장을 억제한다.

⑦ 종자발아와 꽃가루관의 신장을 촉진한다.

7. 스트리고락톤(Strigolactone)

① 종자의 발아를 촉진한다.

② 균근 군집 형성을 도와준다.

③ 정단우성을 조절한다.

MEMO

호르몬이름	분포/생성 하는 곳	특성
옥신	줄기정단분열조직과 어린 잎에서 주로 합성. 뿌리에서 필요한 옥신의 대부분을 줄기에서 만들어지는 옥신에 의존하지만 뿌리분열조직에서도 합성은 된다.	줄기의 신장을 촉진 곁뿌리와 부정근 형성 촉진 열매의 발달과 조절 정단우성 유도 굴광성과 굴중성에 관여 물관형성을 촉진 잎의 탈리를 지연
시토키닌	여러 곳에서 조금씩 합성이 되지만 주로 뿌리에서 합성되어 다른 기관으로 이동한다.	뿌리와 줄기에서 세포분열 조절 정단우성을 조절한다 곁눈의 생장을 촉진 양분의 수용조직으로 이동촉진 발아 촉진과 잎의 노화 지연
지베렐린	정아와 뿌리의 분열조직, 어린 잎, 발달 중인 종자에서 주로 합성된다.	줄기 신장, 꽃가루 발달, 꽃가루관 생장, 열매의 생장, 종자의 발달과 발아를 촉진, 성결정과 유식물기에서 성체기로의 전이에 관여
브라시노 스테로이드	식물의 모든 조직에서 발견되며 기관에 따라 특정 형태의 중간물질이 주를 이룬다. 식물체에서 합성된 브라시노스테로이드는 합성된 장소 근처에서 작용한다.	줄기 세포의 신장과 분열촉진 저농도에서 뿌리의 생장촉진 고농도에서 뿌리생장 억제 물관형성 촉진과 체관형성 억제 종자의 발아와 꽃가루관 신장 촉진
앱시스산	거의 모든 식물세포들이 앱시스산을 합성할 수 있는 능력을 가지고 있으며 모든 주요 기관과 살아 있는 조직에서 발견된다. 체관과 물관을 통해 이동되는 것으로 추정	생장억제, 건조 시 기공 닫음, 종자의 휴면유도 및 미성숙 발아억제, 잎의 노화를 촉진, 건조에 대한 저항성을 증진
스트리고락톤	카로티노이드에서 유래한 호르몬으로서 세포외부 신호로 작용하며, 낮은 농도의 인산 조건이나 줄기로부터 많은 옥신 흐름에 반응하여 뿌리에서 합성된다.	종자의 발아를 촉진하며, 정단우성을 조절하고, 또한 균근 곰팡이를 식물 뿌리로 유인함
에틸렌	기체 상태의 호르몬으로서 식물의 거의 모든 부분에서 합성될 수 있다. 노화와 잎의 탈리, 일부 과일의 성숙시 고농도로 합성된다. 상처와 스트레스에 의해서도 합성이 촉진됨	여러 종류 과일의 성숙과 잎의 탈리, 삼중반응(줄기신장의 억제와 비후생장 촉진, 수평으로 생장)을 촉진, 노화 속도의 촉진, 뿌리와 뿌리털의 형성 촉진, 파인애플과의 식물에서 개화 촉진

V. 광주기성 : 개화

1. 의의

(1) 광주기성(Photoperiodism)

① 낮과 밤의 길이변화에 대한 생물체의 반응을 광주기성이라 한다.

- 식물에서의 개화는 낮에 주기가 중요할 것 같지만 흥미롭게도 밤의 길이 변화를 감지하여 꽃을 피우는 특성이 있다. 이에 대한 연구는 단일식물인 도꼬마리를 연구하는 가운데 밝혀졌다.

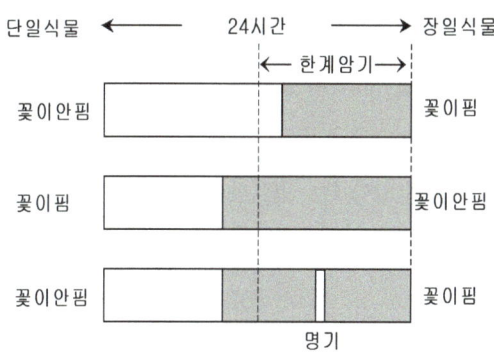

그림 단일식물과 장일식물에서 개화결정

② 장일 식물 (long-day plant) :
- 일조 시간이 일정시간 이상이 되고 암기가 짧을 때 개화한다. 예를 들어, 시금치는 낮의 길이가 14시간 이상이 되어야 꽃을 피운다.
- 상치, 감자, 시금치, 애기장대

③ 단일 식물 (short-day plant) :
- 일조 시간이 짧고 암기가 길어야만 개화한다.
- 암기 중간에 빛이 들어오면 개화되지 않는다.
- 딸기, 국화, 앵초, 도꼬마리

④ 중일 식물 (day-neural plant) :
- 광주기가 그 개화시기에 영향을 주지 않으며 특정 생장단계가 되어야 꽃을 피우는 식물이다.
- 실제로 광주기성에 관계없이 개화하는 중일 식물이 훨씬 많이 존재한다.
- 옥수수, 장미, 토마토, 민들레, 페튜니아

⑤ 어떤 식물의 경우 단순하게 장일과 단일의 한 가지 특성만 있는 것이 아니라 단일을 먼저 받고 장일을 다음에 받아야 하는 단일-장일 식물도 존재한다. 또한 그 역으로 장일-단일 식물도 존재한다.

(2) 한계 암기와 암기중단의 효과

① 장일식물과 단일식물의 개화에 필요한 최소한의 암상태를 한계 암기라고 한다.
  - 식물의 종류에 따라서 한계암기를 한번 내지 몇 번을 요구하며, 한계암기의 상태가 중단되면 개화를 하지 않기도 한다.

② 장일식물은 한계 암기보다 짧은 암상태를 유지할 때 개화한다.

③ 단일식물은 한계 암기보다 긴 암상태를 유지할 때 개화한다.

④ 단일식물은 암상태 중간에 빛이 들어가면(암기중단) 개화하지 못하지만 장일식물은 암기중단에 의해 영향을 미치지 않는다. 또한 장일식물은 명상태 중간에 암기를 만들어주어도 개화한다.
  - 실제로 도꼬마리는 낮의 길이에는 전혀 반응하지 않고 꽃을 피우기 위해서는 최소한 8시간의 계속적인 암처리(continuous darkness)를 필요로 한다.

(3) 피토크롬과 광주기성

① **피토크롬**
  - 푸른색을 띤 색소로써 단백질 복합체(인산화효소)이며, 개화를 포함하여 빛으로 유도되는 현상들에 관여하는 빛 수용체이다.

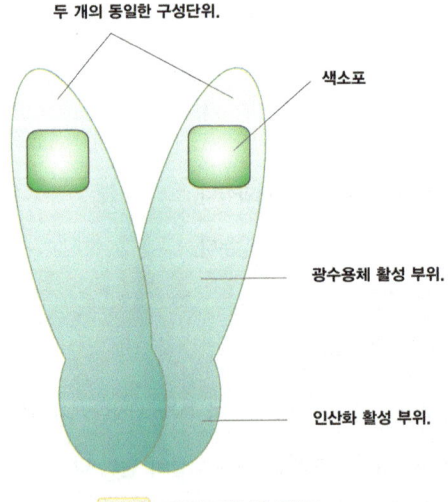

그림 피토크롬의 구조

  - 피토크롬은 빛을 흡수하는 색소포(chromophore)로서 작용하는 비단백질 부분과 이에 공유결합하고 있는 단백질로 이루어져 있다. 현재까지 애기장대에서는 5개의 피토크롬이 발견되었으며 이들은 단백질 성분에 있어서 약간의 차이를 보인다. (외떡잎식물에는 3종류의 피토크롬이 있다)
  - 피토크롬 A는 개화를 촉진한다.
  - 피토크롬 B는 개화를 억제한다.

[그림] 피토크롬의 전환

② **피토크롬은 적색광과 근적외광을 인지하는 2가지 형태로 존재한다.**

- P_{fr} : 근적외광(730 nm의 파장을 최대로 흡수)을 흡수하는 형태로 근적외광을 흡수하거나 어두운 곳에 두면 P_r로 전환된다.
- P_r : 적색광(660 nm의 파장을 최대로 흡수)을 흡수하는 형태로 적색광을 비추면 P_{fr}로 전환된다. P_r은 단백질로 번역 되었을 때의 형태이며 에너지적으로 가장 안정하다.

③ **밤과 낮에 따른 피트크롬의 형태**

- 낮: 근적외광에 비해 적색광이 많기 때문에 P_{fr}형태로 존재한다.
- 밤: P_{fr}이 자발적으로 P_r형태로 전환된다.
- 암기 중간에 비친 적색광은 암기 중 형성되었던 P_r을 P_{fr}형태로 전환시킨다.

④ **적색광(R)과 근적외광(FR)을 이용한 개화유도 실험: 단일식물과 장일식물의 개화**

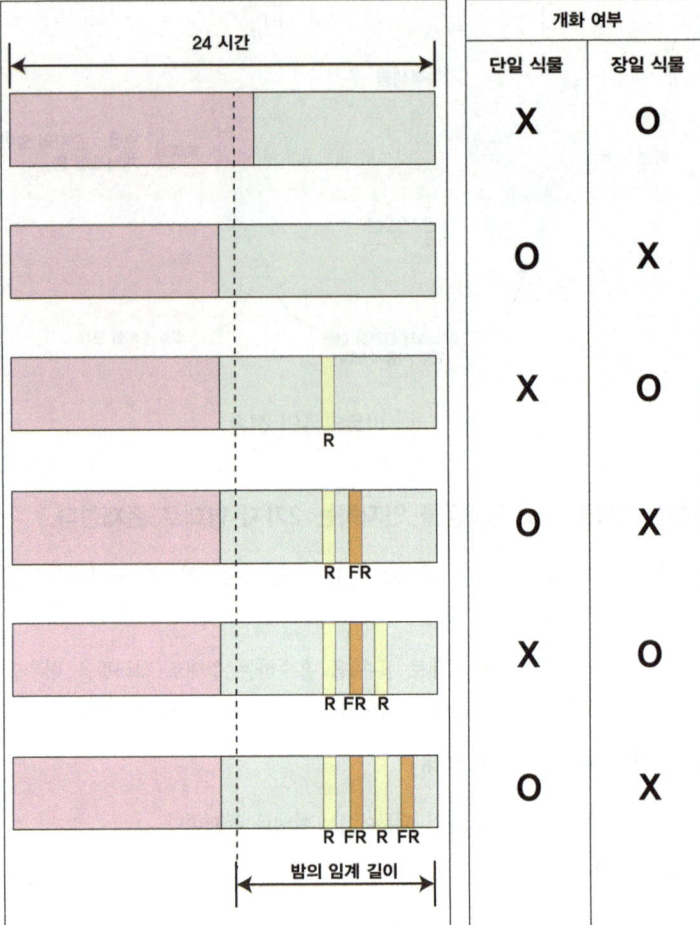

그림 단일식물과 장일식물에서 개화결정

⑤ 피토크롬은 종자의 발아와 발달에도 영향을 미친다.

땅속에 있는 종자는 빛을 볼 수 없으므로 피토크롬이 모두 P_r의 형태로 존재하고 있다가 종자가 발아하기 시작하여 P_{fr}의 형태로 전환되면, P_{fr}이 엽록소 합성 개시, 줄기신장속도 저하, 잎의 확장을 일으켜 다수의 광합성에 필요한 기관을 만듦으로써 어린 식물이 성장하게 한다. 이러한 과정을 광형태형성(photomorphogenesis)이라고 한다.

(4) 화성소(Florigen)와 개화

① 일장자극(피토크롬)에 의해 합성되어 개화를 유도하는 호르몬이다.

② 화성소의 존재는 단일식물인 도꼬마리의 잎 하나만을 빛을 차단하여도 개화됨을 관찰함으로써 제기 되었다. 또한 개화 유도를 받은 잎을 바로 제거하면 개화되지 않음과 개화 유도를 받은 잎을 다른 개체에 이식하면 이식받은 개체에서 개화됨도 밝혀졌다.

③ 단일식물이든 장일식물이든 동일한 종류의 화성소가 개화에 관여한다는 것이 밝혀졌다.

④ 화성소는 잎에서 만들어져 체관을 따라 이동하여 개화에 관여한다.

V. 식물의 면역기작

1. 초식동물에 대한 방어

(1) 여러 가지 예

① 식물은 초식동물에 가시와 같은 물리적인 방어와 동물이 싫어하는 맛을 내거나 동물에게 해로운 물질을 분비하는 것과 같은 화학적 방어로 대처하고 있다.

- 특정 식물들은 카나바닌(canavanine)이라는 변형된 아미노산을 생산하다. 곤충이 카나바닌을 가진 식물을 먹으면 카나바닌이 아르기닌 대신 첨가되어 단백질의 구조 이상과 기능에 영향을 준다. 결국 곤충을 죽게 한다.

② 어떤 식물의 경우는 특정 초식동물로부터 자신을 보호하기 위하여 이 초식동물의 포식자를 유인하기도 한다.

- 식물이 쐐기벌레에 의해 상처를 입은 잎에서 휘발성 물질이 발산하면 기생말벌을 식물 쪽으로 유인하는데, 기생말벌은 식물 내에 알을 찔러 넣는다. 그 후 쐐기벌레가 식물 잎을 갉아 먹으면 쐐기벌레 내로 들어간 알이 부화됨으로써 쐐기벌레를 숙주로 성장하게 된다.

③ 초식동물에 의한 피해에 대한 반응으로 식물이 발산하는 휘발성 물질은 주변에 서식하는 같은 종의 식물들 사이에서 조기경보 체계로 작용하기도 한다.

- 잎진드기에게 공격을 받은 리마콩 식물은 메틸자스몬산을 포함한 여러 휘발성 물질 혼합물을 분비하며, 이것은 주변의 공격받지 않은 리마콩 식물에게 잎진드기 공격 "소식"을 알려준다.

QR code 찍고 네이버 카페에서 자료 얻기!

2. 병원균에 대한 방어

(1) 방어체계

① 병원균 감염에 대한 식물의 제1선의 방어는 식물체의 표피와 주피에서의 물리적 방어이다. 하지만 병원균은 식물조직이 상처를 입거나 기공과 같은 구멍을 통해서 식물체에 침투할 수 있다. 따라서 식물은 세균에 감염되면 기공을 닫는다.

② 두 번째 방어체계는 화학적 방어인데 식물이 특정 병원균을 인지함으로써 그 효율이 높아진다.

- 식물을 성공적으로 감염시킬 수 있는 병원균은 이들이 식물(숙주)의 방어 기작에 의해서 인식되는 것을 피하거나, 혹은 이 방어 기작을 억제할 수 있다.

③ PAMP(pathogen associated molecular pattern): 세균 등의 공통적인 요소를 인식하여 세균 등을 방어하는 기작이다.

(2) 숙주-병원균 공진화

① 병원균은 크게 병원성(virulent)과 비병원성(avirulent)으로 분류할 수 있다.

- 식물이 특이적인 방어 기작을 갖고 있지 않은 병원균을 병원성(virulent)이라고 한다.
- 숙주식물을 죽이지 않고 약간의 영향만 미치는 병원균을 비병원성(avirulent)이라고 한다.
- 사실 병원성 균은 매우 예외로 존재한다. 그렇지 않으면 식물은 멸종할 것이다.

② 유전자-유전자 인식(gene-for-gene recognition)

- 식물의 질병에 대한 방어의 한 형태이다.
- 이 과정에서 병원균 유래 분자인 작동자(effector)가 식물 유전체에 존재하는 수백 개의 질병저항관련 유전자(R gene) 중 하나에 의해 인식된다.
- 적절한 R단백질을 가지고 있는 식물에서 작동자 단백질은 일련의 강력한 방어반응을 직접 유발한다. 과민반응이라 불리는 국부적인 방어와 전신성획득저항성이라 불리는 일반적인 방어를 포함한 방어반응이 활성화된다.

(3) 과민반응

① 과민반응(hypersensitive response)은 감염된 부위 근처의 세포와 조직을 죽임으로써 병원균의 확산을 막는 방어반응이다.

② 감염된 부위의 세포들이 화학적 방어를 구축하고 그 부위를 격리시킨 후 자기 자신을 분해하게 된다.

③ 과민반응과정

- 병원균 작동자가 R단백질에 결합하여 파이토알렉신(phytoalexin)의 합성을 촉진한다. 파이토알렉신은 곰팡이 제거와 살균 특성을 띠는 화합물이다.

- 과민반응은 PR 단백질(pathogenesis-related protenins)의 합성을 유도한다. PR 단백질은 대부분은 병원균의 세포벽 구성물질을 분해하는 효소이다.

- 또한 식물은 병원균에 감염되면 식물세포벽에 있는 물질들 사이의 결합과 리그닌의 축적을 유도하여 병원균이 식물의 다른 부분으로 퍼지는 것을 지연시키는 국부적인 장벽을 설치한다.

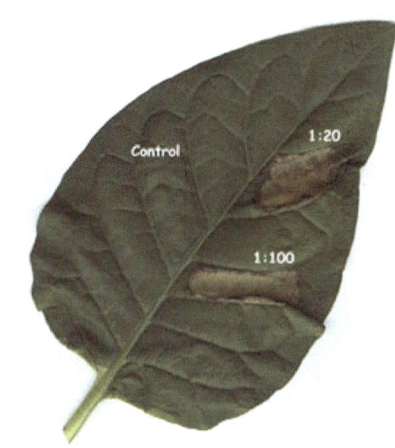

그림 과민반응(hypersensitive response)

(4) 전신성획득저항

① 감염 부위에서 이동하여 전신성획득저항을 유도하는 신호물질로 가장 유력한 후보로 메틸살리실산(methylsalicylic acid)이 알려져 있다.

- 메틸살리실산은 감염 부위 근처에서 합성되어 물관을 따라 식물 전체로 이동해가며 감염부위와 떨어진 곳에서 살리실산(salicylic acid)으로 전환된다.
- 살리실산은 신호전달경로를 활성화시켜 여러 PR 단백질 합성을 유도하여 병원균의 공격에 저항성을 띠게 한다.

② 전신성획득저항(systemic acquired resistance)은 여러 방어유전자의 발현을 식물체 전체에서 유도하며 이 반응은 비특이적으로, 다양한 병원균에 대해 며칠 동안 저항성을 보인다.

01.

깊은 열대우림지대에서 식물학자는 특이식물을 발견하였다. 이 식물은 관다발조직을 가지며, 기공과 큐티클, 편모를 가진 정자를 가진다. 종자는 포자수형태를 띠고, 세대교번을 하였다. 지금까지 알려진 식물과는 달리, 두 가지 특징을 모두 가지고 있는 새로운 식물이라 학자는 흥분하였는데 이 두 가지 특징은 무엇인가?

① 큐티클, 편모를 가진 정자
② 관다발조직, 세대교번
③ 종자, 편모를 가진 정자
④ 포자수와 관다발 조직

02.

식물의 뿌리로부터 영양분 흡수는 뿌리에 공생하는 (　　)에 의존한다.

① 뿌리털　　　　② 뿌리혹　　　　③ 토양세균
④ 근균　　　　　⑤ 토양원생생물

03.

식물조직의 분화에서 한번 분화되었던 체세포가 분열능을 다시 획득해서 분열능이 왕성한 원시세포로 되는 과정을 무엇이라고 하는가?

① 탈분화(de-differentiation)
② 재분화(re-differentiation)
③ 세포분화(cell-differentiation)
④ 조직분화(tissue-differentiation)

04.

다음 중 식물의 기공(stomata)을 닫게 하는 조건은 무엇인가?

① 잎 내부의 CO_2 의 농도가 낮아질 경우
② K^+ 이온이 주변세포에서 공변세포로 이동할 경우
③ 삼투압으로 인한 공변세포의 팽창
④ 엡시스산(ABA) 호르몬을 처리할 경우

05.

속씨식물의 물관을 통한 수분 상승 기작을 가장 잘 설명한 것은?

① 내포운동(endocytosis)   ② 대기와 식물체 사이의 수분퍼텐셜의 차
③ 촉진확산   ④ 압력 유동

06.

물의 상승 요인과 관계있는 것은?

[보기]
가. 증산작용   나. 응집력   다. 장력   라. 뿌리압   마. 능동수송

① 가, 나
② 가, 나, 다
③ 가, 나, 라, 마
④ 다, 라, 마
⑤ 가, 나, 다, 라

07.

잎이 시들면 작물의 생산성이 심하게 감소한다. 그 이유는 무엇인가?

① 잎이 시들면 엽록소가 분해되기 때문이다.
② 수축한 엽육세포는 광합성을 잘 못하기 때문이다.
③ 수분 결핍으로 물의 광분해가 일어나지 않기 때문이다.
④ 기공이 닫혀서 이산화탄소의 유입이 차단되기 때문이다.
⑤ 잎 내부에 축적된 이산화탄소가 캘빈회로의 효소를 억제하기 때문이다.

08.

다음은 공변세포에 대한 설명이다. 틀린 것은?

[보기]

가. 기공을 형성하여 증산작용을 조절한다.

나. 공변세포가 팽창하면 기공이 열린다.

다. K^+ 이온을 능동적으로 수송한다.

라. K^+ 이온이 유입되기 위해서는 ABA 호르몬이 필요하다.

① 가, 나　　② 나, 다　　③ 가, 나, 다
④ 라　　⑤ 다, 라

09.

식물의 후벽세포에 관한 설명이다. 알맞은 것은?

[보기]

가. 주성분이 리그닌이다.

나. 살아 있는 세포로 되어 있다.

다. 2차 세포벽이 있다.

라. 섬유와 보강세포로 구성되어 있다.

마. 주요역할은 식물의 지지이다.

① 가, 나　　② 가, 나, 다　　③ 가, 나, 라
④ 다, 라, 마　　⑤ 가, 다, 라, 마

10.

식물의 유사분열 말기에서 새로운 세포벽을 형성하는 격막형성체는 무엇으로 구성되어 있는가?

① 미세소관(microtubule)과 소포체낭(ER sac)

② 골지소낭(Golgi vesicle)과 핵막(nuclear membrane)

③ 미세소관(microtubule)과 골지소낭(Golgi vesicle)

④ 골지소낭(Golgi vesicle)과 소포체낭(ER sac)

MEMO

QR code 찍고
네이버 카페에서
자료 얻기!

11.
미량원소인 이 원소가 결핍되니 식물체가 키가 자라지 않고 잎에 황색 반점이 생겼다. 어떤 원소의 부족인가?

① P   ② K   ③ Mg   ④ Fe   ⑤ Ca

12.
식물의 잎에서 증산작용(활발)을 할 때는?

① 습도가 높을 때
② 바람이 안 불 때
③ 이산화탄소 농도가 높을 때
④ 빛의 세기가 정상
⑤ 기온이 낮을 때

13.
식물체 내에서의 수액 흡수의 순서와 이와 관련된 상승 원리를 설명한 것이다. 맞는 것은?

① 뿌리털 → 내피 → 피층 → 도관과 가도관 → 잎
    └삼투압┘   └응집력┘

② 뿌리털 → 피층 → 내피 → 도관과 가도관 → 잎
    └삼투압┘   └응집력┘

③ 뿌리털 → 피층 → 내피 → 도관과 가도관 → 잎
    └응집력┘   └삼투압┘

④ 뿌리털 → 내피 → 피층 → 도관과 가도관 → 잎
    └응집력┘   └삼투압┘

⑤ 뿌리털 → 피층 → 도관과가도관 → 내피 → 잎
    └응집력┘   └삼투압┘

14.

식물 뿌리의 부피생장은 주로 무엇의 결과인가?

① 정단 분열조직의 세포분열
② 세포의 신장
③ 관다발 형성층(vascular cambium)의 세포분열
④ 뿌리 세포들의 분화(specialization)
⑤ 뿌리털의 신장

15.

바닥에 뉘어진 식물의 줄기가 하늘 방향으로 휘어져 자라는 굴광성은 무엇 때문에 가능한가?

① 옥신(auxin)이 빛의 반대편인 줄기의 아래쪽으로 이동하기 때문
② 줄기 위쪽에 시토키닌(cytokinin)이 합성되어 생장을 촉진하기 때문
③ 지베렐린(gibberellins)이 식물의 굴성에 관계하기 때문
④ 식물의 줄기는 굴촉성이 있어, 지면 반대 방향으로 생장하기 때문
⑤ 줄기 아랫부분의 팽압이 증가하기 때문

16.

식물 호르몬으로서의 에틸렌을 설명한 것으로 부적절한 것은?

① 과일의 성숙과정을 조절한다.
② 아미노산인 메티오닌(Met)에서 변형된 것이다.
③ 씨앗이 발아할 때 생기는 훅(hook)의 형성에 관여한다.
④ 꽃의 성 결정에 관여하기도 한다.
⑤ 공변세포에 작용하여 기공을 닫는다.

17.

사과나 포도 등에서 씨 없는 과일을 만들기 위해 처리하는 호르몬은?

① 옥신과 시토키닌
② 지베렐린과 에틸렌
③ 앱시스산과 옥신
④ 옥신과 지베렐린
⑤ 에틸렌과 앱시스산

18.

식물세포는 동물세포와 달리 적당한 염류와 호르몬을 제공해 주면 세포분열을 일으켜 새로운 개체로 분화할 수 있는 전형성 능력이 있다. 식물세포로부터 새로운 개체를 분화시키는 데 주로 이용하는 식물 호르몬 조합은 무엇인가?

① 지베렐린과 에틸렌 ② 옥신과 시토키닌 ③ 플로리겐과 옥신
④ ABA와 시토키닌 ⑤ 에틸렌과 ABA

19.

물관을 통해 이동하며, 종자의 발아를 촉진하며, 식물의 정단우성(apical dominance)을 조절하는 호르몬이며, 이외에도 부정근(adventitious root) 형성을 조절하여 균근(mycorrhizal) 형성에도 관여한다. (a) 이 호르몬은 무엇인가? 또한 뿌리에서 줄기로 이동하여 정단우성을 조절하고 세포분열과 양분의 이동을 촉진하는 (b) 호르몬은 무엇인가?

20.

골프장 잔디는 적당한 길이로 계속 깎아야 한다. 이것은 식물의 빛에 대한 일반적인 반응을 통해 잔디가 위로 자라기 때문인데, 이 반응을 조절하여 골프장 잔디를 깎는 노동력을 줄일 수 있다. 이러한 현상은 빽빽한 숲에서 식물이 빛을 받기 위해 옆으로 성장하기보다는 위로 성장하는 것에서도 볼수 있다. (a) 이러한 현상을 무엇이라고 하며, 위쪽 방향으로의 생장을 촉진하는 (b) 이것은 어떤 형태의 무엇인가?

QR code 찍고
네이버 카페에서
자료 얻기!

21.

다음 식물호르몬의 기능에 관한 설명 중 옳지 않은 것은?

① 에틸렌(ethylene)은 과실의 성숙을 앞당기고 세포분열을 억제한다.
② 시토키닌(cytokinins)은 세포분열을 촉진한다.
③ 앱시스산(abscisic acid)은 종자 발아를 촉진한다.
④ 지베렐린(gibberellins)은 과실 발달과 줄기 신장을 촉진한다.
⑤ 옥신(auxin)은 농도에 따라 뿌리의 생장을 촉진하기도 하고 억제하기도 한다.

22.

씨의 휴면과 발아를 조절하는 식물 호르몬으로 짝지어진 것은?

① 옥신(auxin)과 시토키닌(cytokinin)
② 앱시스산(abscisic acid)과 지베렐린(gibberellin)
③ 옥신(auxin)과 에틸렌(ethylene)
④ 앱시스산(abscisic acid)과 에틸렌(ethylene)

23.

식물의 광주기성에 대한 설명이다. 틀린 것은?

① 단일식물은 낮의 길이가 짧아지는 늦여름이나 가을에 꽃을 피운다.
② 개화는 낮의 길이보다 밤의 길이에 의해 결정된다.
③ 단일식물은 임계치 이상의 지속적인 암기에 노출될 때만 꽃을 피운다.
④ 시금치, 상치 등은 장일식물이고 국화, 포인세티아 등은 단일식물이다.
⑤ 일장효과를 감지하는 것은 식물의 옥신 호르몬이다.

24.

적절한 광주기가 꼭 필요한 과정은?

① 수분(꽃가루받이)   ② 춘화현상   ③ 개화
④ 삼투   ⑤ 세포 내외의 물질 확산

25.

피토크롬과 식물의 개화에 대한 설명이다. 틀린 것은?

① P_{fr}은 원적외선을 흡수하면 P_r로 전환된다.
② 해가 뜨면 P_r은 즉시 P_{fr}로 전환된다.
③ 식물은 P_r 형태로 피토크롬을 합성한다.
④ 단일식물의 개화를 유도하는 것은 P_{fr}이다.
⑤ 식물을 명 상태로 계속 놓아두면 피토크롬도 계속 P_{fr} 형태로 유지된다.

26.

식물이 단백질과 핵산을 만들 때 사용되는 질소는 어디서 오는가?

① 공기 중에 사는 광합성적 독립영양생물
② 흙 속의 원핵생물의 신진대사
③ 생물적 환경정화
④ 잎 안에 사는 병원성 세균
⑤ 우리가 흙 안에 첨가해 준 유전공학적으로 만들어진 세균

27.

고생대 실루리아기에 최초로 나타나기 시작한 식물의 기관(혹은 조직)이며, 이 중 현재의 (a) 모든 속씨식물과 일부의 겉씨식물, 양치식물에서 발견되는 세포 또는 조직과 (b) 겉씨식물에서는 발견되지 않고 속씨식물에서만 볼 수 있는 기관은 각각 무엇인가?

28.

식물체 내에서 물질이동에 관한 내용이다. 틀린 것은?

① 뿌리세포의 수분포텐셜은 용해된 용질이 뿌리 세포에 존재하기 때문에 음의 값이다.
② 체관부 내의 수분과 당의 이동은 ATP를 이용하여 이루어진다.
③ 체관부 내 당의 농도 증가는 수분포텐셜을 낮추어 물의 이동을 유발한다.
④ 수분포텐셜은 물의 자유에너지의 측정이다.
⑤ 물의 증산은 장력-응집력, 흡착력과 밀접한 관계가 있다.

29.

식물 개화와 빛과의 상호관계에 대한 설명이다. 다음 중 틀린 것은?

① 원적색광을 쬐었을 때 Pfr이 Pr로 된다.
② 장일식물의 경우, 피토크롬(phytochrome)A는 개화를 억제하지만 피토크롬 B는 개화를 유도한다.
③ 밤중에 1시간 가량 빛을 비춰 주면 단일식물은 개화하지 않는다.
④ 피토크롬이 빛을 흡수하면 발아가 시작되는 종자가 있다.
⑤ 사탕수수와 콜레우스는 중일식물이다.

30.

다음은 식물의 유전자 대 유전자 저항성(gene for gene resistance)에 관한 설명이다. 병원체와 식물이 각각 아래와 같은 유전형을 갖는 경우, 다음 중 식물이 병에 걸리기 쉬운 조건끼리 묶은 것은? (우성 유전자인 경우에만 정상 단백질을 생산한다.)

	병원체	식물체
Ⓐ	Avr	R
Ⓑ	avr	r
Ⓒ	avr	R
Ⓓ	Avr	r

Avr : 비병원성유전자의 우성대립유전자 avr : 비병원성유전자의 열성대립유전자
R : 저항성유전자의 우성대립유전자 r : 저항성유전자의 열성대립유전자

① Ⓐ, Ⓑ ② Ⓐ, Ⓑ, Ⓓ ③ Ⓐ, Ⓒ, Ⓓ
④ Ⓑ, Ⓒ, Ⓓ ⑤ Ⓐ, Ⓓ

31.

환경에 따른 식물의 반응에 대한 설명이다. 틀린 것은?

① 시스테민(systemin)은 직접 식물의 핵 안으로 들어가 단백질 분해효소 억제제의 유전자를 활성화 시킨다.
② 전신획득저항성(systemic acquired resistance)은 식물의 비특이적 방어기작이다.
③ siRNA는 세포구성성분과 상호작용으로 mRNA를 분해하여 바이러스의 복제를 막는다.
④ 식물체는 과민성반응(hypersensitive response) 때문에 식물저항성을 갖는다.
⑤ 병원성관련 단백질(pathogenesis-related protein)에 의해 식물저항성을 갖는다.

32.

식물조절과 반응에 대한 설명 중 틀린 것은?

① 식물호르몬인 시토키닌(cytokinin)은 아데닌의 유도체이다.
② 식물의 경촉반응(thigmonastic response)은 ATP 소비와 관련이 있다.
③ 옥신(auxin)은 세포벽을 느슨하게 한다.
④ 앱시스산(ABA)은 씨가 성숙할 때 증가한다.
⑤ 잎의 떨겨층은 지베렐린(giberellin)이 줄어들고 반면에 에틸렌(ethylene)이 생성되면서 형성된다.

33.

식물생식에 대한 설명 중 틀린 것은?

① 현화식물의 웅성배우자체에서 두 개의 정세포가 만들어진다.
② 중복수정에서 배주 내 난세포는 두 개 정세포와 융합하여 $3n$의 내배유가 된다.
③ 중복수정은 배주에서 일어난 후 배주는 종자로 자방은 과실로 각각 발달된다.
④ 딸기는 포복경(runner)을 형성한다.
⑤ 취과는 분리된 많은 자방을 가진 단일화에서 발달한다.

34.

빛에 대한 반응은 식물의 생존에 매우 중요하다. 이에 대한 설명 중 옳지 않은 것은?

① 옥수수 자엽초의 굴광성은 청색광보다 적색광에 더 민감하다.
② 포토트로핀은 청색광에 민감한 광수용체이다.
③ 피토크롬은 적색광과 근적외선에 모두 반응하여 활성이 변화한다.
④ 근적외선을 처리했을 때 보다는 적색광을 처리했을 때 상추씨의 발아가 더 촉진된다.

35.

습지 식물인 red mangrove는 씨앗을 포함하고 있는 열매가 나무에 붙어 있는데도 조기발아 하는 특이적인 현상이 나타나게 된다. 이러한 현상이 가능한 원인은?

① 앱시스산(ABA)의 농도가 낮아지기 때문이다.
② Cytokinin의 농도가 높아지기 때문이다.
③ Auxin의 농도가 높아지기 때문이다.
④ Strigolactone의 농도가 높아지기 때문이다.
⑤ Giberellin의 농도가 낮아지기 때문이다.

36.

식물 호르몬인 ethylene의 기능에 해당하지 않는 것은?

① Triple response to mechanical stress
② Senescence
③ Leaf abscission
④ fruit ripening
⑤ Seed dormancy

37.

식물 호르몬에 대한 설명으로 올바르지 않은 것은?

① Abscisic acid, ABA은 식물 생장 호르몬의 작용을 방해하여 식물의 생장을 느리게 하고 종자 휴면 (dormancy)과 내건성(drought resistance)에 영향을 준다.
② 식물호르몬인 ethylene은 mechanical stress에 대하여 triple respond를 유도한다.
③ triple response에서는 줄기의 신장이 빨라지고, 줄기가 얇아지고, 줄기가 옆으로 자라게 된다.
④ brassinosteroids는 화학적으로 동물의 콜레스테롤 및 성호르몬과 구조가 비슷하다.
⑤ brassinosteroids는 줄기와 묘목에서 세포 신장과 발달을 유도하고 낙엽의 생성을 늦춘다.

38.

식물의 systemic acquired resistance에서, (a)는 감염 부위 주변에서 합성되고 체관을 통해 감염부위로부터 멀리 떨어진 다른 부위로 이동하여 (b)으로 전환되며, 식물의 방어기작이 또 다른 감염에 대해 빠르게 반응할 수 있도록 유도한다. a와 b에 순서대로 들어갈 내용으로 적합한 것은?

① salicylic acid, methylsalicylic acid
② methylsalicylic acid, salicylic acid
③ jasmonic acid, beta-aminobutylic acid
④ methylsalicylic acid, jasmonic acid
⑤ jasmonic acid, salicylic acid

39.

식물에 대한 설명으로 올바르지 않은 것은?

① 식물의 특정 기관이 빛을 향하거나 빛으로부터 멀어지도록 하는 식물의 반응을 photorespiration이라고 한다.
② 식물의 산성 생장설에 따르면, auxin은 세포막에 있는 proton pump를 자극한다. 자극된 pump는 세포벽의 pH를 낮춘다.
③ 세포의 낮아진 pH는 세포벽의 구조를 느슨하게 만드는 expansin을 활성화시킨다.
④ Apical dominance는 끝눈이 곁눈의 발달을 억제하는 현상을 말한다.
⑤ 꽃줄기(floral stem)가 빠르게 생장하는 현상인 추대(Bolting)는 gibberellins에 의해 유도된다.

40.

어둠속에서 생장하는 감자는 창백한 줄기, 펼쳐지지 않은 잎, 그리고 짧은 뿌리를 생성한다. 이와 같은 어둠 속에서 자라는 식물의 형태적 작용을 (a)이라 부른다. 이 감자가 다시 빛에 노출되었을 때, 새싹과 뿌리가 정상적으로 자라고 잎이 펼쳐지게 되는데 이러한 현상을 (b)라 부른다. (a)와 (b)에 순서대로 들어갈 내용으로 알맞은 것은?

① de-etiolation, etiolation
② etiolation, de-etiolation
③ de-phosphorylation, phosphorylation
④ acetylation, de-acetylation
⑤ phosphorylation, de-phosphorylation

41.

식물의 행동 및 식물 호르몬에 대해 틀린 설명은?

① 어둠 속에서 자라는 식물이 보여주는 창백한 줄기, 펼쳐지지 않은 잎, 짧은 뿌리와 같은 형태적 적응을 etiolation이라 한다.
② 식물의 줄기가 빛을 향하거나 빛으로부터 멀어지도록 자라는 것을 phototropism이라 한다.
③ 식물의 산성쟁장설에 따르면 auxin은 세포막에 있는 proton pump를 자극해 세포내부 ph를 낮추고 expansion을 활성화시킨다.
④ Apical dominance는 끝눈이 곁눈의 발달을 억제하는 현상을 말한다.
⑤ ABA는 식물의 생장을 저해한다.

42.

다양한 자극에 대한 식물의 생존과 관련하여 틀린 것은?

① 광수용체(photoreceptor)인 phytochrome은 적색광을 주로 흡수한다.
② Pr 형태의 phytochrome은 근적외선을 흡수하여 Pfr형태로 전환된다.
③ Pfr 형태에 대한 반응으로 식물의 수직 생장이 억제된다.
④ Pfr 형태에 대한 반응으로 종자의 발아가 유도된다.
⑤ Pfr 형태에 대한 반응으로 가지생성이 촉진된다.

43.

식물의 면역반응에 관해 틀린 것은?

① PAMP-triggered immunity는 식물의 제 1선의 면역반응이며, 세균의 flagellin이 pump의 한 예일 수도 있다.
② PAMP triggered immunity에서는 식물의 세포벽을 두껍게 만든다.
③ Hypersensitive response는 감염된 부위 근처에서 국부적으로 세포와 조직이 죽는다.
④ Systemic acquired resistance는 감염부위에서 멀리 떨어진 기관에서의 방어 반응이다.
⑤ Systemic acuquired resistance에서 salicylic acid는 감염부위 근처에서 합성되어 식물 전체로 이동해가며 methylsalicylic acid 로 전환된다.

44.

식물호르몬 기능 중 <u>틀린</u> 것은?

① 옥신 : 정아우성을 일으킴
② 사이토기닌 : 세포분열촉진
③ 지베렐린 : 탈리작용억제
④ 앱시스산 : 기공닫음
⑤ 에틸렌 : 삼중반응 일으킴

QR code 찍고
네이버 카페에서
자료 얻기!

45.

식물은 빛이 없는 땅속에서는 암발생(skotomorphogenesis)을 하고, 빛을 감지하게 되면, 광발생(photomorphogenesis)로 전환하여 생장 발달을 하게 된다. 이러한 과정에 관여하는 유전자들을 돌연변이 연구를 통하여 찾을 수 있었다. 왼쪽은 야생형(WT)과 두 가지 돌연변이 식물체가 각각의 다른 파장의 빛에서 생장하는 패턴을 보여주고 있다. phyA돌연변이체와 phyB돌연변이체는 서로 다른 생장 패턴을 보인다. 이 두 돌연변이 유전자의 기능에 대해서 간략하게 기술하시오. (약자 : D, Dark; R, Red light; FR, far-red light)

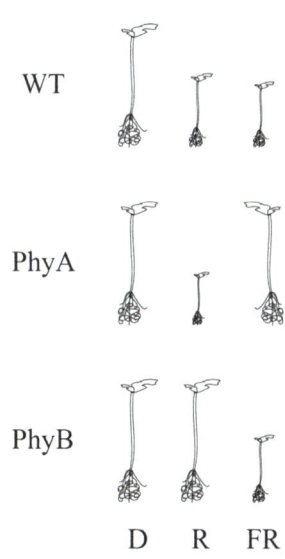

46.

앞 문제에 언급된 두 돌연변이체를 가지고, 앞 문제에 소개된 실험을 시행했을 때, 예상된 결과에 간략하게 기술하시오.

(1) 적색광 처리 :

(2) 적외선 처리 :

(3) 적색광 → 자외선 → 적색광 처리 :

(4) 적색광 → 적외선 → 적색광 → 적외선 처리 :

47.

열대 식물이 우기가 왔을 때, 종자가 다 익어 땅에 떨어지기 전에 발아할 수 있다. 이러한 현상이 나타난 이유를 간략하게 설명하시오.

48.

식물의 대표적인 광수용체인 피토크롬 (phytochorome)은 적색광 파장과 원적광 파장의 빛을 인식하여 광전환 과정을 거쳐서 광형태 형성을 조절한다. 적색광 파장이 노출된 식물에는 피토크롬이 적색광에 의해서 활성화된 형태인 Pfr 형태로 전환되어 식품의 길이생장을 억제하는 반응이 일어난다. 한편, 강한 빛을 생장조건으로 필요로 하는 식물이 다른 식물의 그늘아래 있을 때 그늘회피반응(shade avoidance response)을 보인다. 그늘회피반응을 피토크롬의 활성관점에서 설명하라.

49.

그림 (가)와 (나)는 해바라기와 옥수수의 줄기 단면 일부를 순서 없이 나타낸 것이다.

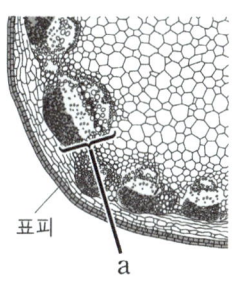
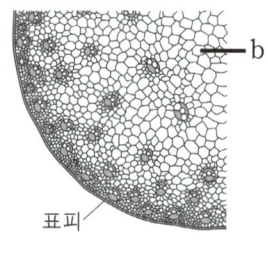

이에 대한 설명으로 옳지 않은 것은?

① (가) 식물은 그물맥이 있는 잎을 가진다.
② (가)의 a 부분에서 체관은 물관보다 외측에 위치한다.
③ (나) 식물은 1개의 떡잎을 가진다.
④ (나) 식물은 핵상이 $3n$인 배젖을 가진다.
⑤ (나)의 b는 오래된 물관이 축적되어 형성된 것이다.

50.

그림 (가)~(다)는 관다발식물의 유조직, 후각조직, 후벽조직을 순서 없이 나타낸 것이다.

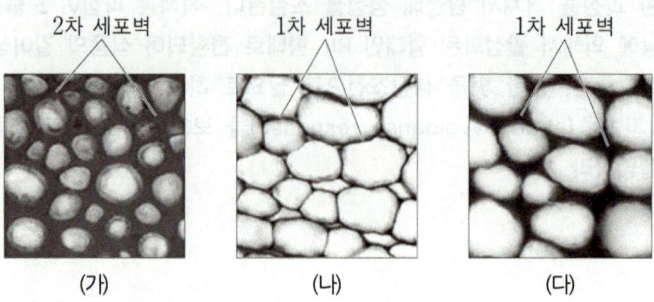

이에 대한 설명으로 옳은 것은?

① (가)는 후각조직이다.
② (가)의 2차 세포벽에는 리그닌이 없다.
③ (나)는 줄기에서 물관부를 구성한다.
④ 잎의 엽육세포는 (나)에 포함된다.
⑤ 종자 껍질의 보강세포(sclereid)는 (다)에 포함된다.

51.

그림은 번식에 사용되는 식물의 기관을 나타낸 것이다.

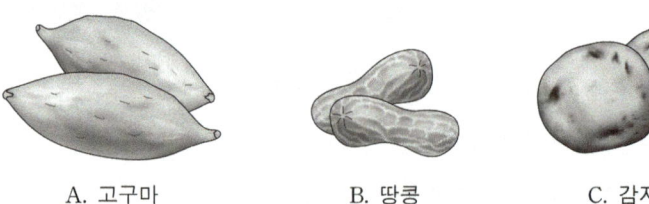

A. 고구마   B. 땅콩   C. 감자

이에 대한 설명으로 옳은 것만을 〈보기〉에서 있는 대로 고른 것은?

[보기]

ㄱ. A는 땅속줄기가 비대하게 발달하여 만들어진다.
ㄴ. B는 씨방과 밑씨가 발달하여 만들어진다.
ㄷ. C는 부정근이 발달하여 만들어진다.

① ㄱ　　　　　② ㄴ　　　　　③ ㄱ, ㄴ
④ ㄱ, ㄷ　　　　⑤ ㄴ, ㄷ

52.

그림은 진정쌍자엽식물 뿌리의 종단면을 나타낸 것이다.

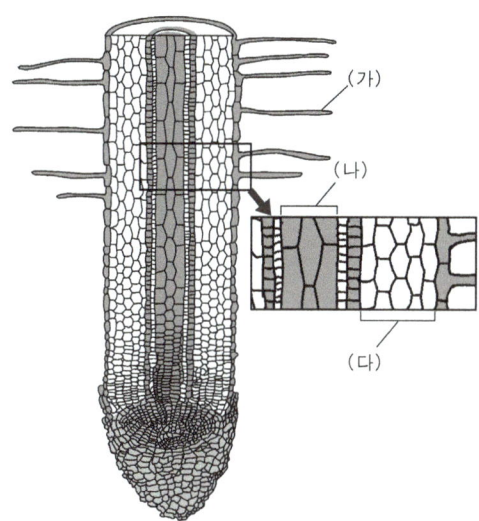

이에 대한 설명으로 옳은 것만을 〈보기〉에서 있는 대로 고른 것은?

[보기]

ㄱ. (가)에서 H^+이 배출된다.
ㄴ. 콩과식물의 뿌리혹은 (나)의 세포가 분열한 것이다.
ㄷ. (다)는 측근(곁뿌리)의 근원 조직이다.

① ㄱ　　② ㄴ　　③ ㄷ　　④ ㄱ, ㄴ　　⑤ ㄱ, ㄷ

53.

그림은 어떤 진정쌍자엽식물의 잎 구조를 나타낸 것이다.

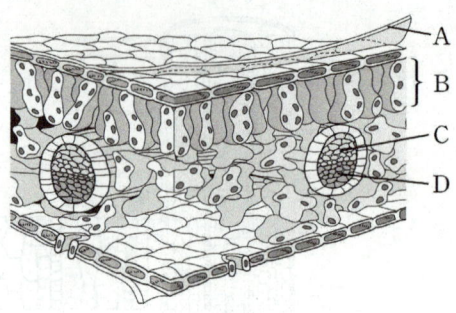

이에 대한 설명으로 옳은 것만을 〈보기〉에서 있는 대로 고른 것은?

[보기]

ㄱ. A층은 수분 증발 방지 기능을 가진다.
ㄴ. 한 개체에서 잎의 B층은 양지에서 형성된 것이 음지에서 형성된 것보다 두껍다.
ㄷ. C 부위에는 물관이, D 부위에는 체관이 위치한다.

① ㄴ
② ㄷ
③ ㄱ, ㄴ
④ ㄱ, ㄷ
⑤ ㄱ, ㄴ, ㄷ

54.

그림 (가)는 목본 줄기의 종단면을, (나)는 횡단면을 나타낸 것이다. ㉠~㉣은 1기 물관부, 2기 물관부, 1기 체관부, 2기 체관부를 순서 없이 나타낸 것이다.

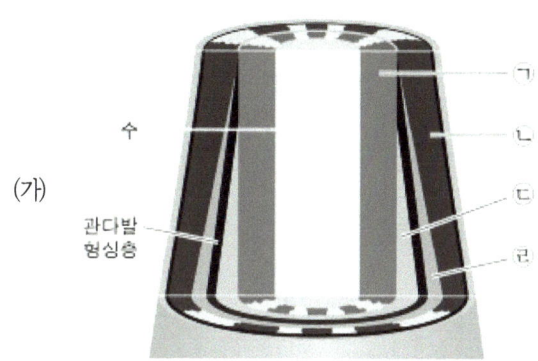

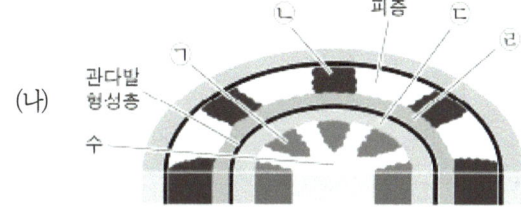

이에 대한 설명으로 옳은 것만을 〈보기〉에서 있는 대로 고른 것은?

[보기]
ㄱ. ㉠에는 벽공(pit)이 있다.
ㄴ. ㉡이 ㉣보다 먼저 형성되었다.
ㄷ. ㉢은 2기 물관부이다.

① ㄱ   ② ㄴ   ③ ㄷ   ④ ㄱ, ㄴ
⑤ ㄱ, ㄷ   ⑥ ㄴ, ㄷ   ⑦ ㄱ, ㄴ, ㄷ

55.

다음은 어떤 식물종의 자가불화합성과 식물의 크기를 결정하는 유전자에 대한 자료이다.

> ○ 이 식물종은 S 유전자 좌위에 5종류의 복대립유전자(S1, S2, S3, S4, S5)가 있고, 배우체성 자가불화합성(gametophytic self-incompatibility) 현상을 보인다.
>
> ○ 배우체성 자가불화합성은 꽃가루의 S 대립 유전자와 동일한 대립유전자가 암술머리에 존재하면 꽃가루의 화분관 형성이 억제되어 수정이 방지되는 기작이다.
>
>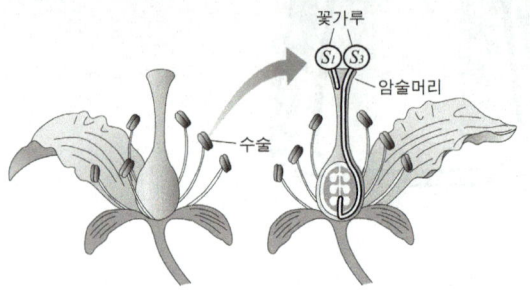
>
> dw^-/dw^- S1/S3 dw^+/dw^- S1/S2
>
> ○ dw^+/dw^+ 개체는 dw^-/dw^- 개체보다 키가 크며, dw^+는 dw^-에 완전우성이다.
>
> ○ dw와 S는 서로 다른 염색체에 존재한다.

이 식물 종에서 dw^-/dw^- S1/S3 유전자형 개체의 꽃가루가 dw^+/dw^- S1/S2 유전자형 개체의 암술머리에 수분되어 F1이 생성되었다. 이에 대한 설명으로 옳은 것만을 〈보기〉에서 있는 대로 고른 것은?

[보기]

ㄱ. S2 대립 유전자를 갖는 난세포와 S1 대립 유전자를 갖는 꽃가루의 정세포가 수정하여 F1이 생성된다.
ㄴ. F1에서 키가 큰 개체와 작은 개체가 서로 같은 비율로 나타난다.
ㄷ. S1을 갖는 F1 개체에서 S1의 대립유전자는 S3이다.

① ㄱ   ② ㄴ   ③ ㄷ   ④ ㄱ, ㄴ   ⑤ ㄴ, ㄷ

56.

다음은 식물 종 A에서 자가불화합성(self-incompatibility)을 결정하는 유전자에 대한 자료이다.

> ○ A에서 자가불화합성은 꽃가루관 생장이 억제되어 나타난다.
> ○ 꽃가루관 생장 억제는 서로 연관된 두 유전자 $S1$과 $S2$에 의해 결정되며, 대립유전자에는 각각 $S1a$와 $S1b$, $S2a$와 $S2b$가 있다.
> ○ 유전자형이 서로 다른 세 식물체에서 각각 채취한 꽃가루를 각 식물체의 암술머리에 수분시킨 후, 꽃가루관 생장 여부를 관찰한 결과는 표와 같다.
>
> | 꽃가루 공여자
암술머리 | $S1aS2a/$
$S1aS2a$ | $S1bS2b/$
$S1bS2b$ | $S1aS2a/$
$S1bS2b$ |
> |---|---|---|---|
> | $S1aS2a/$
$S1aS2a$ | × | ○ | × |
> | $S1bS2b/$
$S1bS2b$ | ○ | ? | × |
> | $S1aS2a/$
$S1bS2b$ | × | ㉠ | × |
>
> (○ : 생장함, × : 생장 못 함)

이에 대한 설명으로 옳은 것만을 〈보기〉에서 있는 대로 고른 것은? (단, 돌연변이와 교차는 고려하지 않는다.)

[보기]

ㄱ. ㉠은 '×'이다.
ㄴ. $S1bS2b$를 갖는 꽃가루의 정세포와 $S1bS2b$를 갖는 난세포 사이에 수정이 일어난다.
ㄷ. $S1$과 $S2$에 의한 자가불화합성은 배우체의 유전자형에 의해 결정된다.

① ㄱ ② ㄴ ③ ㄷ ④ ㄱ, ㄴ
⑤ ㄱ, ㄷ ⑥ ㄴ, ㄷ ⑦ ㄱ, ㄴ, ㄷ

57.

애기장대의 꽃은 그림 (가)처럼 4부위로 배열되어 있다. 꽃 기관 발생은 기본적으로 3종류 호메오 유전자(homeotic gene)의 작용 결과로 알려져 있으며, 그림 (나)와 같은 'ABC 모델'로 설명이 가능하다.

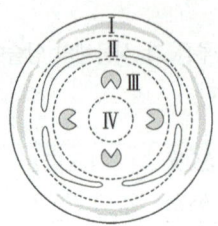

- ABC 모델의 설명 -

- 호메오 유전자 A, B, C가 단독 또는 상호 작용하여 해당하는 꽃 기관들의 위치를 결정한다.
- A 유전자와 B 유전자가 상호 작용하여 Ⅱ 위치에 꽃잎이 형성된다.
- A 유전자는 Ⅰ과 Ⅱ 위치에서 C 유전자의 작용을 억제하고, C 유전자는 Ⅲ과 Ⅳ 위치에서 A 유전자의 작용을 억제한다.

위의 모델에 기초하여 유전자 기능이 결핍된 돌연변이체에서 생기는 꽃의 형태를 옳게 설명한 것은?

① A 유전자의 돌연변이체는 Ⅰ 위치에 꽃받침이 생긴다.
② A 유전자의 돌연변이체는 Ⅱ 위치에 수술이 생긴다.
③ B 유전자의 돌연변이체는 Ⅰ 위치에 암술이 생긴다.
④ B 유전자의 돌연변이체는 Ⅲ 위치에 꽃잎이 생긴다.
⑤ C 유전자의 돌연변이체는 Ⅳ 위치에 암술이 생긴다.

58.

다음은 세균에서 유래한 항생제 하이그로마이신(Hyg)에 대한 저항성 유전자 H를 가진 벼에 대한 자료이다.

- 유전자 H는 우성으로 작용하며 안정적으로 유전된다.
- 유전자 H가 염색체 1번과 3번에 각각 1 copy씩 들어 있는 세포를 배양하여 벼 X를 얻었다.
- 벼 X는 꽃이 피고 자가수정하여 종자를 맺는다.

벼 X와 벼 X의 종자에 대한 설명으로 옳은 것은? (단, 벼 X는 유전자 H에 대한 반접합성(hemizygous)이다.)

① 배젖 세포의 H copy 수는 0 ~ 6개이다.
② Hyg 저항성 종자는 배에서 Hyg을 만든다.
③ Hyg 저항성 종자는 전체 종자의 25%이다.
④ 벼 X를 야생형 벼와 교배하면 Hyg 저항성 종자를 얻을 수 없다.
⑤ Hyg 배지에서 발아되는 것과 발아되지 않는 종자의 비율은 3 : 1이다.

59.

그림은 발아 중인 강낭콩(가)과 옥수수(나)를 나타낸 것이다.

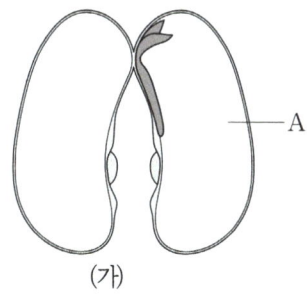 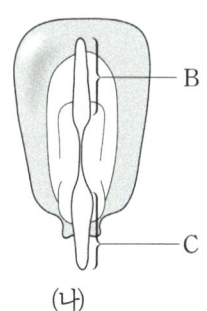

(가) (나)

이에 대한 설명으로 옳은 것만을 〈보기〉에서 있는 대로 고른 것은?

[보기]
ㄱ. A는 조세포와 정핵이 결합하여 만들어진다.
ㄴ. B의 내부에서 발달한 줄기는 산재관다발을 가진다.
ㄷ. C 부분은 주근계(taproot system)로 발달한다.

① ㄱ   ② ㄴ   ③ ㄷ   ④ ㄱ, ㄴ   ⑤ ㄴ, ㄷ

60.

표는 식물 분류군 (가) ~ (라)의 특징을 나타낸 것이다. (가) ~ (라)는 겉씨식물류, 속씨식물류, 양치식물류, 이끼류를 순서 없이 나타낸 것이다.

분류군 \ 특징	종자	관다발	열매	포자
(가)	×	×	×	○
(나)	○	○	×	○
(다)	×	○	×	○
(라)	○	○	○	○

(○: 있음, ×: 없음)

이에 대한 설명으로 옳은 것은?

① (가)의 생활사에서 포자체 세대가 배우체 세대보다 길다.

② (나)의 종자는 씨방으로 둘러싸여 있다.

③ (다)에는 소나무가 포함된다.

④ (라)는 생식기관으로 꽃을 가진다.

⑤ (가) ~ (라)의 포자는 모두 2배체이다.

61.

그림 (가)는 어떤 속씨식물($2n$)의 배우체 형성 과정을, (나)는 이 식물의 종자 단면을 나타낸 것이다.

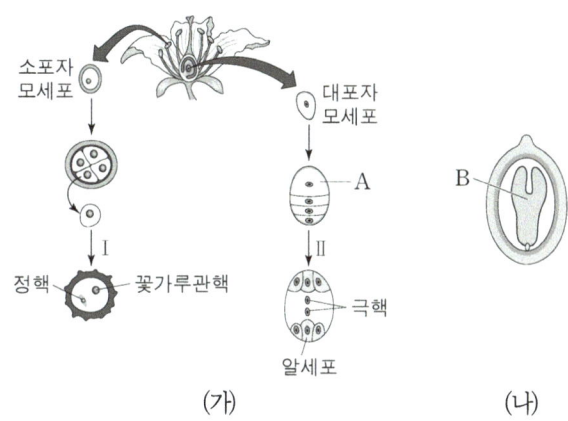

(가)   (나)

이에 대한 설명으로 옳은 것만을 〈보기〉에서 있는 대로 고른 것은?

[보기]

ㄱ. 과정 Ⅰ에서 감수분열이 일어난다.
ㄴ. 과정 Ⅱ에서 세포사멸이 일어난다.
ㄷ. A 세포는 B의 세포와 핵상이 같다.

① ㄱ   ② ㄴ   ③ ㄷ   ④ ㄱ, ㄴ
⑤ ㄱ, ㄷ   ⑥ ㄴ, ㄷ   ⑦ ㄱ, ㄴ, ㄷ

62.

다음은 애기장대 돌연변이체 X에 대한 자료이다.

- 돌연변이체 X의 꽃가루를 야생형 개체의 암술에 수분시켜 얻은 F1 종자 중 50%는 배 발생이 정상적이나 나머지 50%는 배 발생 시작 후 초기 단계에서 멈춘다.

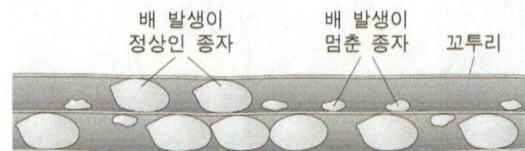

- 돌연변이체 X의 성숙한 꽃가루에는 2개의 정자핵이 있는 정상 꽃가루(A)와 1개의 정자핵이 있는 돌연변이 꽃가루(B)가 관찰된다. A와 B를 핵 염색 시약으로 염색할 경우 각각 1개의 핵(㉠)이 추가로 관찰된다.

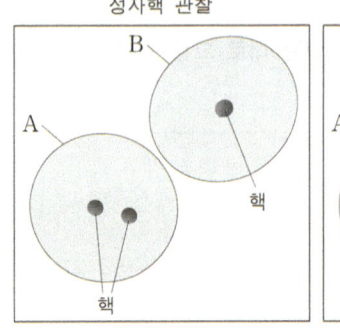 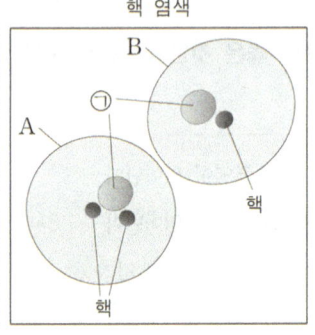

이에 대한 설명으로 옳은 것만을 〈보기〉에서 있는 대로 고른 것은?

[보기]

ㄱ. A의 정자핵 중 하나는 2개의 조세포핵과 결합한다.
ㄴ. ㉠은 꽃가루관의 생장에 관여한다.
ㄷ. 배 발생이 멈춘 종자는 배젖($3n$)이 없다.

① ㄱ ② ㄴ ③ ㄷ ④ ㄱ, ㄴ
⑤ ㄱ, ㄷ ⑥ ㄴ, ㄷ ⑦ ㄱ, ㄴ, ㄷ

63.

그림 (가)는 C_4 광합성을 하는 초본 식물 P의 잎 단면을, (나)는 초본 식물에서 광합성 형질 진화를 보여주는 계통수를 나타낸 것이다. A와 B는 각각 엽육세포와 유관속초세포 중 하나이다.

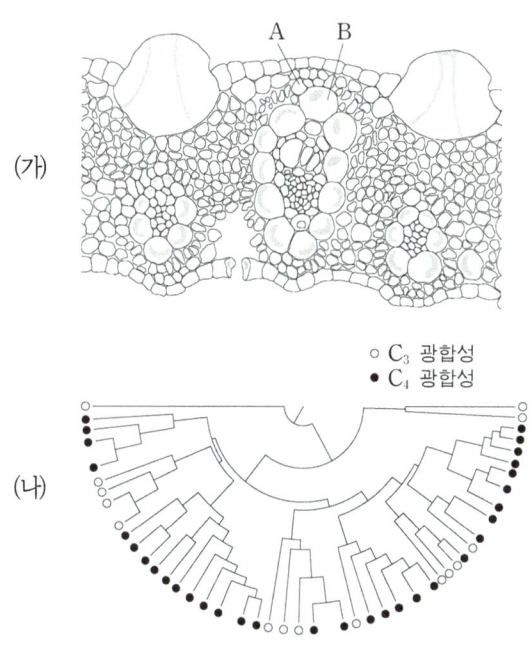

이에 대한 설명으로 옳은 것만을 〈보기〉에서 있는 대로 고른 것은?

[보기]

ㄱ. P에서 광합성이 일어날 때, 루비스코의 카르복실화효소 활성은 B에서가 A에서보다 높다.
ㄴ. (나)는 C_4 광합성이 수렴진화하였음을 보여 준다.
ㄷ. 공기 중의 CO_2로부터 포도당 한 분자가 합성되는 데 소모되는 ATP의 양은 C_3 광합성에서가 C_4 광합성에서보다 많다.

① ㄱ ② ㄴ ③ ㄷ ④ ㄱ, ㄴ
⑤ ㄱ, ㄷ ⑥ ㄴ, ㄷ ⑦ ㄱ, ㄴ, ㄷ

64.

그림은 기공의 개폐에 영향을 주는 요인을 알아보기 위해 완두 잎의 공변세포에서 K^+, 설탕 농도와 기공 크기의 변화를 조사한 실험 결과이다.

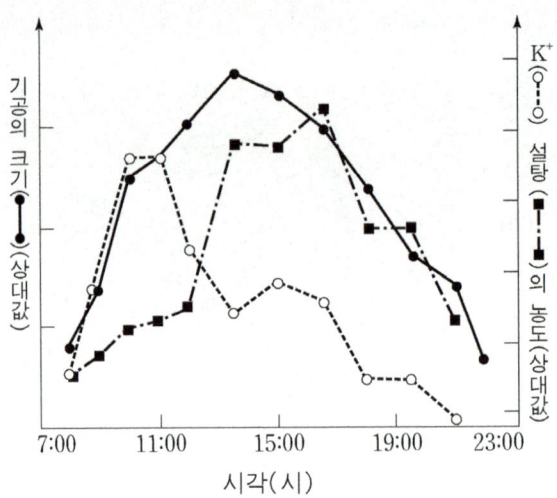

이 결과에 대한 설명이나 추론으로 옳은 것을 〈보기〉에서 모두 고르면?

[보기]

ㄱ. 공변세포 내 K^+ 농도의 증가로 수분포텐셜이 감소하여 기공이 열린다.
ㄴ. 광합성에 의한 공변세포 내 CO_2 농도의 감소로 K^+ 농도가 감소한다.
ㄷ. 광합성으로 생성된 설탕이 H^+ 펌프를 활성화시켜 K^+ 농도가 감소된다.

① ㄱ   ② ㄴ   ③ ㄷ   ④ ㄱ, ㄴ   ⑤ ㄴ, ㄷ

65.

그림은 하루 중 콩 잎의 공변세포에서 나타나는 기공의 크기 변화, 칼륨이온(K^+)의 함량 변화, 설탕의 함량 변화를 나타낸 것이다.

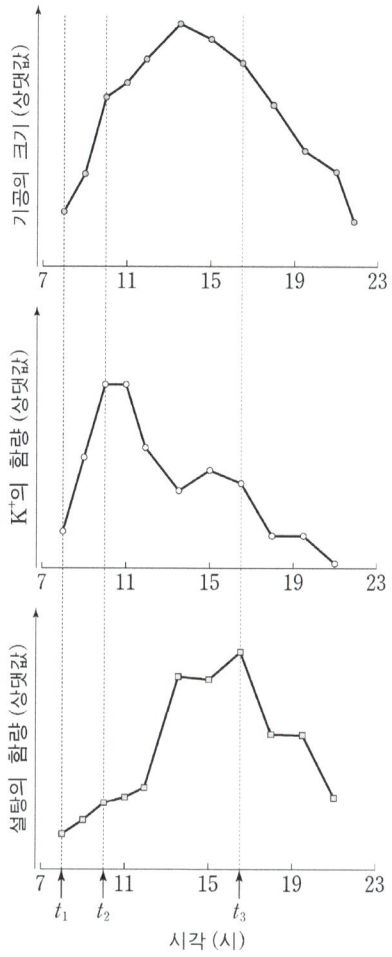

이에 대한 설명으로 옳지 <u>않은</u> 것은?

① 앱시스산(ABA)은 식물의 기공을 닫게 한다.
② 공변세포의 팽압은 t_2일 때가 t_1일 때보다 크다.
③ 공변세포 내 염소이온(Cl^-)의 함량은 t_1일 때가 t_2일 때보다 높다.
④ t_3일 때 수분퍼텐셜은 공변세포의 내부에서가 외부에서보다 높다.
⑤ 공변세포에서 셀룰로오스 미세원섬유(microfibril)는 세포의 장축에 수직으로 배열되어 있다.

66.

식물 호르몬 아브시스산(abscisic acid)은 기공 개폐를 제어하여 수분 함량을 조절한다. 그림은 식물에 수분이 부족할 때, 증가한 아브시스산이 수용체에 결합하여 공변세포에 작용하는 신호전달과정을 나타낸 것이다.

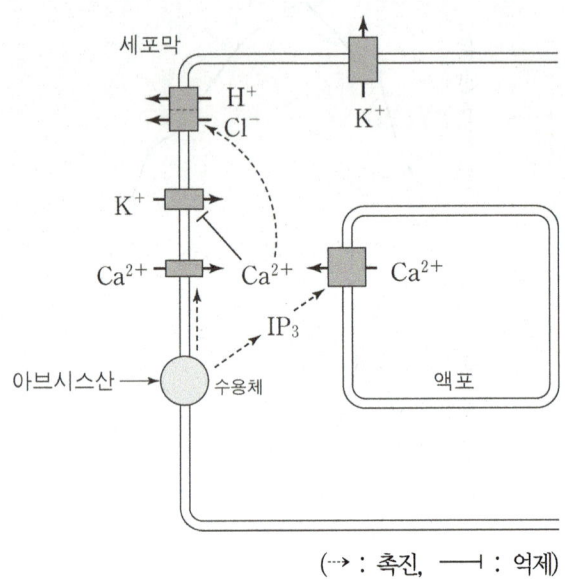

($\cdots\rightarrow$: 촉진, $\dashv$: 억제)

위의 현상과 관련된 설명 중 옳지 않은 것은?

① 수분 부족 시 공변세포의 세포질 내 pH는 올라가고, K^+ 농도는 감소할 것이다.
② 아브시스산은 전반적으로 공변세포의 세포질 내 이온의 양을 감소시켜 팽압을 낮출 것이다.
③ 아브시스산에 의해 공변세포의 IP_3의 농도가 증가하고, 액포 내로 수분 유입이 증가될 것이다.
④ 공변세포의 신호전달 과정에서 Ca^{2+}은 2차 전달자(second messenger)로 작용할 것이다.
⑤ 아브시스산은 세포 내외의 이온 농도 차이를 유도하여 세포막 전위를 변화시킬 것이다.

67.

그림은 식물의 공급부(source)와 수용부(sink) 사이에서 일어나는 물질의 이동 경로를 나타낸 것이다. 표 (가)는 공급부의 체관부와 물관부에서 수분 퍼텐셜과 압력 퍼텐셜을, (나)는 공급부의 체관부액과 물관부액의 조성을 나타낸 것이다.

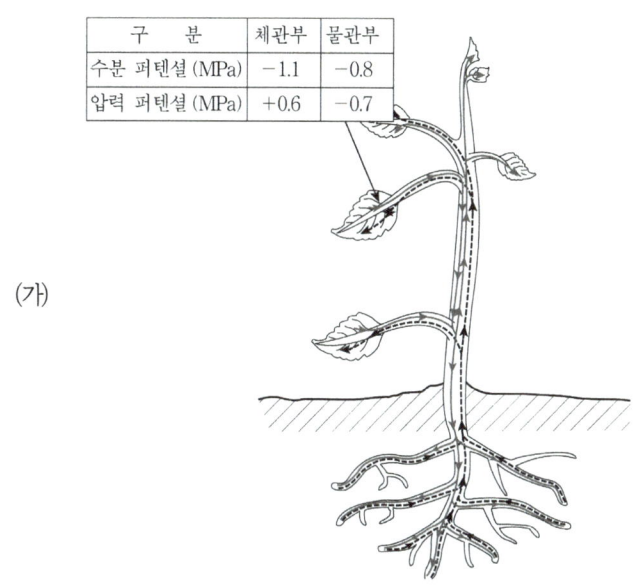

(가)

구 분	체관부	물관부
수분 퍼텐셜 (MPa)	−1.1	−0.8
압력 퍼텐셜 (MPa)	+0.6	−0.7

(나)

구분	체관부액	물관부액
당 (g/L)	100 ~ 300	0
아미노산 (g/L)	5.0 ~ 40.0	0.1 ~ 2.0
무기염류 (g/L)	1.0 ~ 5.0	0.2 ~ 4.0
전체 용질 (mmol/kg)	250 ~ 1200	10 ~ 100
pH	7.3 ~ 8.0	2.0 ~ 6.5

이에 대한 설명으로 옳은 것만을 〈보기〉에서 있는 대로 고른 것은?

[보기]

ㄱ. 공급부에서 체관부의 삼투압은 물관부의 삼투압보다 낮다.
ㄴ. 공급부의 체관부액에서 당의 농도가 증가하면 체관부의 수분 퍼텐셜이 증가한다.
ㄷ. 체관부를 통한 공급부와 수용부 간의 물질 이동은 부피유동(bulk flow)에 의해 이루어진다.

① ㄱ   ② ㄴ   ③ ㄷ   ④ ㄱ, ㄴ   ⑤ ㄴ, ㄷ

68.

다음은 식물에서 광합성 산물의 수송을 알아보기 위한 실험 과정이다.

[실험 과정]

(가) 그림과 같이 식물체 가지의 일부분을 투명 밀폐 용기로 둘러싸고 여기에 ^{14}C로 표지된 이산화탄소($^{14}CO_2$)를 주입한 후, 광합성을 유도한다. 네 위치 ㉠~㉣에서 진디가 주둥이를 통해 체관의 수액을 빨게 한다.

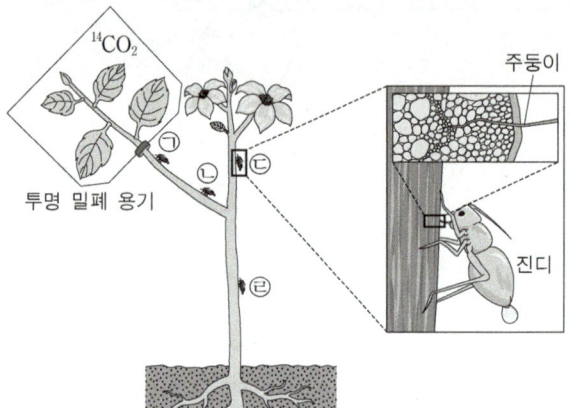

(나) ^{14}C로 표지된 광합성 산물의 수송이 충분히 일어나는 시점에 진디의 주둥이를 가위로 자르고, 잘린 주둥이에서 분출되어 나오는 수액을 채취하여 분석한다.

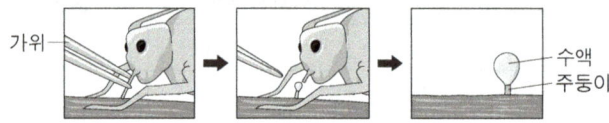

이에 대한 설명으로 옳은 것만을 〈보기〉에서 있는 대로 고른 것은? (단, 실험 기간 동안 $^{14}CO_2$는 계속 공급된다.)

[보기]

ㄱ. 수액 내 ^{14}C로 표지된 당의 농도는 ㉠에서가 ㉡에서보다 높다.
ㄴ. ㉢에서 채취한 수액에서 ^{14}C는 검출되지 않는다.
ㄷ. 수액의 주요 당 성분은 포도당이다.

① ㄱ   ② ㄴ   ③ ㄷ   ④ ㄱ, ㄴ
⑤ ㄱ, ㄷ   ⑥ ㄴ, ㄷ   ⑦ ㄱ, ㄴ, ㄷ

69.

그림은 식물의 잎과 뿌리에서 체관과 물관으로 물질이 이동할 때, 물질이 이동하는 방식 A~C를 나타낸 것이다.

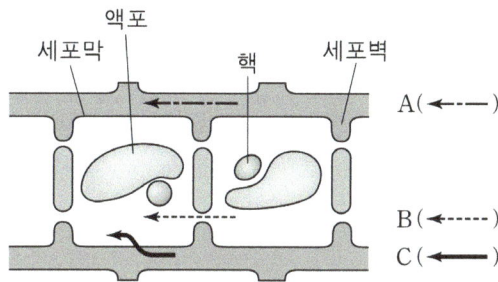

이에 대한 설명으로 옳은 것만을 〈보기〉에서 있는 대로 고른 것은?

[보기]
ㄱ. 뿌리에서 무기질은 방식 A만으로 물관부에 도달할 수 있다.
ㄴ. 방식 B는 아포플라스트를 거친다.
ㄷ. 잎에서 설탕이 방식 C로 체관부 세포에 들어갈 때 양성자 기울기를 이용한다.

① ㄱ   ② ㄴ   ③ ㄷ   ④ ㄱ, ㄷ   ⑤ ㄴ, ㄷ

70.

그림은 C3 식물 잎에서 낮 동안 일어나는 CO_2 유입과 H_2O 유출을 나타낸 것이다. 이 식물은 수분이 충분한 상태이며, 광합성에 의해 고정되는 CO_2 1분자당 400개 이상의 H_2O 분자를 대기로 유출한다.

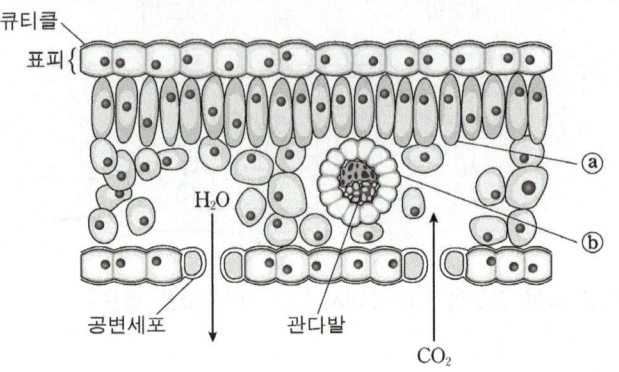

이에 대한 설명으로 옳은 것만을 〈보기〉에서 있는 대로 고른 것은?

[보기]
ㄱ. CO_2는 ⓑ 세포보다 ⓐ 세포로 많이 유입된다.
ㄴ. 잎 내부와 대기 사이의 H_2O 농도 기울기는 CO_2 농도 기울기보다 크다.
ㄷ. 잎에 건조 스트레스를 주면 잎 내부와 대기 사이의 CO_2 농도 기울기가 커진다.

① ㄱ   ② ㄴ   ③ ㄱ, ㄷ
④ ㄴ, ㄷ   ⑤ ㄱ, ㄴ, ㄷ

71.

다음은 잎에서 체관부를 통한 광합성 산물의 분배와 수송에 대한 실험이다.

[실험 과정]

(가) 사탕무 종자를 발아시켜 8주 동안 배양기에서 키운다.

(나) 어린잎부터 순서대로 번호를 부여한다.

(다) 식물체 A와 B에 다음과 같이 처리한다.

- A : 14번 잎(공급부)에 $^{14}CO_2$를 4시간 동안 처리한다.
- B : 10번 잎(공급부)의 반대편에 있는 공급부 잎을 모두 제거한다.

(점선으로 표시). 24시간 후에 10번 잎에 $^{14}CO_2$를 4시간 동안 처리한다.

(라) A는 3일 후, B는 3시간 후에 각 잎의 방사선 표지 여부를 조사한다.

[실험 결과]

A, B 식물에서 ^{14}C가 검출된 잎(진하게 표시)은 다음과 같다.

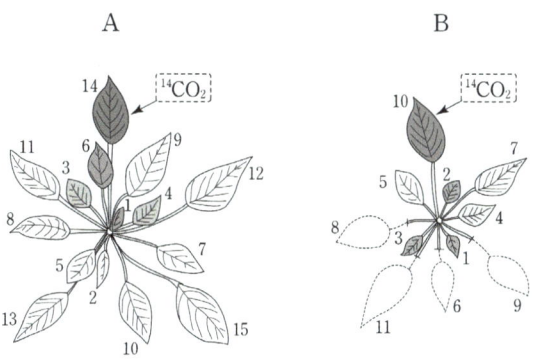

이에 대한 설명으로 옳은 것만을 〈보기〉에서 있는 대로 고른 것은? (단, 뿌리를 통한 수송은 고려하지 않는다.)

[보기]

ㄱ. A에서 1, 6번 잎은 14번 잎과 유관 속으로 연결된 수용부 잎이다.

ㄴ. A와 B에서 광합성 산물은 녹말 형태로 공급부로부터 수용부로 수송된다.

ㄷ. B에서 공급부의 광합성 산물은 체관부 교차수송을 통해 반대쪽 잎으로도 수송된다.

① ㄱ　　② ㄴ　　③ ㄷ　　④ ㄱ, ㄴ　　⑤ ㄱ, ㄷ

72.

그림 (가)는 어떤 식물 뿌리 주변의 토양 환경과 이 식물 뿌리의 중심주까지 물과 무기물이 이동하는 경로 A를, (나)는 이 뿌리의 중심주에서 관찰되는 물관요소와 체관요소를 나타낸 것이다. ㉠과 ㉡은 각각 물관요소와 체관요소 중 하나이다.

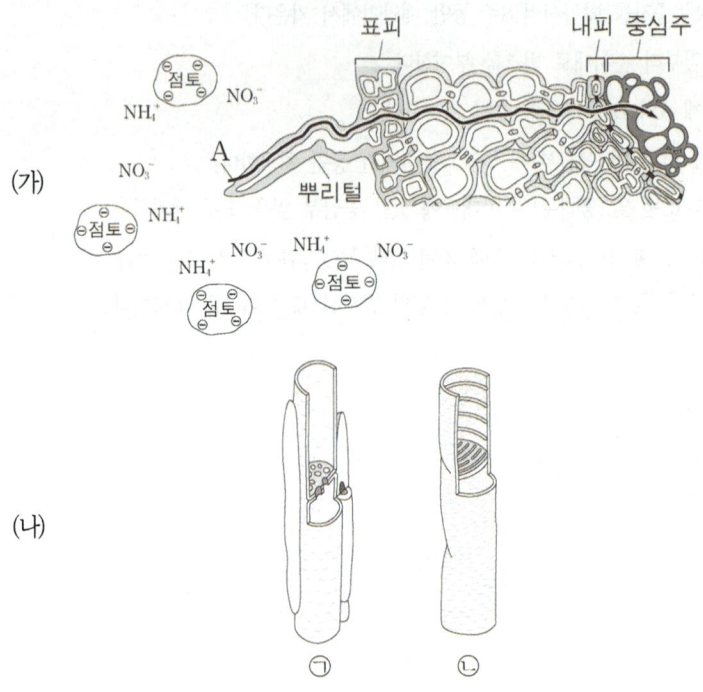

이에 대한 설명으로 옳지 <u>않은</u> 것은?

① A 경로는 뿌리털에서 아포플라스트를 거친다.
② 중심주의 물관부에서 ㉡이 관찰된다.
③ 뿌리는 NH_4^+보다 NO_3^-를 잘 흡수한다.
④ 물이 중심주에 도달하려면 내피의 심플라스트를 통과해야 한다.
⑤ 뿌리가 물을 흡수할 때 수분퍼텐셜은 중심주에서가 표피에서보다 높다.

73.

다음은 식물의 생장에 필요한 필수원소에 대한 자료이다.

○ 그림 (가)와 (나)는 엽록소 a와 헴(heme)의 구조를 순서 없이 나타낸 것이다. ㉠과 ㉡은 각각 필수원소 중 하나이고, Ⓡ는 메틸기(–CH₃)와 알데히드기(–CHO) 중 하나이다.

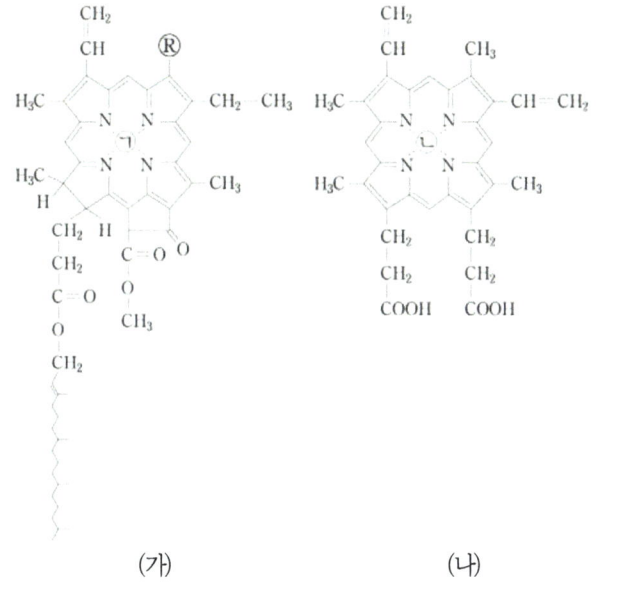

이에 대한 설명으로 옳은 것은?

① Ⓡ는 알데히드기이다.
② ㉠은 미량원소(micronutrient)이다.
③ ㉡의 결핍에 의한 황백화 현상은 성숙한 잎보다는 어린잎에서 먼저 나타난다.
④ (가)는 광합성의 보조색소(accessory pigment)이다.
⑤ (나)는 전자 운반체인 유비퀴논(ubiquinone)에 존재한다.

74.

그림 (가)는 콩과 식물의 뿌리 구조를, (나)는 이 식물의 뿌리에서 질소고정 박테리아인 리조비움(Rhizobium)에 의해 뿌리혹이 발달되는 단계 Ⅰ~Ⅳ를 나타낸 것이다.

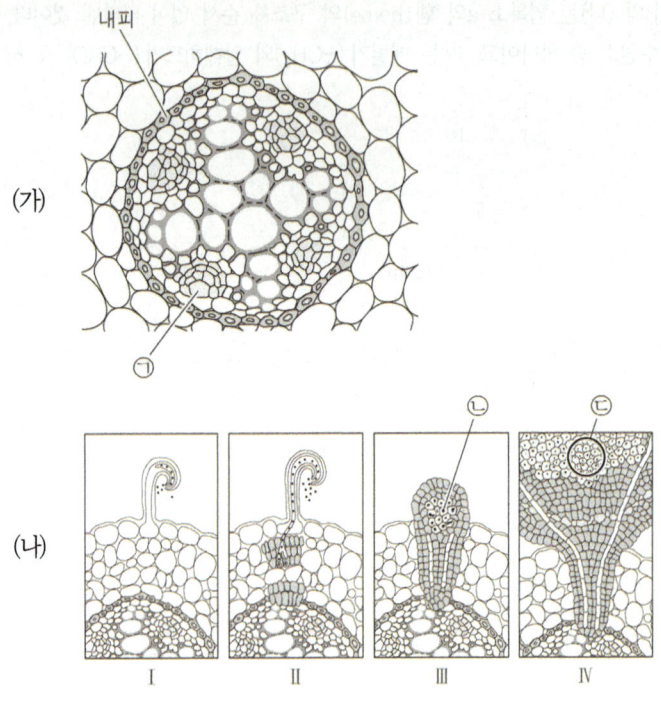

이에 대한 설명으로 옳은 것은?

① Ⅰ에서 박테로이드가 관찰된다.
② 측근(곁뿌리)은 내피의 세포에서 발달한다.
③ ㉠ 세포에서 벽공이 관찰된다.
④ ㉡에서 질소가 NO_3^-로 고정된다.
⑤ ㉢은 레그헤모글로빈을 포함한다.

75.

귀리의 자엽초는 빛을 한 방향에서만 비춰 주면 그림과 같이 빛이 있는 방향으로 휘어져 자라는데, 이것은 식물 호르몬인 옥신에 의해 비롯된다고 알려져 있다.

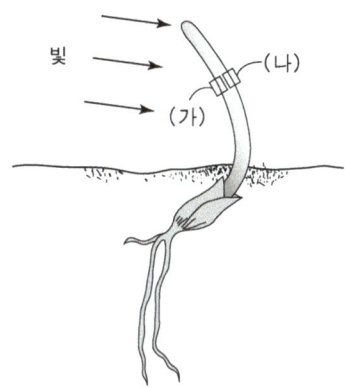

이 현상과 관련된 설명으로 옳은 것은?

① (가)와 (나) 부위의 옥신 농도는 거의 비슷하다.
② (가)는 (나) 부위보다 옥신에 대한 감수성이 높다.
③ (가)는 (나) 부위보다 단위 길이당 세포 수가 많다.
④ (가)는 (나) 부위보다 옥신 수용체가 많이 분포한다.
⑤ 옥신은 식물이 빛을 감지하는 광수용체 역할을 한다.

76.

다음은 어린 애기장대 식물체의 뿌리 조직에서 관찰된 옥신의 이동에 대한 자료이다.

(가) 세포막단백질인 옥신 유입단백질 X를 형광으로 표지하면 A와 같이 관찰된다.
(나) 세포막단백질인 옥신 유출단백질 P를 형광으로 표지하면 B와 같이 관찰된다.
(다) 어린 식물체를 소낭 수송 억제제가 포함된 배지에서 배양하면 유출단백질 P는 C와 같이 관찰된다.
(라) (다)의 식물체를 정상 배지로 씻어 주면 B와 같이 관찰된다.
(마) (다)의 식물체를 시토칼라신(cytochalasin) D가 첨가된 정상 배지로 씻어 주면 유출단백질 P는 C와 같이 관찰된다.
(바) 배양액의 pH를 산성에서 중성으로 바꾸면 옥신의 수송이 감소한다.

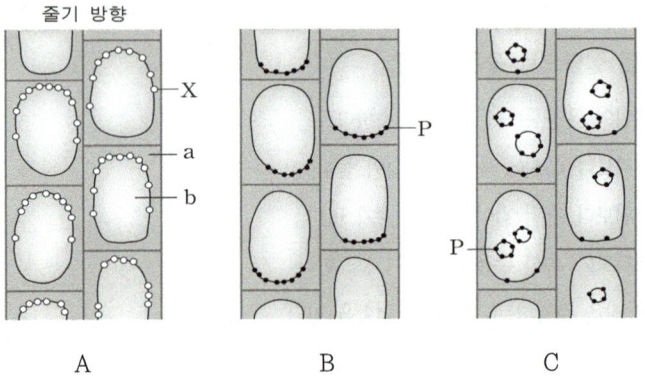

이에 대한 설명으로 옳은 것을 〈보기〉에서 모두 고른 것은?

[보기]
ㄱ. 단백질 P의 세포질 내 이동은 미세섬유가 매개한다.
ㄴ. a의 pH 값이 b보다 클수록 옥신 수송은 증가한다.
ㄷ. 단백질 X가 P보다 많으면 옥신은 줄기 쪽으로 이동한다.

① ㄱ   ② ㄴ   ③ ㄷ   ④ ㄱ, ㄴ   ⑤ ㄴ, ㄷ

77.

다음은 식물의 산성생장설을 알아본 실험이다.

[자료]
- 물질 A는 식물 세포막의 양성자 펌프를 활성화시킨다.

[실험 과정]
(가) 옥수수 자엽초의 절편을 준비하여 두 그룹으로 나눈 후, 한 그룹은 A를 처리하지 않고, 다른 그룹은 A를 처리한다.
(나) 일정 시간 경과 후, 각 그룹의 세포벽 pH, 익스팬신 활성, 절편 길이를 측정한다.

[실험 결과]
- 세포벽 pH

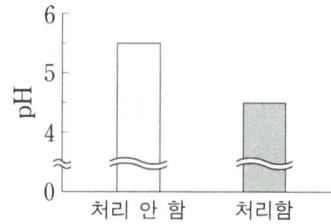

- 익스팬신 활성

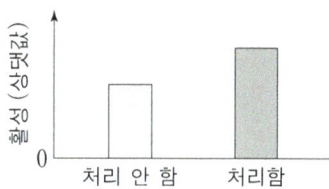

- 절편

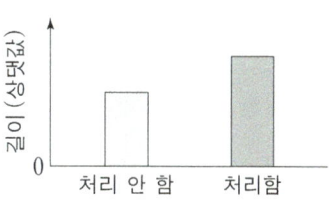

이에 대한 설명으로 옳은 것만을 〈보기〉에서 있는 대로 고른 것은?

[보기]
ㄱ. 세포벽 pH 5.5에서의 절편 길이는 세포벽 pH 4.5에서의 절편 길이보다 짧다.
ㄴ. 익스팬신이 활성화되면 세포신장을 억제한다.
ㄷ. 옥신은 자엽초의 산성생장을 유도하는 호르몬이다.

① ㄱ ② ㄴ ③ ㄷ ④ ㄱ, ㄴ
⑤ ㄱ, ㄷ ⑥ ㄴ, ㄷ ⑦ ㄱ, ㄴ, ㄷ

78.

다음은 굴광성과 옥신의 관계를 알아보기 위한 실험이다.

[실험 과정]

(가) 생장 중인 옥수수 자엽초의 정단부위를 잘라 4 그룹(Ⅰ~Ⅳ)으로 나누어 한천 조각에 올려놓고 그림과 같이 각각 서로 다른 조건에서 일정 시간동안 둔다.

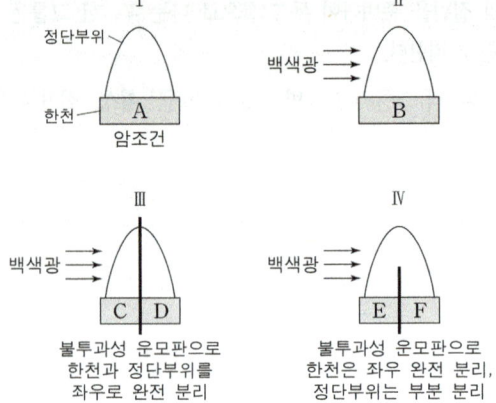

(나) (가)의 한천 조각 A~F를 회수해 정단부위가 제거된 자엽초 말단의 한쪽 부위에 치우치게 올려놓고, 암조건에서 일정 시간 동안 키운 후 자엽초가 굽어 자란 각도(θ)를 측정한다.

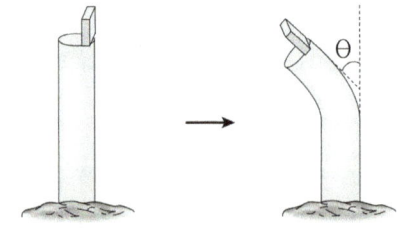

[실험 결과]

한천 조각	A	B	C	D	E	F
θ (°)	26	26	13	13	㉠	㉡

이에 대한 설명으로 옳은 것만을 <보기>에서 있는 대로 고른 것은?

[보기]
ㄱ. 옥신은 백색광 광원이 있는 쪽으로 이동한다.
ㄴ. ㉠은 13보다 작다.
ㄷ. (가)의 Ⅱ에서 백색광 대신에 청색광을 사용하면 한천 조각 B에 의한 굽어 자람은 일어나지 않는다.

① ㄱ　　② ㄴ　　③ ㄷ　　④ ㄱ, ㄴ　　⑤ ㄴ, ㄷ

79.

다음은 애기장대에서 줄기 생장에 필요한 옥신(IAA)의 이동을 알아보기 위한 실험이다.

[실험 과정]

(가) 애기장대 야생형, 돌연변이체 X, 돌연변이체 Y를 각각 두 개체씩 준비하여 어린 원줄기를 각각 20 mm 길이로 자른다. 그림과 같이, 자른 원줄기 하나는 기저부를(Ⅰ), 다른 하나는 정단부를(Ⅱ) ^{14}C-IAA가 포함된 고체 배지에 꽂아 빛을 주면서 18시간 동안 배양한다.

(나) (가)에서 배양한 줄기의 윗부분(배지접촉반대편)을 5 mm 길이로 잘라 메탄올 용액에서 분쇄하여 방사능을 측정한다.

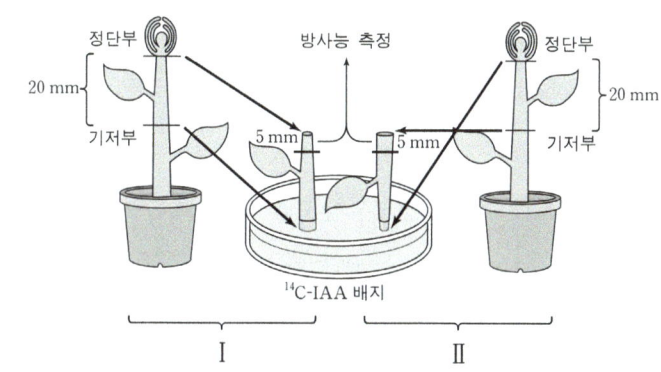

[실험 결과]

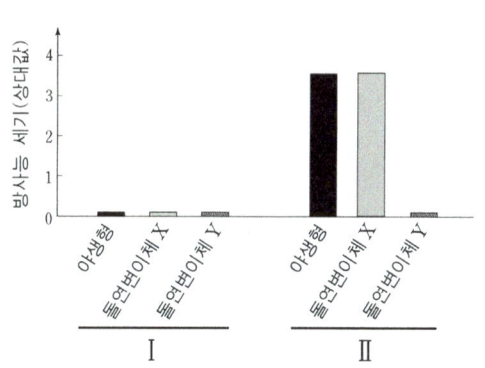

이에 대한 설명으로 옳은 것만을 〈보기〉에서 있는 대로 고른 것은?

[보기]

ㄱ. 돌연변이체 X에서 옥신은 줄기 정단부에서 기저부로 이동한다.
ㄴ. 돌연변이체 Y는 야생형에 비해 줄기 생장이 빠르다.
ㄷ. 돌연변이체 Y에서 옥신은 기저부에서 줄기 정단부로 이동한다.

① ㄱ　　② ㄴ　　③ ㄷ　　④ ㄱ, ㄴ　　⑤ ㄴ, ㄷ

80.

다음은 옥수수 자엽초 생장에 대한 IAA (옥신의 일종)의 효과를 조사한 실험이다.

[실험 과정]

(가) 자엽초 절편의 내생 IAA를 제거한 후, 10 μm의 IAA를 처리하고 배양하면서 생장률을 측정한다.

(나) 배양 60분 후에 다음과 같은 조건에서 배양하면서 생장률을 측정한다.
- A : 처리 안함
- B : IAA 제거
- C : 1 mM KCN 첨가
- D : 10 μm cycloheximide 첨가

[실험 결과]

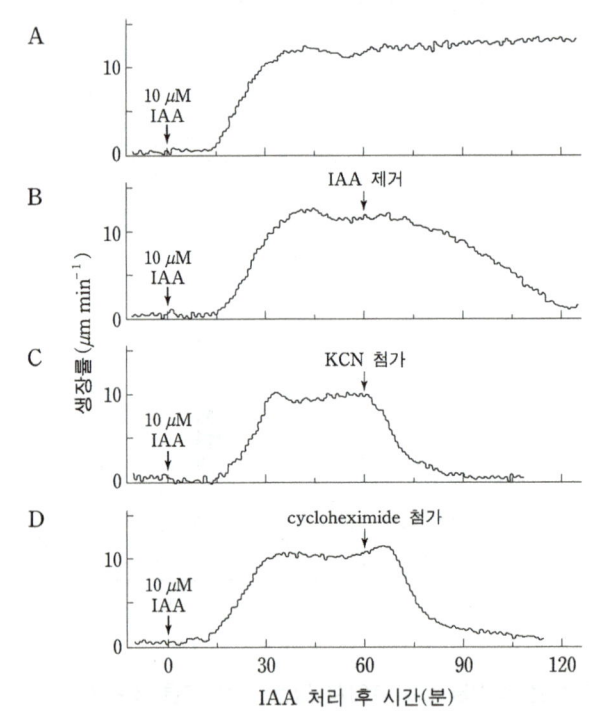

이에 대한 설명으로 옳지 <u>않은</u> 것은?

① (가)에서 자엽초 대신 어린뿌리를 사용해도 A와 유사한 결과를 얻는다.
② 자엽초의 생장에 IAA가 지속적으로 필요하다.
③ 원형질막의 양성자 펌프가 저해되면 생장이 저해된다.
④ 자엽초 생장 반응에 새로 합성된 단백질이 필요하다.
⑤ C에서 KCN 첨가 후 세포벽의 신장성(extensibility)이 감소된다.

81.

다음은 식물의 굴성을 알아본 실험이다.

[자료]
- 식물의 굴광성과 굴중성은 옥신의 차등 분포에 의한 줄기와 뿌리의 차별생장으로 인해 일어난다. 이때, 줄기나 뿌리에서 전체 옥신의 양은 변하지 않고, 한쪽 면에 있는 옥신의 양이 다른 면에 비해 상대적으로 많아진다.
- 그림은 옥신 농도에 따른 뿌리와 줄기의 길이 증가율을 각각 나타낸 것이다.

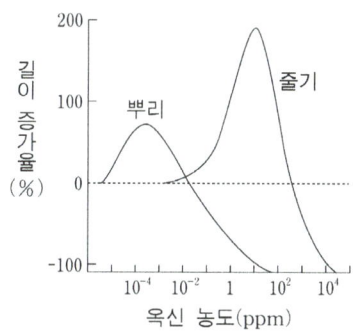

[실험 내용]

옥신 농도가 1 ppm인 줄기에서 빛이 굴광성에, 옥신 농도가 10^{-3} ppm인 뿌리에서 Ca^{2+}이 굴중성에 미치는 영향을 조사하여 다음과 같은 결과를 얻었다.

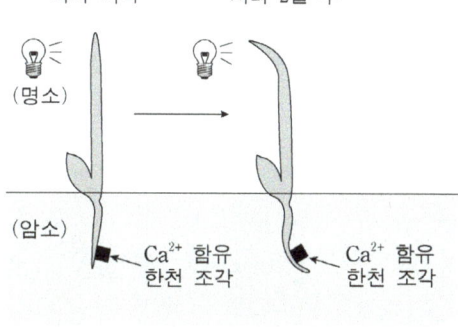

이에 대한 설명으로 옳은 것만을 〈보기〉에서 있는 대로 고른 것은?

[보기]
ㄱ. 빛을 받은 반대 방향으로 옥신이 많이 이동한다.
ㄴ. Ca^{2+}을 처리한 반대 방향으로 옥신이 많이 이동한다.
ㄷ. 뿌리에서 옥신의 농도가 증가된 쪽이 반대쪽보다 많이 신장된다.

① ㄱ   ② ㄴ   ③ ㄷ   ④ ㄱ, ㄴ   ⑤ ㄱ, ㄷ

82.

그림은 빛에 대한 식물의 반응 중 광합성과 굴광성의 작용스펙트럼을 나타낸 것이다. A와 B는 각각 광합성과 굴광성의 작용스펙트럼 중 하나이다.

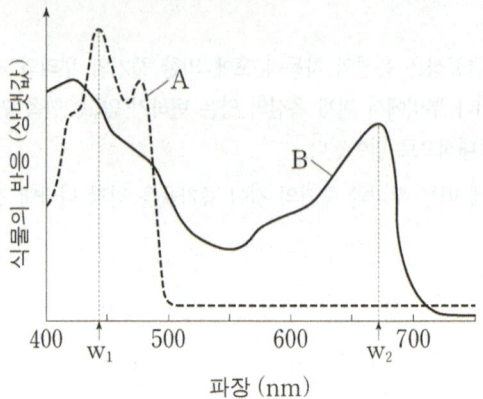

이에 대한 설명으로 옳은 것만을 〈보기〉에서 있는 대로 고른 것은?

[보기]

ㄱ. A 반응의 광수용체 중에는 포토트로핀이 있다.
ㄴ. B 반응의 광수용체는 원형질막에 위치한다.
ㄷ. 기공 열림에는 w_1 파장의 빛이 w_2 파장의 빛보다 효과적이다.

① ㄱ ② ㄴ ③ ㄷ ④ ㄱ, ㄴ
⑤ ㄱ, ㄷ ⑥ ㄴ, ㄷ ⑦ ㄱ, ㄴ, ㄷ

83.

다음은 식물 호르몬 ㉠이 강낭콩 유식물의 곁눈 발달에 미치는 영향을 알아본 실험이다. ㉠은 사이토키닌과 옥신 중 하나이다.

〈자료〉

○ 그림은 강낭콩 유식물의 끝눈과 첫 번째 곁눈의 위치를 나타낸 것이다.

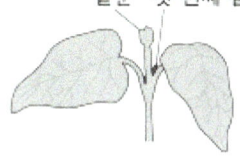

〈실험 과정 및 결과〉

(가) 강낭콩 종자를 발아시켜 13일 동안 온실에서 키운 후, 그룹 A~D로 나눈다.

(나) (가)의 A는 끝눈을 제거하지 않고, B~D는 끝눈을 제거한다.

(다) (나)의 B에는 ㉠이 함유되지 않은 젤라틴 조각을, C에는 ㉠이 0.1% 농도로 함유된 젤라틴 조각을, D에는 ㉠이 1% 농도로 함유된 젤라틴 조각을 절단면에 부착시킨다.

(라) (나)의 A와 (다)의 B~D에서 시간에 따른 첫 번째 곁눈의 길이를 측정한 결과는 다음과 같다.

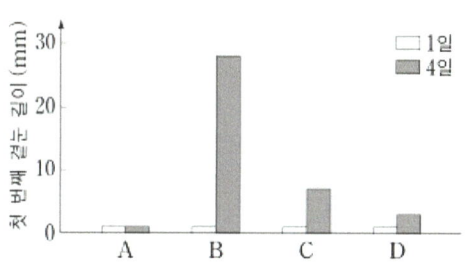

이에 대한 설명으로 옳은 것만을 〈보기〉에서 있는 대로 고른 것은? (단, ㉠ 처리 이외의 조건은 동일하다.)

[보기]

ㄱ. ㉠은 사이토키닌이다.
ㄴ. ㉠은 극성 수송(polar transport)을 통해 이동한다.
ㄷ. 끝눈은 첫 번째 곁눈의 생장을 억제한다

① ㄱ ② ㄴ ③ ㄷ ④ ㄱ, ㄴ
⑤ ㄱ, ㄷ ⑥ ㄴ, ㄷ ⑦ ㄱ, ㄴ, ㄷ

84.

다음은 열 충격 및 가뭄이 담배(Nicotiana tabacum)의 광합성 및 세포호흡, 기공 전도도 그리고 잎 온도에 미치는 영향을 조사한 결과이다.

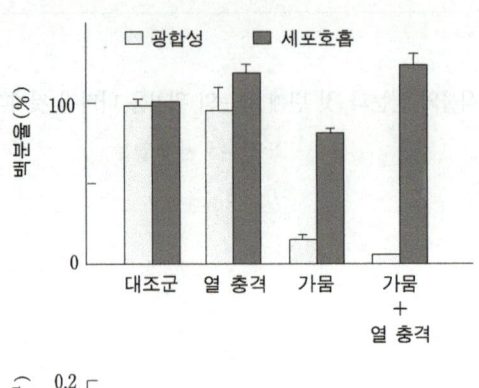

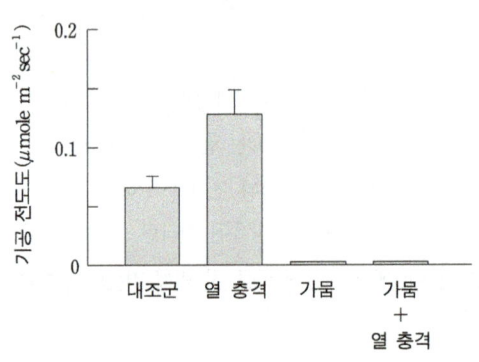

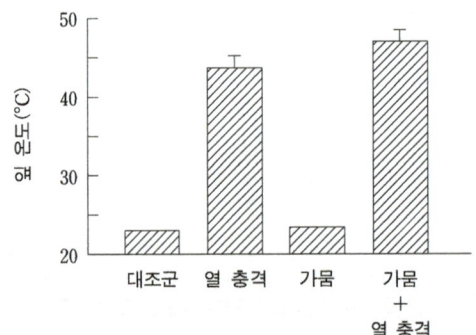

이에 대한 설명으로 옳은 것만을 〈보기〉에서 있는 대로 고른 것은?

[보기]
ㄱ. 이 식물은 열 충격보다 가뭄에 의해 더 큰 스트레스를 받는다.
ㄴ. 열 충격을 받으면 기공이 닫히고 세포 호흡률이 낮아진다.
ㄷ. 가뭄 조건에서는 앱시스산(ABA)이 축적되고 광합성이 억제된다.

① ㄱ ② ㄴ ③ ㄷ ④ ㄱ, ㄷ ⑤ ㄴ, ㄷ

85.

그림은 고등식물에서 종자가 만들어지고 휴면기를 거쳐 종자가 발아하는 과정에서 수분과 영양 물질의 함량 변화 및 각 단계의 호르몬 활성 변화를 나타낸 것이다 (⊢ ⊣ 표시는 해당되는 식물호르몬이 작용하는 시기를 나타낸다).

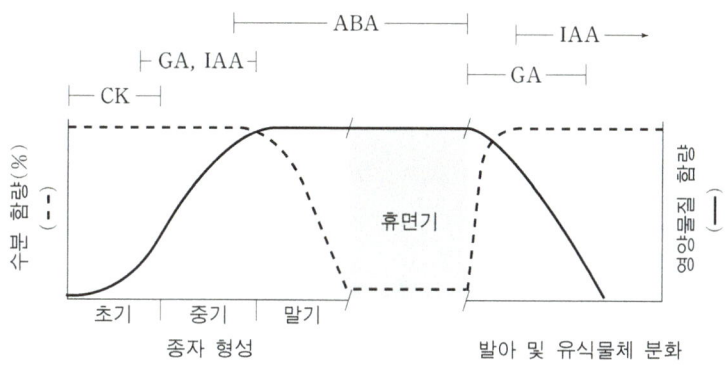

각 단계에서 식물호르몬 활성의 변화에 대한 주된 이유를 설명한 것 중 옳지 <u>않은</u> 것은?

① 종자 형성 초기에 시토키닌(CK) 활성이 높은 것은 접합자와 배젖세포의 분열을 위해서이다.
② 종자 형성 중기에 IAA와 지베렐린(GA)의 활성이 높아지는 것은 종자 세포의 신장을 위해서이다.
③ 종자 형성 말기에 앱시스산(ABA)의 활성이 높아지는 것은 종자의 조기 발아를 방지하기 위해서이다.
④ 종자 발아 초기에 지베렐린의 활성이 높아지는 것은 종자에서 초기 배아세포의 활발한 분열을 위해서이다.
⑤ 종자 발아 시작 후 IAA의 활성이 높아지는 것은 유식물체(seedling)의 세포 신장을 위해서이다.

86.

다음은 애기장대 유식물의 에틸렌에 대한 반응을 알아본 실험이다.

[자료]
- 에틸렌은 그림과 같이 유식물에서 줄기 신장의 억제, 줄기의 비후화, 줄기의 휘어짐과 같은 3중 반응(triple response)을 유도하며 에틸렌의 농도가 증가할수록 반응의 정도가 커진다.

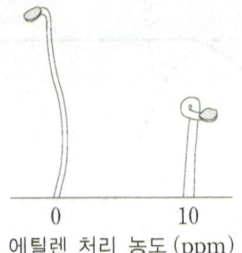

- 돌연변이체 *eto*는 야생형보다 20배 많은 에틸렌을 생합성하며, 에틸렌 생합성 억제제를 처리하면 에틸렌 생합성은 중지된다.
- 돌연변이체 *ein*에서는 에틸렌 수용체의 기능이 상실되어 있다.

[실험]
- 표는 에틸렌 또는 에틸렌 생합성 억제제를 처리한 후, 처리한 유식물과 처리하지 않은 유식물의 3중반응을 관찰한 결과이다.

처리	야생형	*eto*	*ein*
처리하지 않음	−	+	−
에틸렌 처리	+	(가)	(나)
에틸렌 생합성 억제제 처리	−	(다)	(라)

(+ : 3중 반응, − : 무반응)

(가) ~ (라)의 결과로 옳은 것은?

	(가)	(나)	(다)	(라)
①	+	+	−	−
②	+	−	−	−
③	+	−	−	+
④	−	+	+	+
⑤	−	−	+	+

87.

그림은 토마토 과실 수확 후 숙성 과정에 따른 4가지 요인의 변화를 나타낸 것이다. (가) ~ (다)는 각각 녹말, 세포벽 분해효소, 에틸렌, 호흡률 중 하나이다.

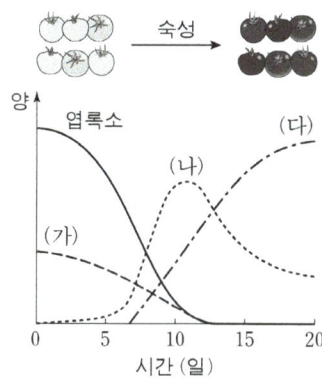

(가) ~ (다)로 옳은 것은?

	(가)	(나)	(다)
①	녹말	세포벽 분해효소	에틸렌
②	녹말	에틸렌	세포벽 분해효소
③	세포벽 분해효소	녹말	호흡률
④	호흡률	에틸렌	세포벽 분해효소
⑤	호흡률	녹말	에틸렌

88.

다음은 식물호르몬 지베렐린(GAs)의 생합성 경로에 대해 알아본 실험이다.

[자료]

- GA_1의 합성 경로는 다음과 같다.

$$GGPP \longrightarrow \cdots \xrightarrow{(가)} \cdots \longrightarrow GA_{19} \xrightarrow{(나)} GA_{20} \xrightarrow{(다)} GA_1$$

- (나)는 효소 A, (다)는 효소 B에 의해 매개된다.
- 왜소 표현형의 돌연변이체 M은 GA_1 합성 경로의 어느 효소 유전자에 이상이 생겨 GA_1을 합성하지 못한다.

[실험 내용]

야생형과 돌연변이체 M에 지베렐린과 효소 억제제 X, Y를 처리한 후 표현을 관찰하여 아래의 결과를 얻었다. X와 Y는 (가)~(다) 중 어느 한 단계를 억제한다.

식물	처리		표현형
	지베렐린	억제제	
야생형	안함	X	왜소
야생형	안함	Y	왜소
야생형	GA_{19}	X	정상
야생형	GA_{20}	Y	왜소
돌연변이체 M	GA_1	안함	정상
돌연변이체 M	GA_{20}	안함	왜소

이에 대한 설명으로 옳은 것만을 〈보기〉에서 있는 대로 고른 것은?

[보기]

ㄱ. Y는 효소 A의 억제제이다.
ㄴ. 돌연변이체 M에서 효소 B의 기능이 소실되었다.
ㄷ. 돌연변이체 M에 X와 GA_{20}을 함께 처리하면 정상 표현형이 나타난다.

① ㄱ ② ㄴ ③ ㄷ ④ ㄱ, ㄴ ⑤ ㄴ, ㄷ

89.

다음은 식물의 스트레스 호르몬인 에틸렌의 합성과 신호전달 과정을 알아보기 위한 실험이다.

[자료]
- 에틸렌은 애기장대 유식물에 스트레스를 주면 합성된다.
- 형태 X는 암상태에서 키운 애기장대 유식물을, 형태 Y는 암상태에서 스트레스를 주거나 에틸렌을 처리하여 키운 애기장대 유식물을 나타낸 것이다.

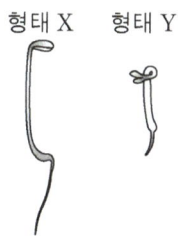

형태 X   형태 Y

- 애기장대 돌연변이체 A~D는 각각 에틸렌 합성효소, 에틸렌 수용체, 에틸렌 신호전달의 음성조절자, 에틸렌 신호전달의 양성조절자유전자의 돌연변이체 중 하나이다.

[실험]
- 암상태에서 야생형, 돌연변이체 A~D, B와 C의 이중돌연변이체(B/C), B와 D의 이중돌연변이체(B/D)에 스트레스를 주거나 에틸렌을 처리하면서 유식물의 형태를 관찰한다.

처리	야생형	A	B	C	D	B/C	B/D
처리 안 함	X	X	Y	X	X	Y	X
스트레스	Y	X	Y	X	X	Y	X
에틸렌	Y	Y	Y	X	X	Y	X

이에 대한 설명으로 옳은 것만을 〈보기〉에서 있는 대로 고른 것은?

[보기]
ㄱ. A는 에틸렌 합성을 못하는 돌연변이체이다.
ㄴ. B는 에틸렌 신호전달과정의 음성조절자 유전자에 돌연변이가 일어난 식물이다.
ㄷ. C는 에틸렌 수용체의 돌연변이체이다.
ㄹ. A와 D의 이중돌연변이체(A/D)에 에틸렌을 처리하면 형태 Y가 된다.

① ㄱ, ㄷ   ② ㄴ, ㄹ   ③ ㄷ, ㄹ
④ ㄱ, ㄴ, ㄷ   ⑤ ㄱ, ㄴ, ㄹ

90.

애기장대는 장일식물이다. 그림 (가)는 야생형 애기장대에서, (나)는 생체시계가 결손 된 애기장대 돌연변이체에서 단백질 A의 양적 변화와 유전자 B mRNA의 발현 양상에 따른 광주기적 개화를 설명하는 모델이다. A는 B의 전사활성인자이다.

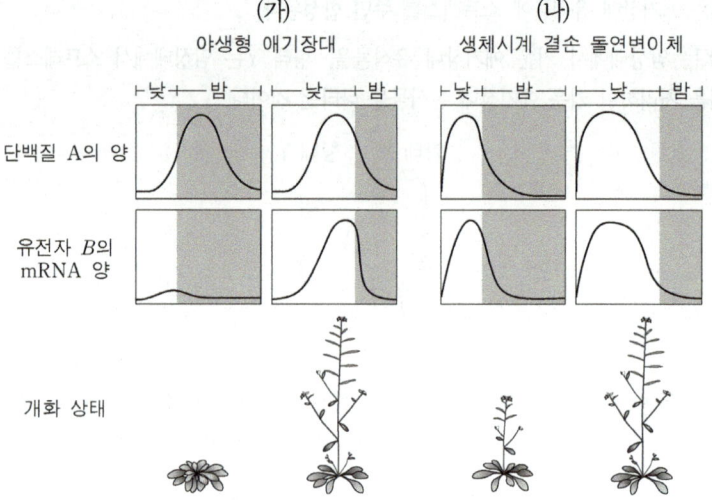

이에 대한 설명으로 옳은 것만을 〈보기〉에서 있는 대로 고른 것은?

[보기]
ㄱ. 야생형 애기장대에서 단백질 A의 발현은 생체시계에 의해 조절된다.
ㄴ. 단백질 A가 빛에 의해 활성화되는 광주기 조건에서 유전자 B의 발현이 유도된다.
ㄷ. 유전자 B의 발현에 의해 개화가 유도된다.

① ㄱ ② ㄷ ③ ㄱ, ㄷ
④ ㄴ, ㄷ ⑤ ㄱ, ㄴ, ㄷ

91.

식물의 한 종류를 온실에서 3년 동안 생육시켜 얻은 결과이며, 그 중 (가)는 휴면하여 자라지 않았다. 그림 2는 그림 1에 대한 광주기 조건이며, 그 중 (나)는 밤중에 1시간 동안 백색광을 비추어 주었다. 그 밖의 생육조건은 같다.

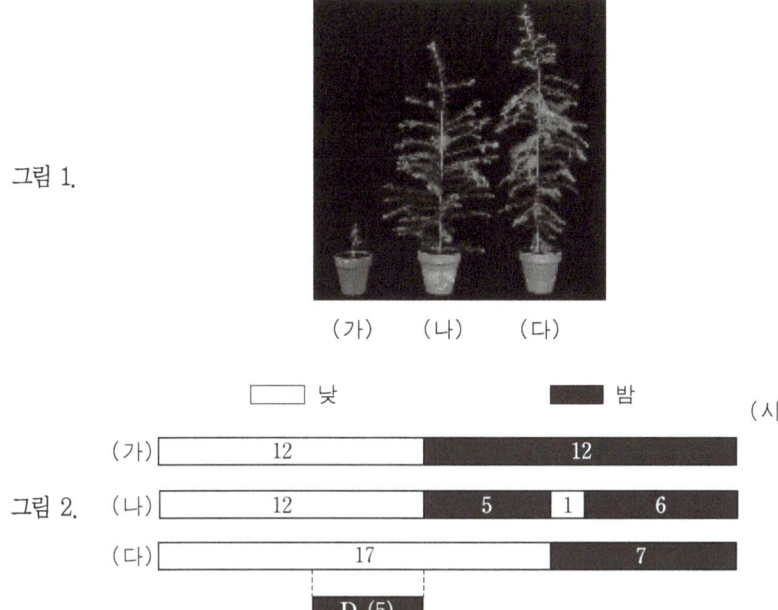

이 결과에 대한 설명이나 추론으로 옳은 것은?

① (가)는 (나), (다)에 비해 P_{fr}/P_{total} 비율이 높다.
② (가)는 (나), (다)에 비해 에틸렌 생성률이 높다.
③ (나)는 (가)에 비해 앱시스산(ABA) 축적률이 높다.
④ (나)는 밤에 백색광 대신 적색광을 비추어 준다면 휴면한다.
⑤ (다)의 경우 낮 시간 중 'D'만큼 빛을 차단하여도 휴면하지 않는다.

92.

다음은 식물 종 A와 B에서 광주기가 개화에 미치는 영향을 알아본 실험이다. A와 B는 각각 단일식물과 장일식물 중 하나이다.

[실험 과정]

(가) A와 B의 개체를 각각 4그룹씩 준비한다.

(나) (가)의 식물을 그림과 같이 서로 다른 광주기 조건 Ⅰ~Ⅳ에서 키운다. Ⅰ에서는 8시간 명주기/16시간 암주기를 처리하고, Ⅱ~Ⅳ에서는 8시간 명주기/16시간 암주기 중 암주기 시작 후 각각 4, 8, 12시간째에 백색광을 10분간 비춘다.

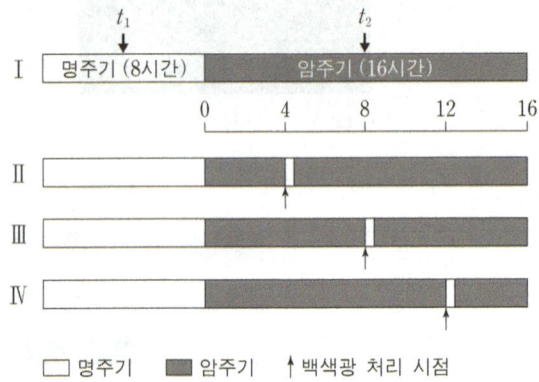

(다) 각각의 조건에서 식물의 개화율을 측정한다.

[실험 결과]

○ 개화율(%)

식물 \ 광주기 조건	Ⅰ	Ⅱ	Ⅲ	Ⅳ
A	100	75	0	75
B	0	45	100	45

이에 대한 설명으로 옳은 것만을 <보기>에서 있는 대로 고른 것은?

[보기]

ㄱ. 조건 Ⅰ에서 A의 피토크롬 비 $\dfrac{[P_{fr}]}{[P_r]}$ 의 값은 t_1에서가 t_2에서 보다 크다.

ㄴ. 조건 Ⅰ에서 B를 명주기 시작 후 5시간째에 1시간 동안 어두운 곳에 두면 개화를 한다.

ㄷ. 조건 Ⅱ에서 B에 백색광 대신에 근적외광(far red light)을 비추면 개화율은 45%보다 높아진다.

① ㄱ　　② ㄴ　　③ ㄷ　　④ ㄱ, ㄴ
⑤ ㄱ, ㄷ　　⑥ ㄴ, ㄷ　　⑦ ㄱ, ㄴ, ㄷ

93.

그림 (가)는 발아 후 9일 동안 각각 광조건과 암조건에서 키운 애기장대의 시간에 따른 하배축 길이 변화를, (나)는 (가)의 5일째 시점에서 관찰한 광조건에서의 애기장대 A와 암조건에서의 애기장대 B를 나타낸 것이다.

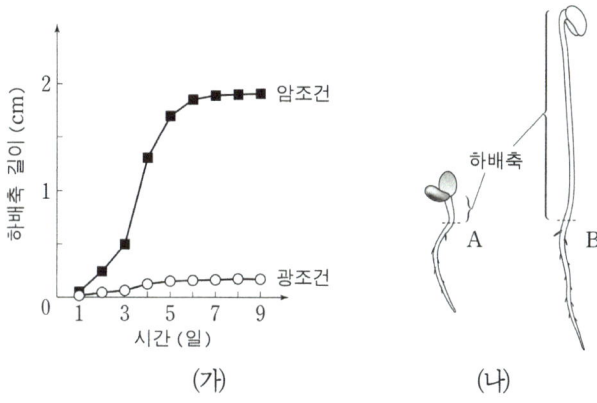

(가)   (나)

이에 대한 설명으로 옳은 것만을 〈보기〉에서 있는 대로 고른 것은?

[보기]

ㄱ. (가)의 결과로 볼 때 애기장대는 땅속 3 cm에 파종하면 자엽이 땅을 뚫고 나오지 못한다.

ㄴ. 피토크롬 비($\frac{P_{fr}}{P_r}$)의 값은 A가 B보다 크다.

ㄷ. B에서 하배축의 길이생장을 촉진하는 호르몬은 앱시스산(abscisic acid)이다.

① ㄱ ② ㄴ ③ ㄱ, ㄴ
④ ㄱ, ㄷ ⑤ ㄴ, ㄷ

94.

식물의 광수용체 중 피토크롬 A와 B는 종자의 발아에 관여한다. 피토크롬 A는 '아주 약한 광량에서 작용하는 반응(VLFR : very low fluence response)'으로 발아에 관여하고, B는 '약한 광량에서 작용하는 반응(LFR : low fluence response)'으로 발아에 관여한다. 그림은 애기장대의 발아를 유도하거나 억제하는 피토크롬 A와 B의 작용 스펙트럼이다.

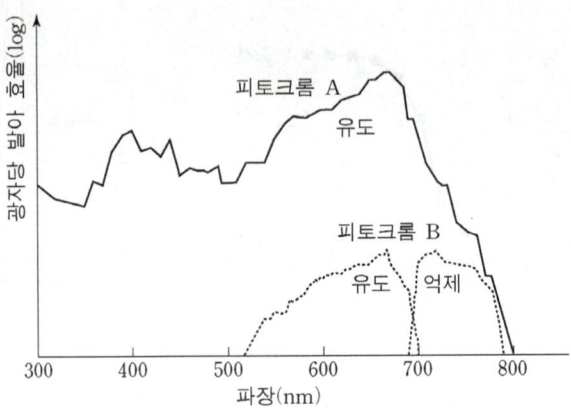

표는 야생형 식물, 피토크롬 A 결핍 돌연변이체, 피토크롬 B 결핍돌연변이체 종자를 아래와 같이 광 처리했을 때 나타난 발아 결과이다.

처리한 광	반응	야생형	돌연변이체	
			피토크롬 A	피토크롬 B
약한 적색광 (660 nm)	LFR	+++++	+++++	+
약한 근적외광 (730 nm)	LFR	+	+	+
아주 약한 적색광 (660 nm)	VLFR	+++++	+	+++++
아주 약한 근적외광 (730 nm)	VLFR	+++++	+	+++++

+++++ : 발아율이 매우 높음, + : 발아율이 낮음

각각의 종자에 약한 적색광(660 nm)을 처리한 직후 아주 약한 근적외광(730 nm)을 처리하였을 때 나타나는 발아 결과로 가장 적절한 것은?

	야생형	피토크롬 A 돌연변이체	피토크롬 B 돌연변이체
①	+++++	+++++	+++++
②	+++++	+	+++++
③	+	+++++	+
④	+	+	+
⑤	+++++	+++++	+

95.

다음은 식물의 개화를 조절하는 물질의 특성을 알아보기 위한 실험이다.

[자료]
- 식물의 화성소(florigen)는 잎에서 생성되어 정단(shoot apex)으로 수송되는 개화 촉진 단백질이다.
- 장일 조건에서 애기장대의 CO와 FT 단백질은 단일 신호전달 경로에서 개화를 조절한다.
- CO 유전자와 FT 유전자는 잎 또는 정단 부위 중 한 부위에서만 발현된다.
- SUC2 프로모터는 잎에만, KNAT1 프로모터는 정단 부위에만 표적유전자를 발현시킨다.

[실험 과정]

(가) 다음의 4가지 재조합 DNA를 제작한다.

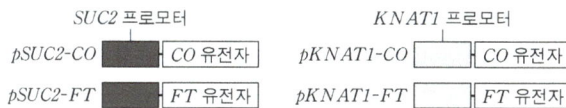

(나) (가)의 DNA를 각각 애기장대의 CO와 FT 돌연변이체에 넣어 형질전환식물을 제작한다.
(다) 야생형 식물과 (나)의 형질전환식물을 장일 조건에서 배양한다.

[실험 결과]

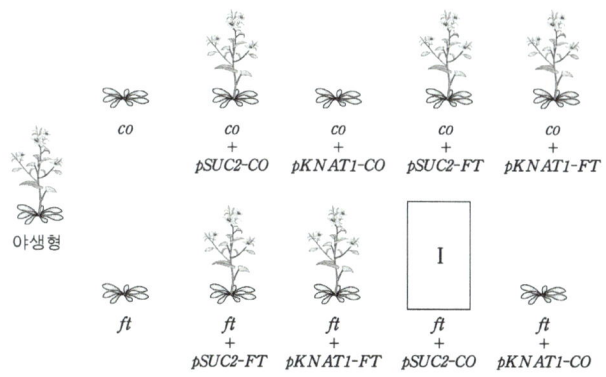

이에 대한 설명으로 옳은 것만을 〈보기〉에서 있는 대로 고른 것은?

[보기]
ㄱ. 식물 I은 꽃이 핀다.
ㄴ. 야생형 식물에서 FT 유전자는 잎에서 발현된다.
ㄷ. CO 단백질은 화성소이다.

① ㄱ ② ㄴ ③ ㄷ ④ ㄱ, ㄴ ⑤ ㄴ, ㄷ

96.

다음은 빛이 종자의 발아에 미치는 영향에 대한 자료이다.

○ 그림은 상추에서 분리한 피토크롬 P_r과 P_{fr}의 파장에 따른 흡광도 차 [P_r의 흡광도 − P_{fr}의 흡광도]를 나타낸 것이다.

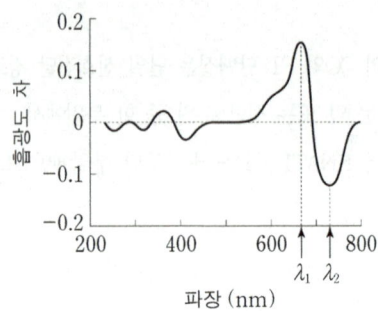

○ 표는 암조건에 있던 상추 종자에 파장이 λ_1인 빛과 λ_2인 빛을 다양한 순서로 비출 때, 이 종자에서 지베렐린(GA_1)의 함량 증가 여부와 암조건에서 일정 시간 후 발아 여부를 나타낸 것이다.

빛을 비춘 순서	GA_1 함량 증가	발아
빛 없음	없음	×
빛 없음 →λ_1→ 빛 없음	있음	○
빛 없음 →λ_1→λ_2→ 빛 없음	없음	×
빛 없음 →λ_1→λ_2→λ_1→ 빛 없음	있음	○
빛 없음 →λ_1→λ_2→λ_1→λ_2→ 빛 없음	없음	×

(○ : 발아함, × : 발아 안 함)

이에 대한 설명으로 옳은 것만을 〈보기〉에서 있는 대로 고른 것은?

[보기]

ㄱ. 상추 종자에서 GA_1의 함량 증가를 유도하는 피토크롬은 P_{fr}이다.
ㄴ. 파장이 λ_2인 빛은 상추 종자의 발아를 억제한다.
ㄷ. 상추 종자에서 GA_1은 배젖에서 합성된다.

① ㄱ   ② ㄴ   ③ ㄷ   ④ ㄱ, ㄴ
⑤ ㄱ, ㄷ   ⑥ ㄴ, ㄷ   ⑦ ㄱ, ㄴ, ㄷ

97.

다음은 병원균에 대한 식물의 방어 작용에 관한 실험이다.

[실험 I 과정]
- 야생형(WT), 단백질 A가 발현되지 않는 돌연변이체(X), 단백질 A 과발현 돌연변이체(Y) 각각의 잎에 그림과 같이 병원균을 접종하고, 접종하지 않은 다른 잎에서 살리실산과 병원균 방어단백질(PR1)의 양을 시간에 따라 측정한다.

[실험 I 결과]

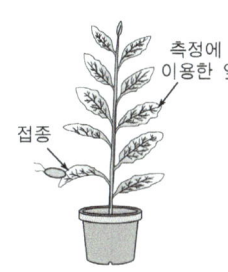
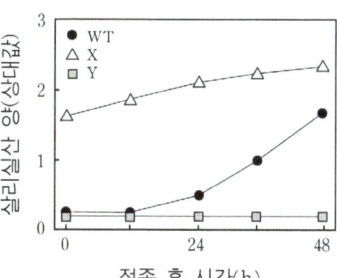
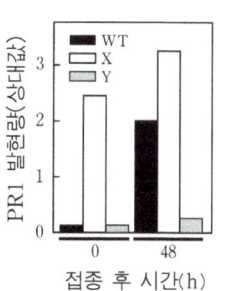

[실험 II 과정]
- WT, X, Y 식물체 잎에 병원균을 접종한 후 시간별로 접종한 잎에서 병원균 수를 측정한다.

[실험 II 결과]

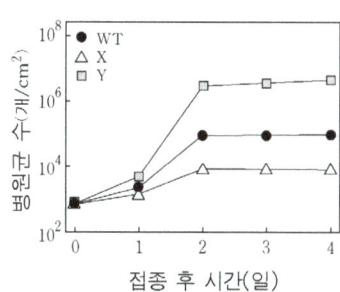

이에 대한 설명으로 옳은 것만을 〈보기〉에서 있는 대로 고른 것은?

[보기]

ㄱ. 실험 I 에서 살리실산 양이 증가하면 PR1의 발현은 감소한다.
ㄴ. A가 증가하면 병원균에 대한 식물체의 감수성이 증가한다.
ㄷ. Y는 접종한 병원균에 대한 전신 획득저항성(systemic acquired resistance)이 WT보다 높다.

① ㄱ   ② ㄴ   ③ ㄷ   ④ ㄱ, ㄴ   ⑤ ㄴ, ㄷ

98.

다음은 어떤 식물의 면역반응을 알아보기 위한 실험이다.

[실험 과정]

(가) 동일종의 두 식물 잎에 병원균 A와 병원균 B를 각각 1차 접종하고, 3일 후에 감염 증상을 관찰한다.

(나) (가)의 식물에서 1차 접종한 잎으로부터 멀리 떨어진 잎에 각각 2차 접종하고, 3일 후에 감염 증상을 관찰한다.

[실험 결과]

	병원균 A	병원균 B
1차 접종 3일 후	접종 부위에서 반점 형태의 국지적인 세포 사멸이 나타남	접종한 잎이 전반적으로 괴사함
2차 접종 3일 후	2차 접종한 잎에서 감염 증세없이 접종 상처만 나타남	2차 접종한 잎이 전반적으로 괴사함

이에 대한 설명으로 옳은 것만을 〈보기〉에서 있는 대로 고른 것은?

[보기]

ㄱ. A의 1차 접종 후 식물에는 과민성반응(hypersensitive response)이 나타났다.
ㄴ. A의 1차 접종 후 식물에는 전신 획득저항성(systemic acquired resistance)이 나타났다.
ㄷ. B의 1차 접종 후 식물의 저항성 유전자(R) 산물과 B의 비병원성 유전자(avr) 산물 사이에 특이적인 상호작용이 일어났다.

① ㄱ　　　　② ㄴ　　　　③ ㄱ, ㄴ
④ ㄱ, ㄷ　　　⑤ ㄴ, ㄷ

Y

생태학

Y. 생태학

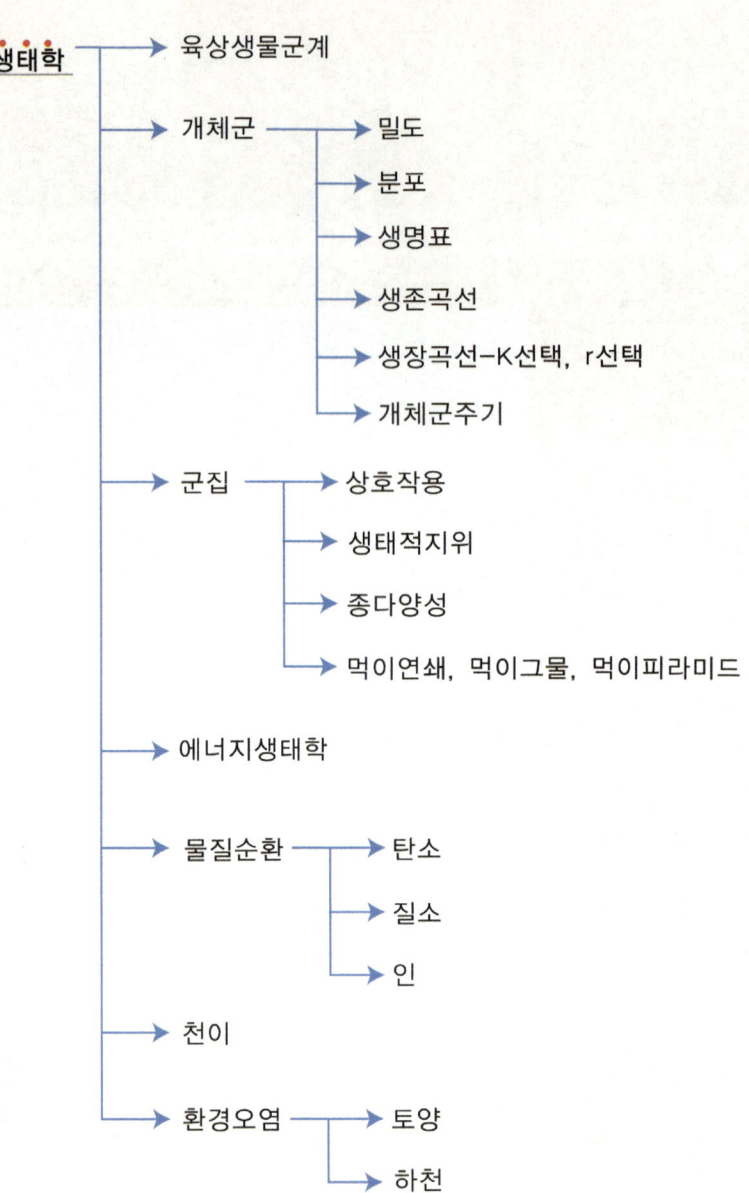

1. 환경과 생태학

(1) 환경인자

① 환경은 크게 두 가지로 나눌 수 있다.

1) 무생물적 환경인자: 온도, 빛, 물 등

2) 생물적 환경인자: 생물끼리 서로 생존하기 위하여 경쟁하고 잡아먹고(포식), 잡아먹히는 (피식) 등의 관계

- 작용: 환경이 생물에게 미치는 영향
- 반작용: 생물이 환경에게 미치는 영향
- 상호작용: 생물들 끼리 미치는 영향

② 주요 무생물적 환경인자

1) 생물들의 전 세계적인 분포는 각 지역마다 다른 온도, 물, 햇빛, 바람, 암석과 토양 등의 무생물적 요인을 반영한다. 무생물적 환경인자는 주로 기후로 표현될 수 있다. 특히 적도를 중심으로 북반구와 남반구의 양극으로 감에 따라 기후대의 특징이 나타나게 되며, 기후는 생물에게 있어 서식환경을 제공하게 된다.

- 물 : 세포의 75~95%를 차지하고 있으며 각 종마다 적절한 양의 물을 가지고 있어야 한다. 생명체는 각기 처한 환경에서 물을 잃지 않기 위해 삼투조절능력 등을 발달시켰다.

- 대기 : 자외선을 차단하며, 열에너지를 흡수하여 지구를 데워준다. 특히 바람은 생물의 번식이나 발달 시 모양 등을 좌우하는 요인이 되며, 물을 증발시키므로 열손실을 증가시키는 등 생명체의 온도 유지에도 큰 영향을 준다.

- 태양에너지 : 열대지역이 연중 내내 태양 복사열을 가장 많이 받는다. 식물이나 일부 생물이 광합성에 사용하여 직접적으로 에너지원(포도당)을 합성한다. 빛은 세기가 중요하며 빛의 세기에 따라 식물의 성장이 좌우된다. 빛을 제대로 받지 못하는 낮은 키의 식물이나 수중 생물들의 경쟁을 촉발하는 요인이 기도 하다. 그 밖에도 대기의 순환이나 물의 순환을 일으키며 광주기를 통해 생물의 행동과 발생에 큰 영향을 준다.

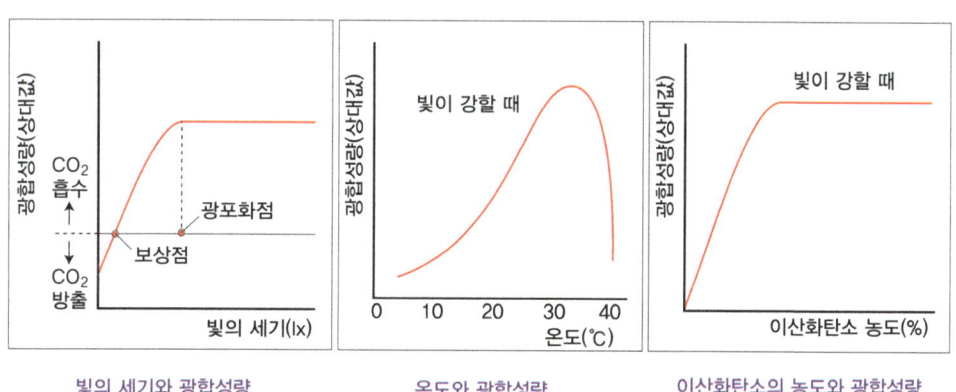

빛의 세기와 광합성량   온도와 광합성량   이산화탄소의 농도와 광합성량

그림 환경조건과 광합성률

- 온도 : 생명체는 서식지의 온도와 유사한 온도를 갖게 마련이다. 그 이유는 에너지를 최소로 사용하면서 살아갈 수 있기 때문이다. 그 결과 온천에 사는 미생물은 고온에서 서식을 하며 심해에 사는 생물은 저온에서 서식을 할 수 있다.

- 위도 : 지표면의 구부러진 모양이 위도에 따른 햇빛 세기의 변이를 가져온다. 위도에 따라 온도와 대기 순환의 변이가 나타나며 물의 증산작용도 달라진다.

2) 생물군계(biome) : 독특한 기후 조건에 의해 형성된 지질학적 지역 내에서의 식물과 동물의 특수한 배열 (동물군총 보다는 식물군총에 의해 구분)

- 고유한 식물 군총은 강수량, 온도, 빛 등의 여러 기후 요인에 적응한 결과 생성된다.
- 결정적 요인은 강수량과 온도

3) 군집(community) – 생물군계 내에서 동일 집단을 형성하고 상호작용 하면서 존재하는 개체군들의 집합(식물 우점종에 따라 구별)

③ 생물적 환경요인

1) 생물들은 서로 먹이나 다른 자원들을 차지하기 위해 경쟁을 하기도 하고, 잡아먹거나 잡아먹히거나 기생하기도 하며, 때로는 자신이 살고 있는 물리적, 화학적 환경을 변화시키기도 한다.

2) 생명체의 생존을 위협할 수 있는 것들로 주로 포식자, 기생, 질병 또는 동종이나 이종 생명체 간의 경쟁 등을 들 수 있다.

3) 반면 서로간의 공생을 통해 서로에게 이익을 주는 경우도 있다.

(2) 온도와 강수량에 따른 수평분포

생물군계의 분포는 일반적으로 위도에 따라 다르고 그 양상은 남반구에서보다 북반구에서 뚜렷하다. 적도에서 북반구 쪽으로 열대우림, 사막, 초원, 온대 낙엽수림, 타이가(taiga, 침엽수림), 툰드라(tundra) 순으로 분포되어 있다.

① 열대우림(tropical rain forest)

1) 지구상에서 강우량이 가장 많은 지역으로 연평균 강우량은 2,500~4,500mm이다.

2) 연평균온도가 30°C에 육박한다. 적도지역에 넓게 분포한다.

3) 활엽상록수 등 식물이 우점하고 있으며 절지동물의 개체수가 많다. 그 외에도 양서류, 조류, 파충류, 포유류 등이 살고 있다. 열대건조림에는 선인장과 같은 다육식물도 존재한다.

4) 종다양성이 가장 큰 지역이다. 나무의 높이가 40m에 이를 정도로 높게 자라며 수직적 공간을 만들어 다양한 종이 각 수직층에 적응하여 살고 있다. 식물이 우점하지만, 개체수로는 곤충이 가장 많다.

5) 단위면적당 에너지생성율이 가장 높은 지역이다.

6) 많은 비(스콜)에 의해 토양의 비옥도가 낮다. 유기물은 토양보다는 생물 내부에 있다. 뿌리와 공생하는 균류의 결합체인 균근이라 하는 상리공생체를 통해 척박한 토양에서 양분을 얻는데 도움이 된다.

② 초원(grassland)

1) 사막과 여러 면에서 유사하며 많은 초원이 방목 등으로 인해 점차 사막으로 변해간다.

2) 초본식물(grass)이 우점하고 있는 단순한 지역이다. 들소나 야생말 같은 포유류가 산다.

3) 연간 강우량이 300~1,000mm 정도이며 계절적 영향 받는다. 주로 여름에 강수가 집중된다.

4) 건조하고 온도가 높은 여름에 화재가 빈번하게 발생한다. 불에 적응한 식물이 번식한다.

③ 열대사바나(tropical savanna)

1) 열대우림 지역의 경계에 존재하는 독특한 유형의 초원이다.

2) 초원과 달리 중간 중간에 나무 또는 작은 삼림이 산재되어 있다.

3) 건기와 우기가 존재한다. 건조기가 길지만 연중 강우량은 300~500cm 정도이다. 건기에 주로 불이 나며 나무들이 건조에 적응하여 잎이 가시의 형태를 하고 있다.

4) 누와 얼룩말, 사자, 하이에나 등 다수의 초식 포유동물과 육식동물이 살고 있다. 우점하는 종은 흰 개미와 같은 곤충이다.

④ 사막(desert)

1) 연간 강수량이 250mm 미만인 지역, 중동사막, 몽골사막

2) 낮과 밤의 온도차가 30℃에 이름 → 사막의 공기나 토양에 열을 보유하는 습기가 부족하기 때문

3) 사막에 적응된 식물인 건생식물(xerophyte)이 나타남

   - 선인장 : 잎은 가시로 변해 물 보존한다. 두꺼운 큐티클층으로 덮인 줄기를 가지고 있으며, 물을 내부조직에 보관한다.
   - 일부 사막 선인장과 그 외 다육질 식물(CAM 식물)들은 차고 다습한 밤에 가스교환한다.
   - 물의 흡수를 위해 뿌리가 깊은 나무가 많다.

4) 뱀, 도마뱀, 개미, 설치류 등이 산다.

⑤ 지중해성 관목지대(chaparral)

1) 남극을 제외한 전 대륙에서 나타나는데 지중해 주변과 캘리포니아에 넓게 분포한다.

2) 고도에 따라 250~750mm 정도의 강우량 보임(대부분 겨울철에 집중)

3) 작은 상록관목과 나무들이 밀집해 서식한다. 식물다양성이 높은 편이다. 가뭄에 대한 적응으로 물의 손실을 막는 질긴 상록수의 잎을 가지고 있다.

4) 토양이 매우 척박하다. 토양이 침식된 후 화재가 발생하며 관목림은 화재로부터 보호받기 위

QR code 찍고 네이버 카페에서 자료 얻기!

해 두꺼운 껍질을 가지고 있다. 어떤 관목식물의 경우 화재가 난 후에야 뿌리에 남아 있는 영양분을 이용하여 씨가 발아를 하기도 한다.

5) 사슴 등 포유류가 살고 있으며 양서류, 조류, 파충류, 곤충 등이 살고 있다.

⑥ 온대 활엽수림

1) 연간 평균 강수량이 650~2000mm정도이다.

2) 비가 연중 고르게 내리는 편으로 다양한 나무가 살기에 충분 하다. 나무들로 이루어진 수직의 층을 형성하여 목본층, 관목층, 초본층 등이 형성되어 있다. 땅에 붙어 자라는 착생식물은 거의 없다.

3) 북반구에 우점하는 식물의 경우 겨울이 되면 광합성량과 물의 양이 감소하면서 겨울 전에 잎을 떨어뜨리는 낙엽성 목본이 우점하고 있다. 반면 남반구인 호주에는 유칼립투스라는 상록수가 우점한다.

4) 포유류, 조류, 곤충 등이 살고 있다.

⑦ 타이가(Taiga)와 침엽수림(coniferous forest)

1) 대부분 북반구에만 나타나는 가장 큰 생물군계이다. 북아메리카나 유럽의 습한 한대지방에 위치한다.

2) 겨울이 길고 추우며 생장기간인 여름은 짧다. 강수량은 300-700mm이지만 미국 북서부 태평양 해안의 경우에는 3,000mm의 강수량을 보인다.

4) 광대한 습지, 또는 소택지(muskeg)가 많이 존재한다.

5) 소나무, 가문비나무, 전나무 등의 침엽수림이 우점종이다. 대개 침엽수림은 원뿔모양으로 생겨 눈이 쌓여도 부러지지 않는다. 식물의 다양성은 낮은 편이다.
  - 땅에 떨어진 부드러운 침엽들이 토양을 산성화시켜 다른 식물에 해를 줌

6) 큰사슴, 불곰 등 포유류가 살며 곤충들은 살고 있는데 그 개체수의 변화가 급격하다.

⑧ 툰드라(tundra)

1) 대륙 최북단에 위치한 생물군계이다. 지구 표면의 20%를 차지한다. 열대지방이라 하더라도 높은 산의 꼭대기에 고산툰드라가 형성되어 있다.

2) 이끼, 지의류, 왜소한 초본식물, 관목이 조밀하게 서식한다.

3) 연강수량은 200~600mm정도이며 대부분 눈으로 내린다.

4) 겨울동안 건조지역으로 있다가 짧은 여름동안은 건조하지 않다. 토양 아래층은 영구동토층(permafrost)으로 존재하여 물의 투과를 막아 배수가 불량. 표층은 해동되어 있어 늪지가 발달한다.

5) 다른 생물군계에 비해 태양에너지를 적게 받는다.

6) 순록류, 사향소, 곰, 늑대, 여우 등 포유류가 서식한다.

(3) 온도와 강수량에 따른 수직분포

① 해안에 형성되는 기후대

1) 습한 기단이 산사면에 충돌 후 산사면을 따라 이동하면, 점차 차가워진 기단은 비 ․눈을 뿌리고 습기를 잃게 된다. 산사면을 넘어가게 되면 건조해지면서 건조해진 기단은 산을 넘어 뒤쪽 사면을 따라 내려와 이미 형성된 사막지대의 습기를 흡수하게 되고 사막화는 더욱 가속된다.

2) 환류(gyre)는 주로 수심 100~200m 의 표층수 이동현상으로 적도 부근의 열을 북쪽과 남쪽으로 전달하는 역할을 한다. 이는 해안 지역의 기후에 영향을 줄 수 있다.

3) 용승(upwelling)은 영양소를 가진 차가운 심해의 물이 수면으로 올라오는 현상으로 계절적 현상으로 연안풍이 바다 쪽으로 또는 연안과 평행하게 부는 곳에서 일어난다. 심해로부터 올라오는 영양소는 해양 먹이사슬의 기초 제공한다.

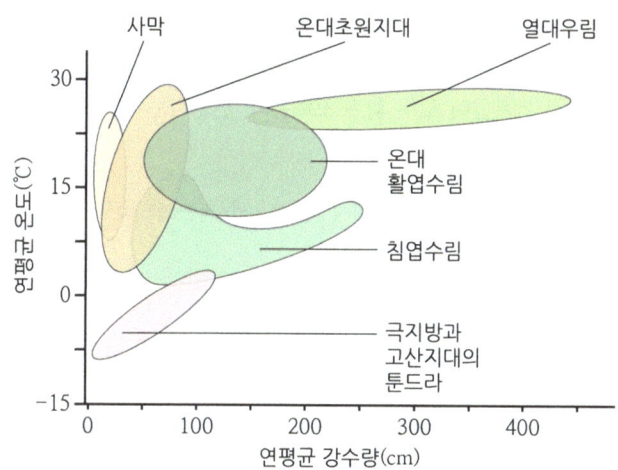

그림 온도 및 강수량과 수평분포

2. 개체군 생태학

(1) 개체군 밀도

① 밀도(density)란 단위 면적 또는 단위 부피당 개체 수이다.

1) 조밀도(D) = $\dfrac{\text{개체수(N) 또는 생체량(G)}}{\text{단위 공간(S)}}$

2) 밀도변화(H) = $\dfrac{\text{밀도변화}(\Delta D)}{\text{변화한 기간}(\Delta T)}$

② 밀도측정

1) 총계법: 일일이 개체군의 수를 모두 세는 것이다. 하지만 대부분의 경우에 개체군 안의 개체수를 전부 헤아린다는 것은 비효율적이거나 불가능한 일이다.

2) 방형구법: 서식지를 여러 방형구로 나누고 임의로 몇 방형구의 수를 헤아린 다음 전체 개체군의 크기(밀도)를 예측하는 방법이다. 예를 들어 10×100m의 조사구(표본) 여러 개를 임의로 설정하여 그 속의 떡갈나무 수를 헤아리고, 그 표본들의 평균 밀도를 계산한 후에 전 지역의 개체군 크기를 측정해낸다.

3) 표식-재포획법(mark-recapture method): 주로 야생동물의 개체군을 측정기법이다. 연구자들은 조사하려는 개체군의 영역 안에 덫을 놓는다. 포획된 동물은 꼬리표, 색칠, 띠를 하거나 혹은 물감으로 점을 찍어 표시한 뒤에 놓아준다. 개체군 속에서 표지한 개체들이 표지 안한 개체들과 섞일 수 있는 충분한 시간이 지난 후 덫을 다시 설치한다. 두 번째 포획에서 표지한 것과 표지 안한 개체들이 모두 함께 포획된다. 연구자는 이 자료들로부터 그 개체군 내의 전체 개체수를 측정할 수 있게 된다.

- 제1표본의 개체수를 M, 제2표본의 개체수를 n, 제2표본 중 표지된 개체수를 r이라 하면, 추정 개체수 N은 다음과 같이 계산된다.

$$\dfrac{M}{N} = \dfrac{r}{n}$$

- 표식-재포획법에서는 표지한 각 개체들과 표지 안한 개체들이 동일한 확률로 포획될 것이라고 전제한다.

③ 밀도변화

1) 밀도 변화 : 단위시간 동안의 밀도 변화 정도를 나타낸다. 개체군의 변화정도를 양적으로 알 수 있다. 개체수의 증가는 출생과 다른 지역으로부터 새로운 개체들이 들어오게 되는 이입(immigration)에 의해 일어난다. 반면에 한 개체군에 속한 개체군들은 사망과 그 개체군에 속한 개체들이 다른 곳으로 이동하게 되는 이출(emigration)에 의해 제거된다.

밀도 변화(H) = $\dfrac{\text{밀도 변화}(\Delta D)}{\text{변화한 기간}(\Delta T)}$

2) 밀도변화 요인

- 증가 요인 : 높은 출생률과 이입(다른 지역으로부터 새로운 개체들이 들어옴)
- 감소 요인 : 높은 사망률과 이출(다른 지역으로 개체들이 이동함)

(2) 개체군 분포

① 분포란 개체군의 범주 내에 있는 개체들이 공간을 점유하는 유형이다.

② 분포유형

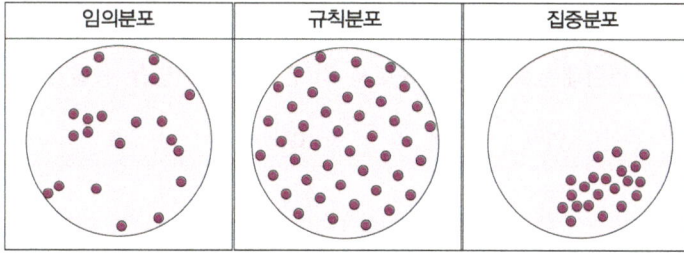

그림 분포의 유형

1) 군생(clump) 또는 집중분포: 흔히 볼 수 있는 분포 유형은 개체들이 무리지어 있다. 군생을 선택하는 종은 사회생활을 하며 밀도 비의존적인 생물인 경우이다. 미세환경에 민감하여 특정 지역에 모여 서식한다. 경쟁을 하지만 질서를 유지한다.

  ▣ 밀도의존적이란 개체군의 크기가 증가함에 영향을 받는 요인을 말한다.

2) 균일(uniform) 또는 균등분포: 균일(uniform)하게 분포하는 분산 유형은 개체군 내에서 개체들이 직접 경쟁을 한 결과다. 예를 들어, 어떤 식물은 영양분을 얻기 위해 경쟁하는 인접해 있는 개체들의 발아와 생장을 저해하는 화학물질을 분비한다. 다른 개체들의 침입에 대항하여 방어하기 위한 물리적 공간인 세력권(territoriality) 또는 텃세권을 형성한다. 균일 분포를 선택하는 종은 밀도 의존적인 생물인 경우이다.

3) 무작위(random) 분포: 개체군 내에서 개체들 간에 강력한 끌림이나 반발이 없을 때, 물리, 화학적으로 생존에 핵심적인 요인들이 주어진 공간에서 상대적으로 균일할 때 또는 각 개체들의 위상이 다른 개체들과는 독립적일 때 나타난다. 지형의 차이나 영양분 등의 차이에 의해 보통 국지적으로 밀도가 다르게 존재하는 분포를 가지며 나타난다.

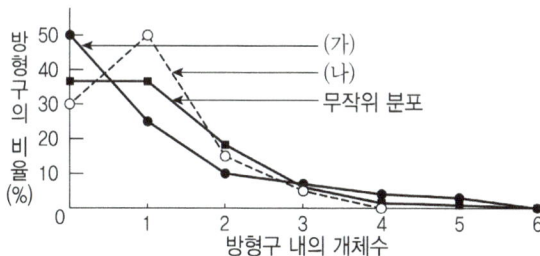

그림 분포의 유형, 집중분포(가), 균일분포 (나)

③ 세력권(텃세권)의 형성과 크기

1) 텃새권(territory)의 형성은 하나의 방어된 지역을 만드는 것임

2) 일부 자원(식량, 둥지, 배우자 등)을 소유하며 이것들을 경쟁자로부터 보호한다.

3) 텃새권의 크기는 생식 성공을 위한 적절한 크기이다. 즉 텃새권 크기는 더 많은 먹이를 얻기 위한 더 큰 영토에 대한 고려와 침입을 덜 받기 위한 더 작은 영토의 유리함 사이의 균형 속에서 결정된다.

(3) 개체군의 생명표

① 개체군통계학자들은 한 개체군의 생존 유형을 연령별로 종합하는 생명표(life table)를 개발하였다. 정량 개체군통계학(quantitative demography)을 발전시켰다. 생명표를 만드는 가장 좋은 방법은 동령군(cohort)의 운명, 즉 동일한 연령의 개체 한 무리의 출생에서부터 모든 개체가 죽을 때까지를 추적하는 일이다. 한 개체군의 생존 유형을 연령대별로 종합한 표로서 각 연령층의 사망률 등을 알 수 있다.

연령	0	1	2	3	4	5
생존수	530	159	80	48	21	5
연령구간 평균 개체수 ($\frac{N_x + N_{x+1}}{2}$)	344.5	119.5	64	34.5	13.0	2.5
연령구간 개체들이 미래에 사는 총 햇수	578.0	233.5	114.0	50.0	15.5	2.5
기대수명	1.09	1.47	1.43	1.04	0.74	0.50
특정나이까지 살아남은 개체의 비율	1.00	0.30	0.15	0.09	0.04	0.01
연령구간에 사망 개체수	371	79	32	27	16	5
사망률	0.70	0.50	0.40	0.56	0.76	1.00
생존율	0.30	0.50	0.60	0.44	0.24	0

[그림] 개체군의 연령표 분석: 유성생식하는 종의 암컷 개체수만을 측정한 표

② 개체군의 성장예측표

(4) 개체군의 생존곡선

① 생명표의 자료들을 나타내는 도표를 생존곡선(survivorship curve)이라 부르며, 한 동령군의 각 연령에서 아직 살아있는 개체의 비율 또는 수로 그린다.

② 일반적으로 한 생존곡선은 한 개체군에서 1000개체를 동령군으로 하여 만들어진다. 예를 들어, 벨딩땅다람쥐 개체군에서 이를 만들려면 각 연령이 시작할 때 살아 있는 개체수의 비율에 1000(동령군의 가상적인 처음 개체 수)을 곱하면 된다. 그 결과는 각각의 해가 시작할 때 살아 있는 개체수가 된다. 그린 그래프(생존곡선)로 개체군의 생존 특성을 알 수 있다.

1) 굴형(Ⅲ형)—Ⅲ형의 곡선은 초기부터 매우 높은 사망률을 나타내어 급하게 하강하지만, 그 후에는 일정한 연령에 도달할 때까지 살아남은 적은 개체들이 결정적인 연령까지 잘 생존하므로 사망률은 서서히 감소한다. 출생수는 많지만 대부분 초기에 피식 당하고 극히 일부만 살아남아 수명을 다하는 형.

2) 히드라형(Ⅱ형) 또는 다람쥐형—Ⅱ형의 곡선은 중간형으로 일생 동안 비교적 일정한 사망률을 보인다. 이런 생존 유형은 벨딩땅다람쥐가 있다. 천적이 적어 피식률은 적지만 일정률로 감소하는 형.

3) 인간형(Ⅰ형)—Ⅰ형의 곡선은 초기부터 중기까지 사망률이 낮아 평평하다가 노년층에 이르러 사망률이 높아지면서 급격히 하강하게 된다. 출생수는 적어도 출생한 개체 대부분이 자연 수명을 다하고 죽는 형.

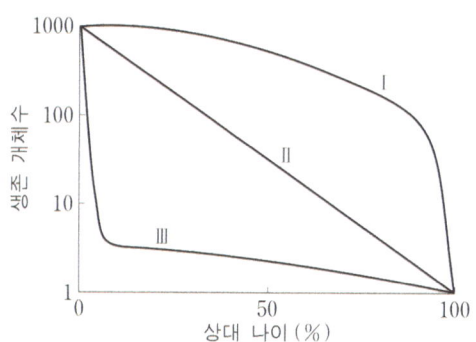

> MEMO
>
>
>
> QR code 찍고 네이버 카페에서 자료 얻기!

(5) 개체군의 생장곡선

① 개체군의 크기가 시간이 지남에 따라 어떻게 변하는가를 보는 방법이다.

② 개체 당 출생률과 개체 당 사망률을 통해 개체군의 크기의 변화를 예측한다. 개체 당 증가율(per capita rate of increase)은 r로 표기되는데, r 값은 주어진 개체군의 생장(r>0) 또는 감소(r<0)를 나타낸다.

③ 모든 개체들이 풍부한 먹이를 얻고 생리적으로 생식하기에 제약이 없는 개체군의 생장은 지수적 개체군생장(exponential population growth)이라 한다. 지수적 생장을 하는 개체군의 크기를 시간의 경과에 따라 그려보면 결국 J-형 생장곡선(J-shaped growth curve)을 이루게 된다.

- 지수적 생장의 J-형 곡선은 새로운 환경이거나 충족되지 요소나 어떤 돌변적인 사건을 말미암아 개체 수가 격감한 환경에서 그 반작용으로 개체수가 급격히 늘어나는 개체군의 특성이 된다.

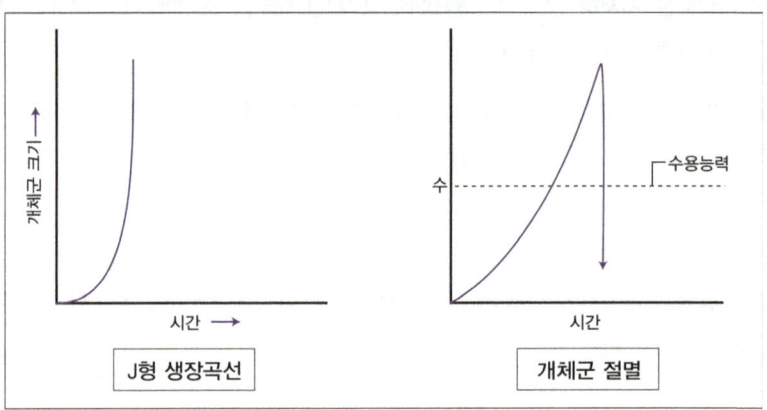

그림 지수형 생장 (r-선택)

1) 개체수의 변화율 ⇒ ΔN = (b-d)N

(b : 평균 출생율, d : 평균 사망율, N : 개체군내의 개체수)

- b와 d의 차를 개체당 변화율(r) 또는 실제증가율이라 함(r=b-d)
- ΔN = rN
- 생장하는 개체군에서 개체군 크기의 변화율은 r뿐만 아니라 N에 의해서도 결정
- 개체당 증가율은 단위기간 내 출생수, 사망수 외에 이입수, 이출수를 이용하여 계산될 수 있다.

2) 지수 증가와 J형 곡선

- 생식이 활발한 생물들이 이상적 환경에 놓여 있다면 최대 생리속도로 생식하여 순번식률은 r_{max} 또는 내인성 자연증가율(intrinsic rate of natural increase)을 가질 수 있다.

$$\frac{dN}{dt} = r_{max}N$$

④ 실제로 많은 생물의 생장곡선은 그와는 달리 초기에는 개체수가 급격히 증가하지만 차츰 서식지의 제한이나 한정된 먹이자원 등의 환경저항 때문에 개체군 성장이 느려져 개체군 생장곡선은 S자형(로지스트형 개체군생장)을 나타낸다. 이처럼 한 종이 한 서식지를 차지하는 개체의 수는 제한을 받을 수밖에 없는데 이를 환경수용력(carrying capacity)이라고 하며 K로 표기한다. S자형 생장곡선 모델에서

는 가상적인 개체군의 생장 최대치의 값을 계산할 수 있다면 최대치의 절반 값일 때 개체(당)증가율이 최대값을 갖게 된다.

- 환경저항 요인—먹이 감소, 서식 공간 감소, 질병, 포식, 노폐물 축적, 생존경쟁 심화와 같은 밀도의존적 요인과 날씨나 화재, 홍수와 같은 밀도비의존적 요인이 있다.

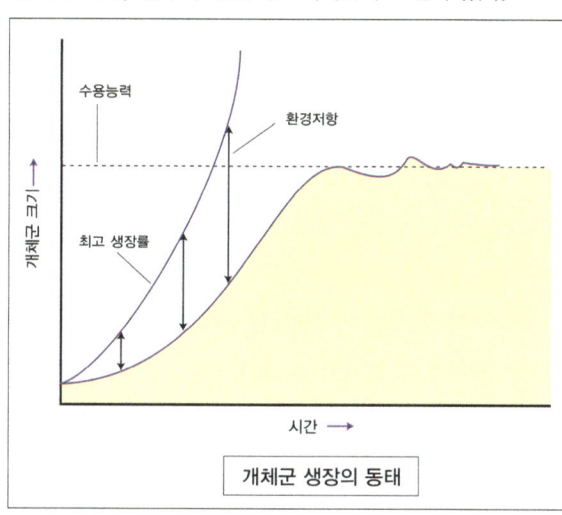

그림 로지스트형 생장 (K-선택)

1) 개체수의 변화율 ⇒ $\dfrac{dN}{dt} = r_{max} N_0 \dfrac{(K-N)}{K}$

- 수용능력은 K로 나타냄
- 개체군의 생장 초기에 N 값은 K 값에 비해 아주 작아 거의 영향을 미치지 않는다.
- 개체군이 생장하고 N 값이 커짐에 따라 $\dfrac{(K-N)}{K}$이 1보다 작아지고 I 값이 작아진다.
- 개체군이 수용능력을 초과하면 $\dfrac{(K-N)}{K}$는 음수가 되어 일시적으로 개체군이 감소

2) 지수 증가와 S형 곡선

$$\dfrac{dN}{dt} = r_{max} N\left(1 - \dfrac{N}{K}\right)$$

⑤ 제로개체군생장(Zero population growth, ZPG)은 개체 당 출생률과 개체 당 사망률이 동일(r=0)할 때 나타난다.

⑥ 개체당 증가율: $\dfrac{dN}{dt}\dfrac{1}{N}$

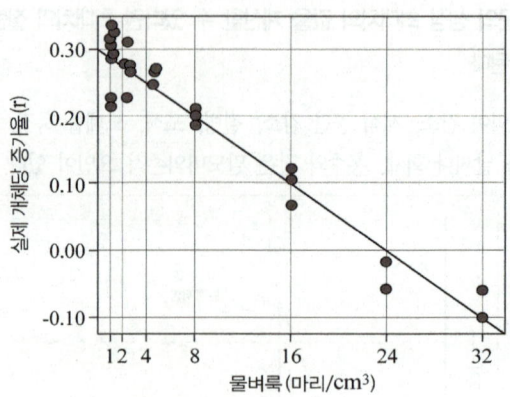

그림 개체당 증가율

⑦ 개체 증가: 개체수의 증가는 개체당 증가율 곱하기 그 시점에서의 개체수로 구할 수 있다. 이 경우 개체수의 증가가 최대가 되는 것은 개체군의 크기가 $\frac{K}{2}$일 때이다.

📖 알리효과: 어떤 개체군은 개체수가 적을 때 교배가 어려우므로 개체당 증가율이 초기에 감소되어 있는 경향을 보인다.

⑧ r-선택종과 K-선택종의 비교

	r-선택	K-선택
크기	작은 체형	큰 체형
종간. 종내 경쟁	다양하나 심하지 않음	일반적으로 치열
생존	어릴 때 사망률이 높고, 그 이후에는 높은 생존	특정 나이까지 낮은 사망률이거나 평생 사망률 일정
발달정도	빠른 발달: 성체가 되기까지 짧음	늦게 발달
생식	1회성: 자손수는 많음	다회성: 자손수는 적음
r값	일반적으로 큼	일반적으로 작음
수명	보통 일 년 이하	보통 일 년 이상
선호방향	생식	효율

(6) 개체군 주기

① 항상 일정한 개체수를 유지할 것 같은 생물들도 시간의 흐름에 따라 분석해 보면 개체수가 끊임없이 변화함을 볼 수 있다. 예를 들어 초원을 뛰어다니는 뿔사슴 조차도 특정 해에는 75%이상 개체수가 급감하였다가 다시 회복되는 것도 보고되었다. 특히 많은 개체군들이 예측할 수 없는 간격으로 변동하지만 어떤 개체군은 일정한 규칙적인 주기를 가지고 개체수가 늘었다 줄었다 하는데 이를 개체군 주기라고 한다.

② 이에 대한 원인은 아직 밝혀지지 않았지만, 먹이부족이나 포식자와 피식자 사이의 상호작용 등일 것으로 추측하고 있다. 특히 이러한 개체군의 주기가 나타나기 위해서는 다음과 같은 조건이 만족될 때라는 것이 여러 실험을 통해 증명되었다.

1) 피식자의 지속적인 증가

2) 피식자가 숨을 수 있는 은신처의 제공

3) 포식자의 존재

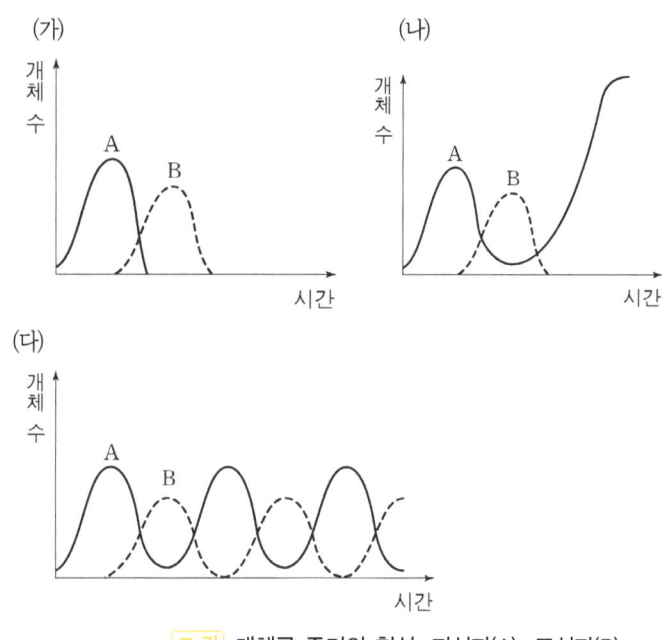

그림 개체군 주기의 형성, 피식자(A), 포식자(B)

③ 로츠카-볼테르의 법칙

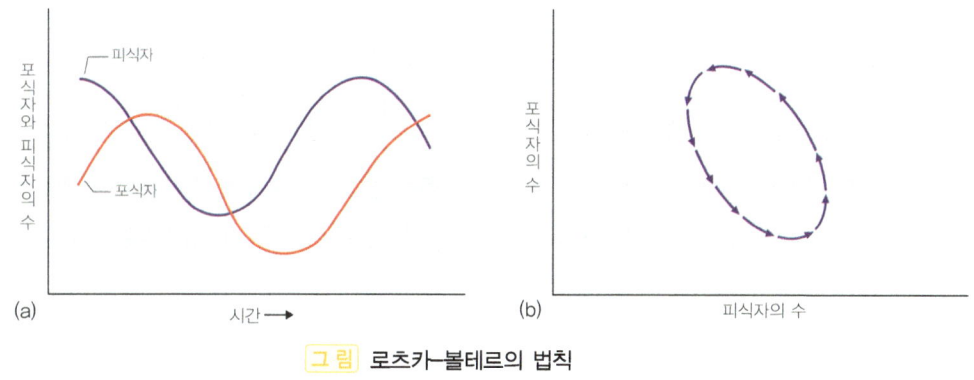

그림 로츠카-볼테르의 법칙

3. 군집 생태학

군집(community)이란 한 특정 지역에서 서식하는 모든 종들의 모든 개체들의 집합을 말한다. 살아있는 다양한 생물들이 충분히 가까이 모여 잠재적인 상호작용을 보여주는 개체군들의 모임을 생물학적 군집(community ecology)이라고 한다. 따라서 군집생태학(community ecology)은 군집 내에서 종들이 서로 상호작용 하는 모든 양상에 대해 다룬다.

(1) 군집 내 종간의 상호작용

① 군집생태학은 한 집단 안에서 교란과 같은 무생물적 요인들과 포식, 경쟁, 질병 등의 상호작용이 군집구조와 조직에 어떻게 영향을 미치는지에 대해 연구하는 학문이다. 생물의 삶에서 핵심적인 상관관계는 군집 내에서 다른 종들과의 상호작용이다. 이런 관계를 종간 상호작용(interspecific interaction)이라 한다. 경쟁, 포식, 초식, 공생(기생, 상리공생 및 편리공생)과 질병이 있다.

② 연계된 두 종의 생존과 생식에 상호작용이 미치는 영향을 나타내기 위하여 +, − 기호를 쓴다. 예를 들어, 상리공생에서 각종의 생존과 생식은 다른 종의 영향으로 인해 증가된다. 따라서 이것은 +/+ 상호작용이다. 또 다른 예인 포식은 포식자 개체군의 생존과 생식에는 긍정적이고 피식자의 개체군에는 부정적이기 때문에 +/− 상호작용이 된다. 제로(0)는 개체군이 상호작용에서 아무런 영향을 주고받지 않음을 나타낸다.

1) 동종 개체군의 상호작용 : 개체군의 생존을 위해 각 개체군 내에 일정한 질서가 있다. 경쟁, 텃세, 순위제, 리더, 분업제 등.

강한 종이 받는 영향 \ 약한 종이 받는 영향	−	0	+
−	경쟁배타	편해공생	기생
0	편해공생	중립	편리공생
+	포식/피식	편리공생	상리공생

2) 종간 경쟁(interspecific competition) (−/−): 공급이 부족한 특정 자원을 두고 경쟁이 일어나는 것이다. 그 결과는 한 쪽이 불리하게 나타나거나 양 쪽이 모두 불리해진다. 강력한 경쟁은 두 경쟁 중 한 종을 그 지역에서 사라지게 하며, 이런 과정을 경쟁적 배제(competitive exclusion)라고 한다.

3) 피식과 포식 (+/−): 포식(predation)은 포식자인 한 종이 피식자인 다른 종을 죽이고 잡아먹는 +/−의 상호작용이다. 포식이라는 말이 일반적으로 사자가 영양(antelope)을 공격하여 잡아먹는 것 같은 상상을 이끌어내는 용어이지만 이 말은 먹이를 죽이는 일로 정의되는 광범한 영역에 적용된다. 단순히 한 종이 다른 종을 잡아먹는 관계 뿐 아니라 다른 종을 죽이는 모든 관계를 나타내는 용어이다. 즉 번식을 하는 씨앗을 먹는 새가 있다면 이 또한 포식의 한 예이다.

4) 상리공생 (+/+) : 개미와 진디, 상부상조적인 공생이나 상리공생(mutualism)은 양쪽 종에게 모두 유익한 상호작용이다. 양쪽에 서로 이익을 준다. 예를 들면 집게와 말미잘, 콩과 식물과 뿌리혹박테리아, 지의류의 균류와 조류와의 관계가 있다.

5) 편리공생commensalism) (+/0): 고래와 따개비, 두 종간의 상호작용에서 한 쪽은 이익을 얻지만 다른 쪽은 아무런 해나 이익도 얻지 않는 것으로 정의한다.

6) 편해공생 (−/0): 사슴과 물가의 풀, 한 쪽에서는 해를 얻고 다른 쪽은 해나 이익이 없는 경우이다.

7) 기생(parasitism) (+/−): 기생말벌과 무당벌레, 겨우살이와 참나무, 한 기생생물(parasite)이 다른 생물체인 숙주(host)로부터 영양을 공급받는 +/−의 공생적인 상호작용이며, 이 과정에서 숙주에게 해를 끼친다.

8) 질병 (+/−): 숙주 생물에 대한 영향이라는 의미로서 병원체(pathogen)나 질병유발원(disease− causing agent)도 기생생물과 유사하다.(+/−) 영양을 훔치는 정도인 기생생물과는 달리 몇 종의 박테리아, 바이러스 등은 숙주에 치명적인 해를 입혀 죽음에 이르게 한다.

③ 생태적 지위(niche)

1) 생태적지위란 어떤 환경에서 한 종의 성장, 생존, 생식에 영향을 미치는 환경적 요인들을 말한다. 결국 한 종의 생태적 지위라는 것은 그 종이 존재하기 위해 필요한 모든 요인으로 구성되며 예를 들어 서식지, 먹이형태 등을 포함한다.

  - 원래 니치(niche)는 여러 아이템이 전시되고 안정화되는 벽 내의 공간을 뜻한다.

2) 기본적인 생태계 지위(fundamental niche)는 다른 종간 상호작용이 없는 곳에서 종이 살아갈 수 있는 물리적 환경을 의미한다. 이러한 기본적인 생태계지위는 경쟁과 같은 상호작용에 의해 변할 수 있다.

3) 실제 생태계 지위(realized niche)는 경쟁, 포식, 질병, 기생과 같은 생물적 상호작용에 의해 제한되는 분포를 갖는 종의 생태적 지위를 말한다.

  - 생태형 : 동일한 종이 각기 다른 환경에 적응한 결과 서로 구분되는 특징을 갖게 된 것으로 주변 환경에 맞추어서 자신의 형태 등을 바꾸게 된 경우. 이러한 생태형은 다른 지역에 서식하나 유전적으로 유사하기 때문에 서로 교배도 가능하다.

4) 한 군집 내에서 생태적 지위가 동일한 두 종은 공존할 수 없다. 이는 두 종이 경쟁을 하기 때문이다. 생활양식이 비슷한 개체군이 같은 장소에 살면서 생활공간, 활동시기, 먹이 등이 겹치지 않도록 알맞은 역할을 수행하면서 생존한다(분서). 또는 유사한 종들은 자원분배나 형질치환을 통해 서로 공존하는 경우가 많다.

  - 자원분배 : 군집에서 유사한 종들이 공존할 수 있게 하는 생태적 지위의 분화를 자원분배(resources partitioning)라고 한다. 군집에서 자원분배는 "과거 경쟁의 흔적"이다.
  - 형질치환−경쟁 결과에 대한 간접적인 증거로 개체군들이 때로 이소성(allopatric, 지리적으로 분리)이거나 동소성(sympatric, 지리적으로 겹침)으로 밀접하게 관련된 종들을 비교한 것이 있다. 어떤 경우를 보면 이소성 개체군들이 형태적으로 서로 유사하고, 유사한 자원을 이용한다.

MEMO

이런 경우 동소성 개체군들은 자원을 두고 잠정적으로 경쟁할 것 같은데, 체형의 구조와 이용하는 자원이 더 미묘하게 다른 것을 관찰할 수 있다. 이처럼 동소성 개체군들이 이소성 개체군보다 형질의 분화를 더 일으키는 경향을 형질치환(character displacement)이라고 한다. 형질치환의 한 보기는 갈라파고스(Galapagos)의 두 핀치인 Geospiza fuliginosa와 Geospiza fortis의 서로 다른 개체군의 부리 길이의 차이이다.

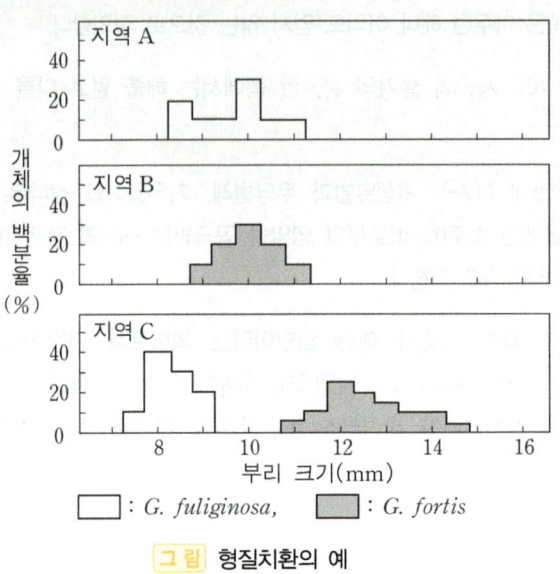

그림 형질치환의 예

ⓑ 분서: 동소개체군들간의 경쟁의 결과 서식지를 분리해 나간 것을 분서라 한다.

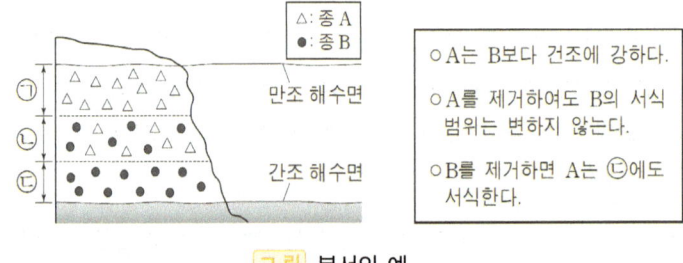

그림 분서의 예

(2) 군집의 구성

① 종다양성(species diversity)

1) 일반적으로 종풍부도(군집 안의 모든 종의 수)가 클수록 종다양성은 크다.

2) 종풍부도가 같다고 하더라도 종균등도가 높은 군집의 종다양성이 크다. 종균등도는 군집 내 각 종들이 차지하고 있는 밀도, 빈도, 피도를 계산하여 상대밀도, 상대빈도, 상대피도로 계산하여 나타낸다.

- 밀도 = $\dfrac{\text{특정종의 개체수}}{\text{단위 면적}}$

- 빈도 = 군집 내 종의 분포 비율

   = $\dfrac{\text{특정종이 나타난 방형구 수}}{\text{조사한 전체 방형구 수}} \times 100$

- 피도(%) = 식물의 지상부가 지표를 덮고 있는 비율.

   = $\dfrac{\text{특정종이 차지한 면적}}{\text{조사 면적}} \times 100$

3) 종다양성의 척도인 샤넌-위너(shannon-wiener)지수(H): 종풍부도와 종균등도에 의해 값이 좌우되는 지수로써 종의 다양성을 나타내는 지수로 아래와 같은 식으로 나타낼 수 있다.

$$H = -\sum_{i=1}^{s} p_i \log_e P_i$$

(p_i: i번째 종의 비율, s: 군집의 종수)

- H를 계산하기 위해서는 군집 내 각종의 비율인 p_i를 구하고 식에 대입하여 풀어야 하는데, 그 값이 음수값이 나오므로 $\sum$ 앞에 (-)값을 두었다.

- 위 식에서 종이 하나만 있는 경우 H의 최소값은 0이고 이는 그 군집이 한 종으로 이루어져 있음을 의미한다.

- 종풍부도와 종균등도가 증가할수록 H의 값은 증가한다.

4) 순위 풍부도 곡선(rank-abundance curve): 종의 상대풍부도를 풍부도가 높은 순서로부터 낮은 순서로 표시함으로써 군집의 상대풍부도와 종다양성을 나타낼 수 있다.

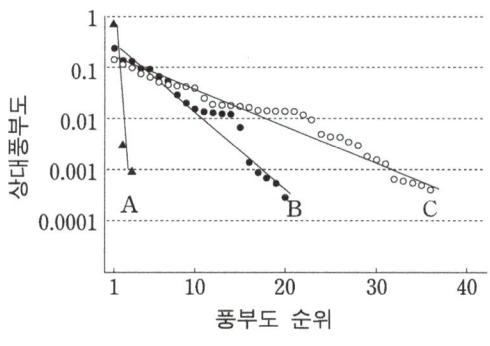

그림 순위 풍부도 곡선

② 종다양성에 미치는 환경의 요인

1) 서식처의 복잡성이 클수록 또 이질성이 높을수록 종다양성은 증가한다. 이는 각종이 가진 생태적지위가 다양하고 그에 적응하기 쉬운 환경이 충분히 제공되기 때문에 가능하다.

2) 저위도에서 종다양성은 증가한다. 열대우림의 경우 목본의 높이가 높아 수직적으로 서식지에 차등성이 제공된다.

3) 조류와 식물의 경우 양분공급이 증가할수록 식물과 조류의 종다양성이 감소한다.

4) 대기 중 질소농도가 빠르게 축적되는 지역에서는 균류의 다양성이 감소한다. 토양의 질소축적에 따른 산성화의 결과 외생균근류의 감소가 일어나는 현상 때문인 것으로 보인다.

4) 서식지의 크기가 증가할수록 종다양성이 증가한다. 각 종은 자기가 살아가기에 충분한 서식지의 면적을 요구할 수 있는데 그 요구를 충족시키는 것은 서식지의 면적이 클 때 가능하다.

5) 섬의 경우 대륙으로부터 종의 유입이 용이한 가까운 섬의 종다양성이 크다.

- 섬에 궁극적으로 거주하게 될 종의 수를 결정하는 두 가지 요인은 새 종이 이 섬으로 이입하는 속도와 이 섬에서 사라지는 종의 속도이다. 그리고 이입과 소멸 속도에 영향을 주는 섬의 물리적인 조건은 그 크기와 대륙으로부터의 거리이다.

- 작은 섬들은 일반적으로 낮은 이입률을 나타낸다. 이는 집락형성을 할 수 있는 능력이 작은 섬일수록 떨어지기 때문이다. 작은 섬들은 멸종률도 더 높다.

6) 중간교란가설(intermediate disturbance hypothesis):

- 교란(disturbance)은 태풍, 불, 홍수, 가뭄, 지나친 방목 그리고 인간 활동 같은 것으로 군집을 변하게 하여 생물을 없애고 자원의 이용 가능성을 바꾸게 하는 사건이다.

- 중위교란가설(intermediate disturbance hypothesis)은 적정 수준의 교란은 높거나 낮은 교란보다 종다양성을 높인다는 것이다.

7) 가장자리 :

- 생태계사이 그리고 생태계의 경계에서는 그 경관이 사뭇 생태계와는 다르다. 예를 들어 산불이 난 지역의 숲 가장자리는 숲의 내부보다 빛을 더 받으므로 더 뜨겁고 건조해지고 불이 탄 지역보다는 차고 습하다. 이러한 새로운 특징들로 인해 생태계가 인접한 지역에서는 다양한 종이 출현할 수 있으며 다양한 종이 번식을 할 수 있도록 돕는다.

8) 인간이 변형시킨 가장자리는 단편화를 일으켜 역으로 종다양성이 줄어들 수도 있다. 단편화를 방지할 수 있는 것이 이동통로이다.

③ 군집 내 종의 분류

1) 우점종 : 우점종(dominant species)은 군집 내에서 가장 수가 많거나 또는 총체적으로 생체량(biomass ; 한 개체군에서 모든 개체의 총 질량)이 가장 많은 종이다. 또는 방형구법에서 쓰이는 방식대로 상대빈도(또는 상대피도)와 상대밀도의 합이 가장 큰 종이다.

2) 침입종(invasive species) 또는 외래종: 주로 사람에 의하여 그들의 자생지로부터 옮겨져서 도입된 종

3) 핵심종 : 우점종에 대응하는 핵심종(keystone species)은 군집 안에서 반드시 수가 많을 필요는 없다. 그들은 군집구조에 수적인 힘뿐만 아니라 중추적인 생태적 역할, 생태적 지위에 의해 강력한 지배력을 발휘한다. 핵심종을 식별하는 좋은 방법은 제거 실험이다. 우점종은 제거된다고 하여도 생태계에 미치는 영향이 적을 수 있으나 핵심종이 제거되면 오히려의 생태계의 종다양성이 감소한다.

4) 희소종 : 군집 내 개체수가 적은 종이다.

5) 지표종 : 특정 군집에서만 볼 수 있는 종이다.

6) 창시종(기능공) : 어떤 생물은 환경에 대한 물리적인 변화로 군집구조에 영향을 준다. 그런 생물은 그들의 행동 또는 거대한 생체량을 통해서 환경을 바꾼다. 대표적인 예는 비버(beaver)이다.

7) 근원종 : 포식자가 제거되었을 때 어느 한 종이 다른 한 종을 거의 멸종상태로 몰아갈 경우 포식하는 종을 일컬으며 생태계 폭발을 유발하는 하나의 원인으로 작용하기도 한다. 대표적인 예는 외래종의 도입에 따른 생태계의 변화에서 관찰되는 경우로 황소개구리 등을 들 수 있다.

QR code 찍고 네이버 카페에서 자료 얻기!

(3) 군집의 먹이그물

① 생산자 : 독립영양(광합성) 생물, 광합성 세균, 화학합성 세균. 이산화탄소, 물 그리고 몇몇 무기물질로부터 유기물질을 생산하기 위해 빛에너지 사용한다. 생산자에 의한 생물량은 생물권에 존재하는 총생물량의 99% 차지한다.

- 생물량(biomass) : 단위 면적당 생물의 전체 무게로 건조 유기물의 건중량 또는 생체량을 평방미터 당 그램이나 킬로그램(g/m^2 또는 kg/m^2)으로 나타낸다.
- 화학적 독립영양생물(chemoautotroph) : 지각의 무기물로부터 에너지를 얻는다.

② 소비자 : 동물, 일부 균류, 여러 원생생물, 대부분의 박테리아(종속영양생물)

- 1차 소비자 - 초식동물처럼 1차 생산자를 직접 먹는다.
- 2차 소비자 - 1차 소비자를 잡아먹는 육식동물
- 3차 소비자, 4차 소비자

③ 분해자 : 사체나 배설물 등 유기물을 무기물로 분해하는 균류나 세균류. 분해자는 물질을 분해하여 다시 순환시켜 생산자가 이용할 수 있게 한다. 즉 생산자와 소비자 사이의 중요한 연결고리 역할(유기영양소의 재순환에 관여)을 한다. 분해자는 유기물이나 생물의 잔유물과 노폐물을 분해하여 암모니아, 황산염, 아질산염, 질산염, 인산염, 이산화탄소, 물과 같은 단순한 생성물로 전환한다.

④ 먹이 피라미드 : 생산자로부터 영양단계가 높아질수록 에너지와 생체량이 감소되어 피라미드를 형성한다.

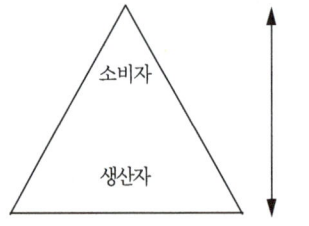

[그림] 먹이피라미드

⑤ 먹이 그물 : 서로 연관된 먹이그물(food web)이 보여주는 것은 한 종류의 생물이 여러 종류의 생물과 연결되어 먹고 먹히는 관계이다. 화살표의 크기를 이용하여 상호관계의 세기를 설명한다.

- 최상위포식자를 제거하면 종다양성은 감소한다.

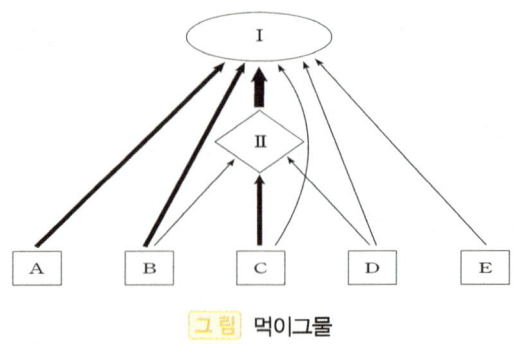

[그림] 먹이그물

5. 에너지 생태학

(1) 용어

① 에너지 흐름 : 태양 → 생산자 → 소비자 → 분해자 → 우주의 순서로 한 방향으로 흐르며, 순환하지 않는다.

- 에너지 흐름의 특징은 다음 단계로 갈수록 흐르는 양은 감소하나 효율은 커진다는 것과 먹이사슬의 각 단계로 진행될 때마다 전체 유입 에너지의 5~20%만이 전달된다는 것이다.

- 대개의 경우 상위 단계로 10%씩 전달된다고 본다. 이와 같이 영양 효율(trophic efficiency)는 한 영양단계에서 다음 영양단계로 전달되는 에너지의 비율이다.

$$영양\ 효율(\%) = \frac{그\ 단계의\ 에너지\ 양(E_2)}{앞\ 단계의\ 에너지\ 양(E_1)} \times 100$$

② 1차 생산(primary production): 독립영양생물이 빛 에너지를 화학 에너지(유기화합물)로 순1차 생산은 시간당 면적당 에너지($J/m^2 yr$) 또는 시간당 면적당 생태계에 더해진 식물의 생체량(무게, $g/m^2 yr$)으로 나타낼 수 있다.

③ 1차 총생산량(gross primary productivity ; GPP): 생태계의 모든 독립영양생물이 생산한 생물량의 전체 양을 말한다.

- 생태계에서 총1차 생산(gross primary production)은 생태계의 GPP라 한다. 즉, 일정한 시간 동안 광합성에 의해 화학 에너지로 전환되는 빛 에너지의 양을 GPP라 한다. 이렇게 생산된 모든 물질이 식물에 저장되는 것은 아니다. 많은 유기물은 상위단계의 소비자와 분해자에게 이동한다.

④ 순 1차 생산량(net primary productivity; NPP): 독립영양생물이 자신이 필요한 에너지로 소모한 생물량을 제외한 유기물의 양이다. 즉 ·총 1차 생산량에서 광합성 생물에 의한 호흡량을 뺀 값이다.

- 총생산량 = 순생산량 + 호흡량

⑤ 2차 생산(secondary production): 화학에너지를 축적하여 일정 시간동안 소비자의 몸을 구성하는 생체(량)를 만드는 에너지를 일컫는다.

- 생산 효율: 호흡으로 사용되지 않고 생체에 저장된 에너지의 비율

- $생산효율 = \frac{순2차생산 \times 100\%}{1차\ 생산의\ 동화}$

- 항상 영양 효율은 생산효율보다 작다. 왜냐하면 영양 효율은 호흡을 통한 소비와 변에 포함된 에너지 뿐만 아니라 다음 단계의 생물에 의해 소비되지 않은 전 영양단계의 유기물에 포함된 에너지도 포함되기 때문이다.

⑥ 생장량 : 어떤 단계에서의 생장량은 다음과 같이 구한다.

- 생장량 = 총생산량 – (호흡량 + 고사량 + 피식량) = 순생산량 – (고사량 + 피식량)

⑦ 순군집생산력(net community productivity; NCP) : 순 1차 생산력에서 종속영양생물의 호흡량을 뺀 값

(2) 다양한 분석방법

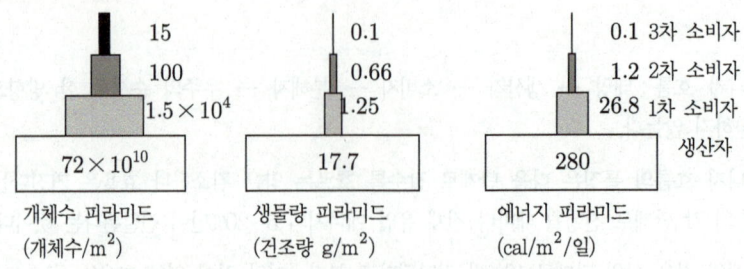

그림 생태계에 대한 3가지 생태 피라미드

① **개체수 피라미드**: 에너지는 먹이사슬을 따라 계속적으로 소실되기 때문에 어떤 생태계가 부양할 수 있는 최상 위 단계의 육식동물의 생체량은 제한될 수밖에 없다. 대부분이 피라미드 형태지만 종종 역피라미드 형태도 나타난다. 대표적인 역피라미드의 형태는 열대우림에서 관찰되는데, 우점하고 있는 식물은 개체수가 적지만 개체당 생물량이 월등히 크기 때문에 발생한다.

② **생체량 피라미드**: 생물량을 도표로 나타내는 방법으로 먹이연쇄의 단계가 잘 나타난다. 여기에서 각 단계는 각 단계의 생물의 총 건조량으로 나타내는 현존량을 의미한다. 일반적으로 생산자의 생물량이 소비자의 생물량보다 많아 계단형 피라미드가 나타나는데 이는 상위단계로 올라갈수록 물질대사 과정에서 상당량은 흡수되지 않고 배설물로 버려지기 때문이다.

> 생물량(생체량)피라미드는 수생생태계의 경우 동물성플랑크톤(1차소비자)와 식물성플랑크톤(1차생산자)이 역으로 나타날 수도 있다. 식물성 플랑크톤이 짧은 체류 시간(turnover time)을 가진다는 것을 의미하며, 이는 그들의 생산량에 비해 적은 현존 생체량을 가진다는 것을 의미한다.

③ **에너지 피라미드**: 한 영양단계에서 다음 영양단계까지의 에너지 흐름을 나타내고 그 전달 과정에서 일어나는 에너지 손실을 보여준다.

6. 물질의 순환

(1) 물질(양분)순환

① 에너지와 달리 지구상에 있는 원소는 운석 등에 의해 외계로부터 공급받는 경우를 제외하고는 유한하게 존재하므로 재사용을 통해 끊임없이 순환하게 된다.

② 녹색식물은 무기물로부터 유기물을 합성하고, 이 유기물은 동물에 의해 이용되며, 동·식물은 분해자에 의해 다시 무기물로 환원된다.

(2) 탄소 순환

① 육상권 : 광합성을 위한 탄소의 주요 저장고는 대기의 이산화탄소이다.

② 수권 : 용존 이산화탄소(탄산염 암석)로부터 중탄산염이온(HCO_3^-)을 이용한다.

③ 저장탄소 : 탄산염 암석과 화석연료의 형태로 저장한다. 대기 중의 이산화탄소는 심해에 녹아 있던 퇴적물이나 화석연료의 분해에 의해 과량으로 늘어나 대기를 오염시키고 온실효과를 유발하게 된다. 탄소의 가장 큰 저장소는 석회석과 같은 퇴적암이나 석회암을 통한 순환은 매우 느리다.

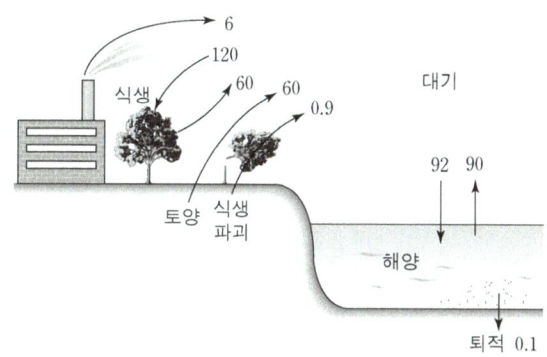

그림 탄소순환 (단위: 10^{15}g 탄소/년)

(3) 물 순환

① 해양 → 수증기 → 구름 → 강수 → 토지 → 지하수, 하천 → 해양

(4) 질소 순환

① 대기 중 질소 → 세균의 질소 고정 → 질산 환원 → 아미노산 → 먹이연쇄
   → 부패 → 암모니아 → 공중질소

② 질소 : 단백질, 핵산, 클로로필, 조효소 등의 중요한 구성요소

③ 질소의 저장고: 건조한 대기 가스의 약 78%가 질소 분자로 구성되어 있다.

④ 질소고정 박테리아를 제외한 모든 생물은 대기 속의 질소를 직접 이용할 수 없음

⑤ 식물과 거의 모든 생산자는 질산염 이온(NO^{3-}) 형태로 질소 흡수

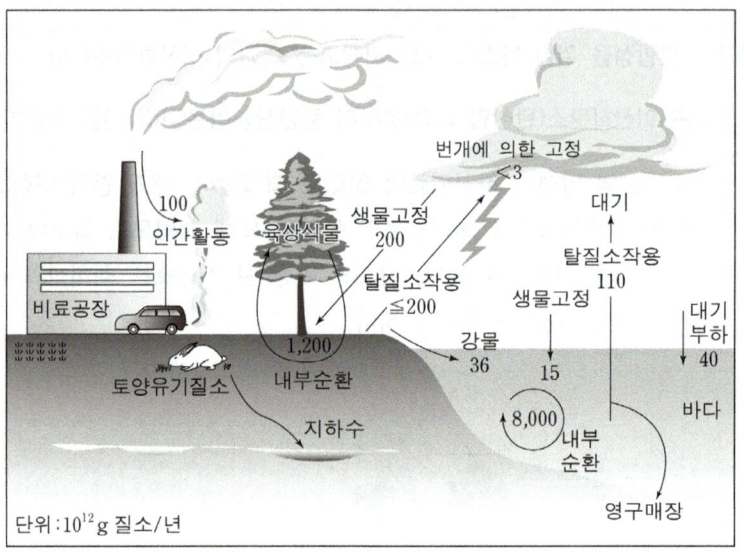

그림 질소순환 (단위: 10^{12}g 질소/년)

(5) 인 순환

① 인광석 → 가용성 인산이나 인비료 → 식물 → 먹이연쇄 → 사체나 배설물→ 퇴적 또는 무기인산.

② 인 : 수용성 인산염 이온(HPO_4^{2-})으로 식물 뿌리를 통해 흡수된다.

③ 인산염은 ADP, ATP, 인지질, 핵산, 광합성과 호흡의 조효소 등 중요 대사물질을 만드는데 필요하다.

④ 분해자의 활동에 의해 인산염 저장고 안으로 방출된다.

⑤ 담수생물계 : 인산염과 칼슘의 저장소는 긴 시간동안 바닥 퇴적물에 결합하여 있다가 용승에 의해 저장소 퇴적물과 용존 이온이 표층으로 이동하여 식물성 플랑크톤이 이용한다.

7. 천이

(1) 천이의 특징

① 교란된 지역은 점진적으로 다양한 종으로 집락이 형성되고, 다시 다른 종으로 대치되며, 또 다시 다른 종으로 차례로 대치되는 생태적 천이를 거치게 된다.

② 생태적 천이(ecological succession) : 시간에 다른 군집의 변화

③ 자생천이(autogenic succession) : 생태적 천이가 생물 자체의 결과로 일어난 경우

④ 타생천이(allogenic succession) : 외부의 물리적인 힘(불, 홍수)에 영향을 받아 일어난 경우

※ 대부분의 천이는 자생적·타생적 요인의 상호작용 결과 일어남

⑤ 천이계열(sere) : 천이에 속한 연속되는 변화의 계열, 각각의 천이계열은 각기 다른 천이상(seral stage)을 보임

(2) 천이의 힘

① 촉진조절 모형(facilitation model): 한 종은 뒤이어 오는 식물의 정착을 용이하게 하는 역할을 하는 것으로 보는 것으로 ·현재는 1차 천이에서만 유효하다. 특히 지의류의 역할

② 억제조절 모형(inhibition model): 정착식물들은 다른 식물의 침입이나 생장을 촉진하기보다는 방해한다고 보는 것으로 새로운 식물 종류는 정착식물이 죽거나 피해를 당한 이후에만 나타난다. 개척식물은 일반적으로 비개척식물보다 생존기간이 짧고 흔히 재배치되기 때문에 억제에도 불구하고 천이 진행된다.

③ 내성조절 모형(tolerance model): 다른 군집에서 행해진 2차 천이의 요구. 개척식물들이 어떤 경우 비개척식물을 돕지도 방해하지도 않는 것으로 ·개척식물과 비개척식물 간의 생장률과 경쟁능력 차이 때문에 천이가 발생한다.

(3) 1차 천이

① 암반노두, 새로 형성된 삼각주, 사구, 새로 생긴 화산섬, 용암류 등과 같은 이전에 군집이 존재하지 않은 곳에서 군집이 정착되는 경우가 많다.

② 천이계열은 이전에 그들 종이 서식하지 않던 장소에서 스스로 성공적으로 정착하고 생식할 수 있는 개척자 생물로부터 시작된다. 원핵생물 등을 제외한 생명체가 없어진 지역에서 천이가 시작되는 경우로서 개척자(지의류 등)로부터 시작하여 극상이 되는 천이로 수백 년에서 수천 년이 걸릴 수 있다.

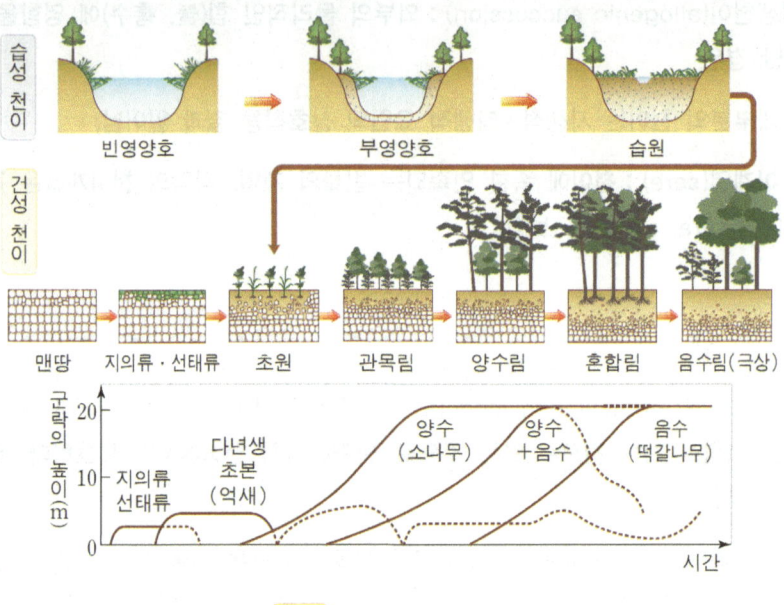

그림 1차 천이의 진행

③ 1차 천이의 순서

1) 지의류가 맨 먼저 들어와 살게 되는데 지의류는 산성물질을 분비하여 암석의 표면을 침식하여 풍화를 촉진시키고, 이곳에 바람에 실려온 먼지나 토양 입자들이 쌓여 토양층을 형성한다.

   📖 지의류 : 조류와 균의 공생구조, 암반 노두에 침입하는 최초의 개척자로 약산(acid)을 생성하며 느리게 암반의 표면 침식한다. 유기물과 모래입자들이 틈에 쌓이면서 초본식물과 이끼류 등의 식물이 살아갈 기회를 높여주어 새로운 천이계열 단계 시작시킨다.

2) 수분의 보유능력이 커져 선태류가 자라게 된다.

3) 토양층이 두터워지면서 1년생 초본이 자란다.

4) 이어 다년생 초본이 자라기 시작하여 초원을 형성한다.

5) 식물들은 키가 작은 관목으로 대치된다.

6) 소나무와 같은 양수가 자라게 되어 양수림을 형성한다.

7) 그늘이 생기면 초본과 양수는 빛의 부족으로 쇠퇴하고 음수가 침입하여 자라서 혼합림을 거쳐 결국 안정적인 음수림이 된다.

(4) 2차 천이

① 산불이나 벌목한 곳에서 초원부터 시작하는 천이이다.

② 1차 천이보다 빠르다.

③ 이미 생물이 서식하고 있던 곳에서 진행되므로 개척자가 초본인 경우가 대부분이다. 이 경우에도 역시 음수림을 이루려고 한다.

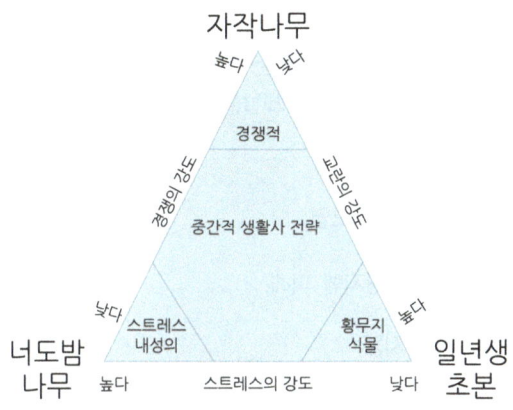

그림 그라임의 식물 생활사 전략의 분류

(5) 수생군집에서의 천이

① 하천을 통해 육지로부터 유입되는 영양염의 자연적 증가에 의해 형성되는 자연적 부영양화(natural eutrophication)의 결과로 발생한다.

- 부영양 호수(eutrophic lake) : 영양염이 풍부하고 생산력이 높은 호수와 연못
- 빈영양 호수(oligotrophic lake) : 한정된 영양염 공급과 생산력이 거의 없는 호수와 연못

② 천이과정

1) 호수 발달 과정에서 군집 생장에 따라 연못의 가장자리에서부터 퍼져 들어가기 시작

2) 이러한 식물들은 연못 전체에 걸쳐 펼쳐짐

3) 연못의 물이 사라짐으로써 습지 풀, 부들, 사초식물들이 부생 식물을 대치하고 연못은 습지로 변화

- 문화적 부영양화(cultural eutrophication) – 대량 시비에 의한 질산염 증가와 세탁용 합성세제에 의한 인산염의 증가에 의해 발생

(6) 극상군집

① 순생산과 이용이 평형상태에 이르는 군집으로 실존하지 않는다.

② 일반적인 천이과정에서 군집은 그들이 사용하는 것보다 더 많은 유기물 생산한다.

③ 천이 초기에 생물과 환경간의 교환율은 무기영양염류가 주로 환경의 저장소에 저장되기 때문에 느리다.

8. 환경오염

(1) 대기 오염

① 1차 오염 : 석탄, 석유 등 화석 연료 연소에 의해 발생한다.

1) CO_2, CH_4: 지구 표면에서 발산되는 적외선 흡수(온실 효과)

2) CO: Hb와 결합하여 O_2 운반을 방해한다.

3) $SO_2 \cdot SO_3 \rightarrow$ 물에 녹아 아황산(H_2SO_3) 형태의 산성비가 된다. 눈, 호흡기의 점막 손상, 식물 잎조직 파괴, 토양으로부터 양이온의 세탈을 일으킨다.

 📖 산성비의 지표종 = 지의류.

4) $N_2O \cdot NO \cdot NO_2 \rightarrow$ 산성비나 2차 오염.

5) 탄화수소→2차 오염물 : 눈·기관지에 피해.

6) 분진→진폐증, 규폐증, 먼지 지붕.

7) CFC(프레온가스)→O_3층 파괴.

② 2차 오염 : 1차 오염물이 자외선을 받아 형성된다.

1) 질소 화합물, 탄화수소가 O_2와 광화학 반응을 하여 O_3, 포름알데히드, PAN(peroxyacethyl nitrate) 등을 발생한다.

2) 포름알데히드, SO_2, PAN은 수증기와 함께 광화학 스모그가 된다.

(2) 수질 오염

① 오염 물질 : 가정 하수(유기물, 중성 세제), 공장 폐수(메틸화수은, 카드뮴, 황산비소 화합물, 시안화합물, 이산화황 등).

② 수질 오염 측정

1) 용존산소량(DO) : 물 속에 녹아 있는 산소량(ppm, 백만분의 1). 수치가 감소하면 오염된 물이다.

2) 생물학적 산소 요구량(BOD) : 물 속의 유기물을 미생물이 분해할 때 소비하는 산소량(ppm). 수치가 증가하면 오염된 물이다.

3) 화학적 산소 요구량(COD) : 물 속의 유기물을 산화제로 분해할 때 소비하는 산소량(ppm). 수치가 증가하면 오염된 물이다.

③ 오염의 영향→DO는 감소하고, BOD와 COD는 증가한다.

④ 하천오염의 순서

1) 부영양화가 발생한다. 오염물 특히 질산염(분뇨와 축산폐수 등)과 인산염(세제와 시비)의 유입으로 수중의 무기염류가 크게 증가한다.

2) 많은 호수에서 많은 양분(무기염류 특히 질산염)의 공급은 대량으로 공급됨으로써 광합성생물이 무지막지하게 증가하게 된다. 이들은 낮에는 과량의 산소를 생산하지만 밤에는 산소를 이용하므로 물속의 산소가 고갈되는 현상을 가져오게 되어 광합성 생물이 죽는다.

3) 분해하는 호기성 세균이 득세하게 되면서 BOD가 증가한다.

4) 호기성 세균에 의해 산소가 고갈되어 DO가 감소한다.

5) 물고기가 폐사한다.

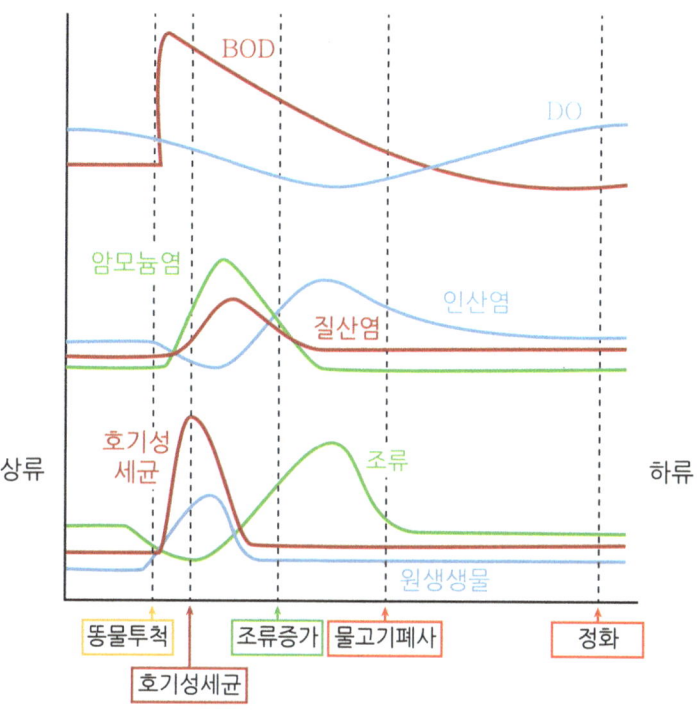

⑤ 적조 현상

1) 부영양화로 플랑크톤 대량 번식한다.

2) O_2 소비, 독성물질 방출(주로 쌍편모조류)한다.

(3) 토질 오염

① 오염 물질

　화학 비료(토양 산성화), 농약(DDT, BHC), 중금속(농약, 공장폐수-수은, 납, 카드뮴, 구리, 아연, 비소).

② 오염 영향

　토질 산성화나 수은이나 카드뮴 등 중금속 중독.

③ 생물 농축: 화학 물질이나 중금속 등 분해되지 않는 물질이 생물체 내에 잔류 농축되는 것. 상위 소비자에 갈수록 증가한다. 예를 들어 수은 중독에 의해 발생하는 미나마타병, 카드뮴 중독에 의해 발생하는 이타이이타이병이 있다.

(4) 행동생태학

① **고정행동양식(fixed action pattern, FAP)** : 본질적으로 바뀌지 않고 일단 시작되면 끝날 때까지 계속되는 일련의 비학습적 행동인 고정행동양식이 있다. 예를 들어, 큰가시고기는 자신의 텃세권에 들어오는 수컷을 공격하는데 붉은 배를 인식하여 공격한다.

② **이주(migration)**: 어떤 동물은 환경신호를 이용하여 정리적으로 먼 거리를 이주한다.

- 일주기리듬: 태양의 위치를 파악하여 이동할 때, 체내 시계 또는 생물시계(circadian clock)을 활용한다. 예를 들어 새는 하루 중 특정 시간대에 태양의 방향을 보고 이동한다. 야행성 동물의 경우 일정한 위치의 북극성을 이용한다. 비둘기의 경우 자기장을 인식하여 구름이 끼여도 이동할 수 있다.

- 행동의 리듬: 일년주기 리듬(circannual rhythm) 계절의 1년 주기와 연관되어 있다. 어떤 종의 경우 낮과 밤의 길이에 의해 영향을 받는데, 몇몇 새는 낮의 길이를 인위적으로 길게 하였더니 이주시기가 아닌데 이주를 시도했다.

- 농게의 경우 낮과 밤의 길이를 인지하는 것이 아니라 초승달과 보름달의 시기를 인식하여 번식한다. 이 경우 조류의 이동이 가장 크게 일어나므로 갯벌에 낳은 유생을 멀리 이동시켜 안전하게 성장하게 한다.

③ **의사소통(communication)**

- 꿀벌의 8자 흔들기 춤: 먹이가 있는 곳을 알릴 때, 거리는 일직선으로 가는 춤부분에서 복부를 흔드는 수에 의해 표시하고, 방향은 직선춤의 각도에 의해 나타낸다.

- 페로몬(pheromone): 초파리나 나방의 구애 행동. 연준모치류와 메기류는 다쳤을 때 피부의 페로몬을 물속에 퍼뜨려 경고신호를 내 보낸다.

④ **각인(imprinting)** : 각인은 임계기(sensitive period)를 갖는다는 점에서 다른 종류의 학습과 다른데, 임계란 동물 발생 과정에서 특정 행동을 학습할 수 있는 제한적인 시기로, 이 시기 외에는 학습이 불가능하다. 예를 들어, 멸종 위기에 처한 미국산 흰두루미(Whooping crane) 77마리가 태어난 후 캐나다두루미(sandhill crane)에 의해 길러졌는데, 이들 중 어느 개체도 나중에 다른 흰두루미와는 짝을 맺거나 교배를 하지 않았다.

⑤ **습관화(habituation)** : 습관화는 정보가 적거나 아예 없는 자극에는 반응을 일으키지 않게 되는 것을 말한다. 히드라는 살짝 건드리기만 해도 수축한다. 그러나 만일 뒤따르는 결과 없이 이러한 자극만 계속 가해주면 히드라는 더 이상 반응하지 않게 된다.

⑥ **공간학습(spatial learning)**: 나나비벌의 지형표식을 이용하여 둥지를 찾는 것.

⑦ **인지지도** : 동물은 자신이 속한 환경에서 지형표식의 방향만을 갖고서도 유연하고 효과적으로 이동할 수 있다. 예를 들어, 꿀벌들은 10가지 정도의 지형표식을 학습하고 이들 지표를 이용해 벌집과 꽃들의 위치를 찾는다.

⑧ **시행착오학습**:

⑨ 고전적 조건화: 파블로프의 개

⑩ 작동적 조건화: 동물들이 자신이 한 행동에 대한 보상이나 처벌을 받게 되면 그것을 연합하여 학습한 다음부터는 그러한 행동을 반복해서 하거나 또는 피하게 되는 것. 예를 들어 포식자는 자신에게 고통을 준 경험을 준 먹이를 피하게 된다.

⑪ 이타주의(altruism): 해밀턴의 법칙. 혈연계수를 통한 이타행동의 결정. $rB \rangle C$를 만족할 때, 이타 행위를 한다. r은 혈연계수, B는 이타적 행동의 수혜자가 추가로 얻는 새끼들의 평균적인 수, C는 그 행동으로 인해 줄어든 이타주의자의 평균적인 자손 수이다. 혈연계수는 부모와 나는 1/2, 조부모와 나는 1/4, 삼촌과 나는 1/4, 사촌과 나는 1/8이다.

⑫ 베이츠의태: 맛있는 종이 맛없는 종을 닮아가는 것

⑬ 뮐러의태: 맛없는 종이 맛없는 종을 닮아가는 것. 포식자의 빠른 학습을 유도함

QR code 찍고 네이버 카페에서 자료 얻기!

01.
다음 중 개체군 밀도를 측정하는 방법이 <u>아닌</u> 것은?

① 총계법 ② 밀도법 ③ 방형구법 ④ 포획-재포획법

02.
생물 다양성 손실의 가장 큰 원인은 무엇인가?

① 야생생물의 과도한 수렵 ② 자외선 복사 ③ 생물농축
④ 비토착종의 유입 ⑤ 서식지의 파괴

03.
종(species)이 소멸되는 원인으로 적당한 것은?

[보기]			
가. 서식지 감소	나. 환경오염	다. 기생	라. 외래종과의 경쟁

① 가, 나 ② 가, 나, 다 ③ 가, 나, 라
④ 나, 다, 라 ⑤ 가, 나, 다, 라

04.
다음 중 먹이사슬이 의미하는 것으로 가장 적합한 것은?

① 살아있는 개체들간의 진화적인 관계
② 생태계에서 종들간의 관계
③ 유전적 변이의 복잡한 본성
④ 부모로부터 자식으로의 유전정보 전달

05.

다음에서 맞게 표현된 것은?

① 찌르레기는 독수리보다 더 r-selected이다.
② 곰은 고요테보다 덜 k-selected이다.
③ 선인장은 사막의 1년생 식물보다 덜 k-selected이다.
④ 사람은 개보다 더 r-selected이다.

06.

연못의 생태계가 아래와 같이 이루어져 있다. 만약 사람들이 가물치를 모두 잡아먹어 버린다면 어떤 결과를 초래할까? (조류 → 동물성 플랑크톤 → 곤충 → 피라미 → 가물치)

① 모든 생물의 분포가 변화한다.
② 피라미의 개체수가 감소한다.
③ 곤충의 밀도가 증가한다.
④ 피라미의 개체 수는 증가하고 다른 생물은 영향을 받지 않는다.

07.

멸종위기 종 회복을 위해 하나의 개체군보다 더 많은 개체군을 한 장소보다 많은 장소에서 보존하는 이유는?

① 멸종이 한 장소에서만 일어난다면 종 전체가 멸종될 확률이 낮아진다.
② 각각의 개체군 내에서 근친교배가 일어날 확률이 높아진다.
③ 각각의 개체군에서 유전적 부동이 일어날 확률이 높아진다.
④ 각각의 개체군에서 이형 접합체가 적게 존재한다.
⑤ 다른 장소에서 서식지 단편화가 일어날 확률이 높아진다.

08.

개체군에서의 K-선택이론에 대한 설명으로 가장 옳은 것은?

① 밀도 의존적 요인이 개체군을 수용 능력 부근까지 조절한다.
② 수용 능력을 넘어서 개체군이 급등하면 절멸(total death) 전에 주로 J형 생장곡선을 그리게 된다.
③ 개체의 빠른 성숙이 일어난다.
④ 수명은 보통 일 년 이하이다.
⑤ 어릴 때 높은 사망률을 보인다.

09.

다음 보기 내 설명 중 옳은 것을 모두 고른 것은?

[보기]
ㄱ. 세력권을 형성하는 개체군은 밀도 의존적 생장을 한다.
ㄴ. K-선택을 하는 종은 R-선택을 하는 종이 비해 자손수가 적다.
ㄷ. 유전적 부동을 겪은 종은 기존의 종과 다른 종이 된다.

① ㄱ   ② ㄴ   ③ ㄷ   ④ ㄱ, ㄴ   ⑤ ㄱ, ㄷ

10.

생태계 파괴의 원인 중 하나는 생태적 폭발이다. 다음 중 생태적 폭발을 일으키는 주요 원인으로 가장 적당한 것은?

① 먹이의 부족   ② 생존 경쟁   ③ 생물 농축
④ 포식자의 격감   ⑤ 피식자의 격감

11.

생태계에 대한 다음 설명 중 옳지 않은 것은?

① 자연환경에서 살아가는 한 생물이 그 환경과 상호작용하는 모든 측면의 역할을 생태적 지위 또는 니치(niche)라고 한다.
② 생태적 지위가 비슷하지만 서로 다른 생태계에 서식하고 있는 종을 생태형(ecotype)이라고 한다.
③ 두 종의 생태적 지위가 중복되는 경우, 자원이 제한된 조건 하에서 경쟁배타의 원리(principle of competitive exclusion)가 나타나게 된다.
④ 생태 피라미드의 3가지 형태는 생태계내의 에너지(energy) 피라미드, 개체수(number) 피라미드, 생체량(biomass) 피라미드이다.
⑤ 생물의 생식전략(reproductive strategy)에는 r-선택(r-selection)과 K-선택(K-selection)이 있는데, r-선택은 J자형 생장을 하고 K-선택은 S자형 생장을 한다.

12.

다음은 적조현상을 설명한 것이다. 틀린 내용은?

① 적조는 수온이 낮을 때보다 높을 때 잘 발생한다.
② 적조는 염분농도가 낮을 때보다 높을 때 잘 발생한다.
③ 적조는 영양염류의 양이 적을 때보다 풍부할 때 잘 발생한다.
④ 적조의 주된 원인생물은 규조류 또는 쌍편모조류이다.

13.

1급수의 수질 판정에 사용될 수 있는 지표생물로서 가장 적당한 것은?

① 빙어   ② 피라미   ③ 참종개   ④ 쏘가리   ⑤ 붕어

14.

산성비의 피해를 가장 많이 받는 것은?

① 침엽수   ② 해조류   ③ 1년생 초본   ④ 다년생 초본   ⑤ 활엽수

15.

생태계 내에서 영양단계가 높아짐에 따라 에너지 효율과 물질의 이동량은 어떻게 되는가?

① 에너지 효율은 일정, 물질 이동량은 커진다.　② 에너지 효율은 줄고, 물질 이동량은 커진다.
③ 에너지 효율과 물질 이동량이 함께 커진다.　④ 에너지 효율과 물질 이동량이 함께 작아진다.
⑤ 에너지 효율은 커지나, 물질 이동량은 작아진다.

16.

인간에 의해서 버려지는 오물, 대량으로 시비된 농장, 목장 등으로 하천이나 호수가 오염되었을 때 특히 문제가 되는 부영양화 요소는?

① 인산염, 질산염의 축적
② 인산염, 질산염의 결핍
③ 탄산염, 황산염의 축적
④ 탄산염, 황산염의 결핍
⑤ 탄산염, 인산염의 축적

17.

다음의 환경 문제에 대한 설명 중 가장 옳지 <u>않은</u> 것은?

① 이산화탄소는 태양열을 흡수하여 대기 온도를 증가시켜 온실효과(greenhouse effect)를 발생시킨다.
② 재래종과 신규유입종간의 경쟁이 생물종의 다양성을 파괴한다.
③ 냉매로 사용되는 클로로플루오로카본(chlorofluorocarbon)들은 대기 중의 오존(ozone)과 반응하여 오존층을 파괴할 수 있다.
④ 교토의정서는 온실가스의 배출 감축에 대한 국제적 실천지침이다.
⑤ 먹이사슬의 최상층에 있는 육식동물들은 DDT와 같은 유해물질의 체내농축이 더욱 높게 나타난다.

18.

생태계 내에서 에너지의 흐름을 바르게 나타낸 것은?

① 생산자 → 1차 소비자 → 2차 소비자 → 분해자 → 우주
② 3차 소비자 → 2차 소비자 → 1차 소비자 → 분해자 → 생산자
③ 분해자 → 1차 소비자 → 2차 소비자 → 생산자 → 우주
④ 생산자 → 1차 소비자 → 2차 소비자 → 분해자 → 생산자
⑤ 분해자 →1차 소비자 → 생산자 → 2차 소비자 → 우주

19.

화석 연료 사용증가와 광범위한 지역의 산림파괴로 야기될 수 있는 현상은?

① 지구 온도 증가　　② 지구 온도 저하
③ 자외선 노출 증가　④ 역전층 형성 증가

20.

무기질 비료가 물에 씻겨 나감으로써 발생하는 현상으로 알맞은 것은?

[보기]

가. 물의 부영양화가 일어난다.
나. 조류가 물 표면에 급증한다.
다. 물이 오염되어 식수로 사용할 수 없다.
라. 분해자가 감소한다.

① 가, 나　　② 가, 다　　③ 가, 나, 라
④ 가, 나, 다　⑤ 가, 나, 다, 라

21.

유기질소를 다량 함유하고 있는 축산폐수가 한강에 유입되었다고 한다면 한강의 상태는 어떻게 변화하겠는가?

① 용존산소량(DO)과 생물학적 산소요구량(BOD) 모두 변화하지 않는다.
② 화학적 산소요구량(COD)과 생물학적 산소요구량(BOD) 모두 감소한다.
③ 용존산소량(DO)과 생물학적 산소요구량(BOD) 모두 감소한다.
④ 용존산소량(DO)은 증가하고, 화학적 산소요구량(COD)은 감소한다.
⑤ 용존산소량(DO)은 감소하고, 생물학적 산소요구량(BOD)은 증가한다.

22.

다음은 환경호르몬인 다이옥신에 대한 설명이다. 잘못된 것은?

① 다이옥신은 염소가 들어있는 화합물을 태울 때 발생한다.
② 생체 내에서 활발한 대사 작용을 수행한 후 소변을 통해 배출된다.
③ 세포 조직 내의 특정 수용체에 결합하여 정상 호르몬의 기능을 방해한다.
④ 강력한 발암물질로서 암 발생률을 높인다.
⑤ 식물 성장 호르몬의 일종인 2,4-D도 다이옥신에 속한다.

23.

어떤 지역에서 함께 살며 상호 작용하는 모든 유기체의 집합은?

① population ② community ③ ecosystem
④ landscape ⑤ biosphere

24.

다음은 수질 오염에 대한 설명이다. 옳지 않은 것은?

① 수질 오염의 측정은 DO, BOD, COD를 이용하여 측정할 수 있다.
② 부영양화란 질산염과 인산염의 유입으로 수중의 무기염류가 크게 증가된 것을 말한다.
③ BOD는 수치가 낮을수록 오염된 물이나, DO는 수치가 높을수록 오염된 물이다.
④ 물의 자정작용은 물속 미생물이 오염물질을 분해하여 물이 맑아지는 현상으로 수중 미생물의 분해 작용, 침전작용, 광합성 조류에 의한 산소 공급 등에 의한다.
⑤ 적조 현상이란 수온이 상승하면 더욱 많이 발생한다.

25.

질소의 순환에 대한 설명으로 옳지 않은 것은?

① 질소 고정과정에서 대기 중의 질소는 주로 콩과식물에 공생하는 뿌리혹박테리아에 의해 암모늄 이온의 질소로 전환된다.
② 암모늄 이온의 질소는 혐기성인 탈질화세균에 의해 대기 중의 질소로 전환된다.
③ 동식물의 사체를 분해하는 세균인 암모니아화균은 호기성이다.
④ 식물은 고정된 질소를 주로 핵산을 구성하는 오탄당을 만드는 데 이용한다.
⑤ ①, ②, ③, ④ 모두 옳은 지문이다.

26.

다음은 오랜 시간 동안 어떤 지역에서 일어난 군집의 천이 과정을 조사한 것이다.

지의류 → 솔이끼 → 억새 → 참싸리 → 소나무 → 너도밤나무

이 군집의 천이 과정에 대한 설명으로 옳은 것은?

① 화산 폭발로 만들어진 대지에서 일어날 수 있다.
② 산사태가 일어난 황무지에서 숲이 형성되는 과정이다.
③ 극상에 도달하지 못하여 천이가 계속 진행되고 있다.
④ 군집에서 개척자 역할을 한 식물은 솔이끼이다.
⑤ 호수에서 일어나는 1차 천이 과정이다.

아래 그림은 어떤 육상 생태계의 먹이 그물을 표시한 것이다. 화살표는 에너지 흐름을 나타내고 A, B, C, D, E는 각각 다른 생물 종을 의미한다. (27 – 28)

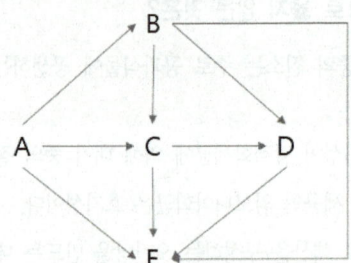

27.

다음 보기 가운데 이들 생물에 대한 설명으로 타당한 것은?

① A : autotroph ② C : heterotroph ③ D : chemotroph
④ ①, ② ⑤ ①, ②, ③

28.

이 생태계의 기본적인 탄소 순환 유지에 반드시 필요하다고 생각되는 최소 생물 종은?

① A, D ② A, E ③ A, B, D ④ A, B, E ⑤ A, C, E

29.

얼마 안 되는 수의 개체들이 큰 집단으로부터 격리될 때, 이 작은 무리는 유전자풀이 원래의 집단을 반영하지 않는 새로운 한 집단을 이룰 수 있는데 이러한 현상을 무엇이라 하는가?

① 유전자 흐름 (gene flow) ② 창시자효과 (founder effect)
③ 돌연변이 (mutation) ④ 지리적 변이 (geographic variation)
⑤ 유전적 다형성 (genetic polymorphism)

30.

이 기후대는 식물의 빠른 성장으로 종종 토양이 비옥한 것으로 판단해 작물을 재배해 왔지만 실제로 토양이 매우 척박하다. 영양분은 유기물 상태로 존재하며, 생명체가 죽으면 곧바로 분해되고 무기영양염류는 다른 생물에 의해 흡수되기 때문에 농업을 하려면 많은 비료가 필요하다. 대단위 면적을 벌채하는 전형적인 북미의 농업 방식은 이 기후대의 토양과 강우조건에 적용하기 어렵다. 이러한 기후대는 무엇인가?

① 지중해성 관목대　　② 사바나　　③ 아한대침엽수림
④ 툰드라　　⑤ 열대강우림

31.

북미흰눈썹멧새의 노랫소리 학습을 연구한 한 과학자는 수컷 북미흰눈썹멧새를 부화한 시점부터 50일 동안 그 종과 같은 종의 소리를 들려주거나, 다른 종의 소리를 들려주거나, 또는 어떠한 새 소리도 들려주지 않았다. 그 후 해당 수컷 새를 방음이 되고 고립된 환경으로 옮겨 키우면서 정상적으로 노래할 수 있게 되는지를 확인하였다. 관찰 결과는 다음과 같다.

> (1) 같은 종의 소리를 들은 새들은 정상적인 노랫소리를 냈지만, 다른 두 조건에서는 비정상적인 노랫소리를 냈다.
> (2) 다른 종의 소리를 들은 새들은 그 다른 종의 노랫소리를 따라 하지 않았다.
> (3) 비정상적인 노랫소리를 내는 새들에게 정상적인 노랫소리를 나중에 들려주어도 노랫소리는 정상적으로 개선되지 않았다.

위 연구 결과를 토대로 북미흰눈썹멧새의 노랫소리 학습에 중요한 역할을 하는 요소가 무엇인지 논하시오.

32.

다음은 이동성이 큰 동물 개체군의 개체수를 조사하는 포획-재포획법에 대한 자료이다.

> - 어떤 큰 개체군에서 일정한 수의 개체(제1 표본)를 포획하여 각 개체를 표지한 다음 본래의 개체군으로 돌려보낸다.
> - 일정 기간이 지난 후 일정한 수의 개체(제2 표본)를 다시 포획하여 표지된 개체수를 센다.
> - 제1 표본의 개체수를 M, 제2 표본의 개체수를 n, 제2 표본 중 표지된 개체수를 r이라 하면, 추정 개체수 N은 다음과 같이 계산된다.
> $$\frac{M}{N} = \frac{r}{n}$$

이 개체군의 추정 개체수 N이 실제 개체수보다 적게 계산되는 경우에 대해 설명하시오.

33.

아래 각 문항 틀린 문장이나 단어 하나씩 있다. 틀린 곳을 찾고 이유를 설명하시오.

(1) 화학반응에서 자유에너지 변화는 마지막 상태의 자유에너지와 처음 상태 간의 차이이다. 활성화 에너지는 반응 시작 전 상태에서 고도로 불안정한 전이상태까지 가는데 필요한 자유에너지이다. 효소는 반응 활성화 에너지를 낮추고 반응 자유에너지 변화량을 줄임으로써 반응을 촉진한다.

(2) 해당과정과 시트르산 회로 일부 단계는 탈수효소를 이용하여 기질에서 NAD^+로 전자를 전달시켜 NADH를 생성하는 산화환원반응이다. 호흡의 세 번째 단계인 전자전달사슬은 처음 두 단계의 분해 생성물(주로 NADH)에서 전자를 받는다. 이 전자를 다음 분자로 계속 전달시킨다. 이 사슬의 마지막에서 전자들은 산소분자 및 수소이온(H^+)과 반응하여 물을 생성한다.

(3) 대장균 전구물질에서부터 여러 단계를 거쳐 트립토판 아미노산이 합성된다. 각 단계는 특정 효소가 촉매한다. 이 효소들의 소단계에서 암호화하는 5개의 유전자. 박테리아 염색체에서 트립토판 오페론이라 불리는 한 곳에 군집을 이루고 있다. 전사를 통해 트립토판 합성에 관여하는 5개 효소를 암호화하는 5개 mRNA 동시 합성. 5개 효소 동시 합성. 기본적으로 연관된 유전자들은 하나의 "개폐스위치"를 작동시켜 발현을 조절할 수 있다는 것이 오페론의 중요한 장점이다.

(4) 세포 주기에서 확인점(check point)은 정지 및 출발 신호에 의해서 주기가 조절될 수 있는 결정적인 조절 시점이다. 포유동물세포에서는 제한점이라 불리는 G_1 확인점이 여러 세포에서 가장 중요한 확인점으로 여겨진다. 출발 신호가 주어지지 않으면 세포는 주기에서 벗어나 G_0라 불리는 분열하지 않는 상태로 전환된다. 어른의 간세포와 같이 성숙한 세포는 다시 세포 주기로 돌아올 수 없다. 세포 주기는 인산화효소와 사이클린이라 불리는 단백질이 결합한 한 세트의 조절 단백질과 단백질 복합체에 의해 분자수준에서 조절된다.

(5) 영양효율은 한 영양단계에서 다음 영양단계로 전달되는 에너지 비율이다. 호흡을 통한 소비와 변에 포함된 에너지뿐만 아니라 다음 단계 생물에 의해 소비되지 않은 전 영양 단계의 유기물에 포함된 에너지를 고려하기 때문에 생산효율보다 항상 낮다. 열 효율은 일반적으로 약 10%. 그러므로 생체량 피라미드는 대체로 영양 단계가 증가함(1차 생산자에서부터 3차 소비자까지)에 따라 급격히 줄어드는 모습을 보인다. 예를 들어 1차 생산자인 식물성 플랑크톤의 생체량은 1차 소비자인 동물성 플랑크톤의 생체량보다 월등히 크다.

34.

그림은 지구상의 주요 육상생태계의 기후조건을 보여주고 있다.

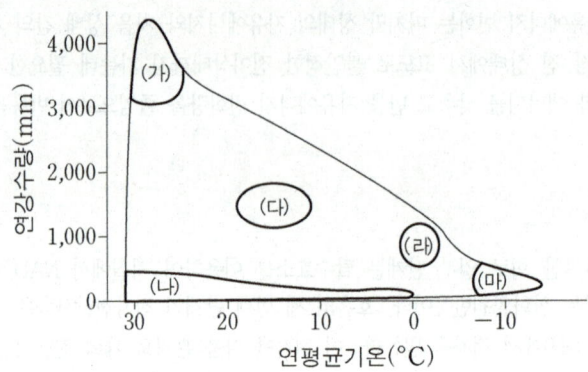

각 생태계의 일반적인 특성을 설명한 것으로 옳은 것은?

① (가) 높은 기온이 광합성을 저해하고 1차 생산성을 감소시켜 상위 먹이사슬의 생물다양성이 낮다.

② (나) 주로 적도에 걸쳐 좁은 위도 범위에서 나타나고 생물은 고온과 건조에 적응되어 있다.

③ (다) 기온이 온화하고 강수량이 비교적 풍부하여 연중 광합성을 수행할 수 있는 상록수림이 극상을 형성한다.

④ (라) 건조하고 겨울이 춥고 길기 때문에 낙엽성 침엽수림이 발달하고 두터운 털을 가진 포유류가 서식한다.

⑤ (마) 영구동토층이 형성되어 있어서 짧은 여름에는 배수가 불량하고 습한 환경이 조성되어 있으나 양서류와 파충류가 서식하기 어렵다.

35.

그림은 미국의 서부에 있는 산맥이 강수에 영향을 주는 과정을 나타낸 것이다. 이 지역은 여름에는 매우 건조하고 더우나 겨울에는 비가 많고 온화한 지중해성 기후대에 속한다. 태평양 근해에는 용승류가 발달하여 바다와 인접한 지역에서는 안개가 자주 발생한다. 이와 같은 지형, 용승류, 기후대의 특징에 의해 이 지역에는 위치(A~E)에 따라 매우 다양한 식물군락이 존재한다.

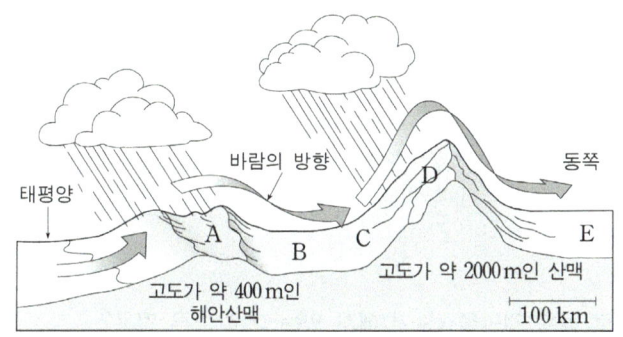

이곳에서 위치에 따라 나타나는 대표 식물군락으로 옳은 것은?

	위치	식물군락
①	A	키가 큰 초본이 우점하는 대초원
②	B	여름 가뭄에 적응한 나무가 우점하는 침엽수림
③	C	불에 적응한 식물이 우점하는 관목림
④	D	교목이 우점하는 낙엽침엽수림
⑤	E	아교목이 우점하는 상록활엽수림

36.

그림은 연평균 강수량과 기온에 따른 주요 육상 생물군계인 사막, 초원, 툰드라, 북방 침엽수림, 온대림, 열대림의 분포를 나타낸 것이다.

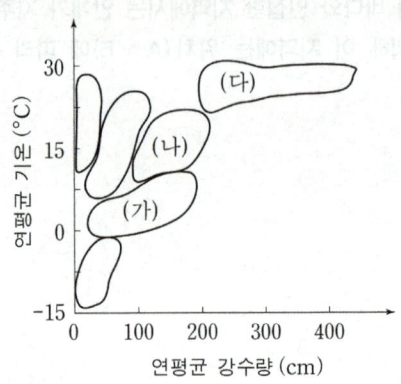

이에 대한 설명으로 옳은 것만을 〈보기〉에서 있는 대로 고른 것은?

[보기]
ㄱ. 캐나다 북부에 넓게 분포하는 숲은 생물군계 (가)에 해당한다.
ㄴ. 생물군계 (나)에는 낙엽 활엽수가 우점하는 지역이 넓다.
ㄷ. 생물군계 (다)는 종다양성이 가장 높은 군계이다.

① ㄱ ② ㄴ ③ ㄱ, ㄷ
④ ㄴ, ㄷ ⑤ ㄱ, ㄴ, ㄷ

37.

그림 (가)는 저위도 지역의 대기 순환과 강수 현상을, (나)는 주요 육상 생물군계의 연평균 기온과 강수량을 나타낸 것이다. A~E는 사막, 열대림, 온대낙엽수림, 북방침엽수림, 극지 툰드라를 순서 없이 나타낸 것이다.

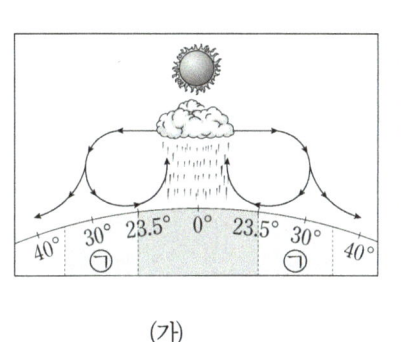 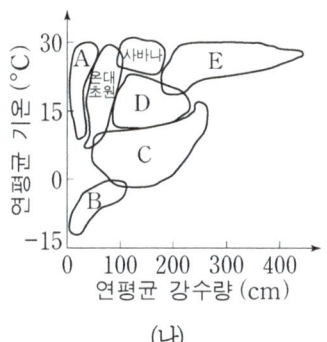

(가)　　　　　　　　(나)

이에 대한 설명으로 옳은 것만을 〈보기〉에서 있는 대로 고른 것은?

[보기]
ㄱ. (나)의 A는 (가)의 ㉠ 위도 지역에 나타난다.
ㄴ. A는 B보다 습한 토양을 가진다.
ㄷ. 지표에 퇴적되어 있는 낙엽층의 두께는 C에서가 E에서보다 얇다.

① ㄱ   ② ㄴ   ③ ㄷ   ④ ㄱ, ㄴ
⑤ ㄱ, ㄷ   ⑥ ㄴ, ㄷ   ⑦ ㄱ, ㄴ, ㄷ

38.

그림은 주요 육상 생물군계 A~C의 순1차생산과 실제증발산량을 나타낸 것이다. A~C는 북극툰드라, 열대우림, 온대초원을 순서 없이 나타낸 것이다.

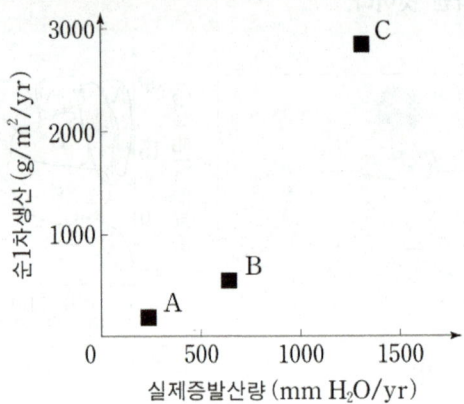

이에 대한 설명으로 옳은 것만을 〈보기〉에서 있는 대로 고른 것은?

[보기]

ㄱ. 토양의 수분 함량은 A가 B보다 많다.
ㄴ. 단위 면적당 현존 생물량(biomass)은 B가 C보다 많다.
ㄷ. 순1차생산은 기온과 강수량에 의해 조절된다.

① ㄱ ② ㄴ ③ ㄷ ④ ㄱ, ㄴ
⑤ ㄱ, ㄷ ⑥ ㄴ, ㄷ ⑦ ㄱ, ㄴ, ㄷ

39.

표 (가)는 어떤 다람쥐개체군에서 암컷의 연령별 출산율(age-specific birth rate)과 암컷의 연령별 생존율(age-specific survival rate)을 나타낸 것이다. 이 개체군에서 갓 태어난 암컷(연령 0) 40마리, 1년 1생 암컷(연령 1) 20 마리, 다수의 수컷을 아직 다람쥐가 서식하지 않는 참나무 숲에 도입하였다. 표 (나)는 (가)의 자료에 근거하여 작성된 도입 개체군의 성장 예측표이다.

(가) 연령별 출산율과 생존율

	출산율	생존율
0	0.0	0.25
1	2.0	0.50
2	3.0	0.60
3	3.0	0.45
4	0.0	0.00

(나) 도입 개체군 성장 예측표

연령 \ 연도	0	1	2
0	40	50	A
1	20	10	13
2	0	10	5
3	0	0	6
4	0	0	0

(단위 : 마리)

(나)의 A로 옳은 것은? (단, 표 작성 시 암컷만을 추적하고, 이입과 이출은 고려하지 않는다. 다음 연령까지 살아남은 개체만 출산할 수 있다. (나)에서 소수점 이하는 올림 하여 계산한다.)

① 24　　　② 50　　　③ 59　　　④ 63　　　⑤ 70

QR code 찍고 네이버 카페에서 자료 얻기!

40.

다음은 어떤 동물 종의 개체군 속성을 알아보기 위하여 100 개체로 이루어진 동시 출생집단을 사육하여 얻은 생명표이다.

연령(년)	연초의 생존 개체 수	연간 사망 개체 수	사망률	잔여 기대 수명(년)
0~1	100	55	ⓐ	(가)
1~2	45	30	ⓑ	(나)
2~3	15	10	ⓒ	(다)
3~4	5	5	1.00	0.5
4~5	0			

이에 대한 설명으로 옳은 것만을 〈보기〉에서 있는 대로 고른 것은?

[보기]
ㄱ. 이 개체군의 생존곡선은 볼록형이다.
ㄴ. ⓐ는 ⓑ보다 작다.
ㄷ. (가)는 (나) + (다) + 0.5이다.

① ㄱ   ② ㄴ   ③ ㄷ   ④ ㄱ, ㄴ   ⑤ ㄴ, ㄷ

41.

다음은 고립된 호수에서 임의분포의 유형으로 서식하고 있는 송어 개체군 크기를 예상하기 위하여 표지-재포획 방법을 사용한 실험이다.

[실험 과정]
(가) 호수에서 송어를 무작위로 잡는다.
(나) 잡은 송어의 수를 세고, 송어를 표지한 후 풀어 준다.
(다) 다음날 호수에서 송어를 무작위로 다시 잡는다.
(라) 표지된 송어와 표지되지 않은 송어의 수를 센다.
(마) 예상 개체군 크기를 구한다.

[실험 결과]

(나)의 송어 수	(라)에서 표지된 송어 수	(라)에서 표지되지 않은 송어 수	예상 개체군 크기
15	6	24	(A)

(A)에 들어갈 숫자로 옳은 것은? (단, 표지된 송어와 표지되지 않은 송어 사이에 사망률의 차이는 없다.)

① 30 ② 60 ③ 75 ④ 90 ⑤ 120

42.

다음은 이동성이 큰 동물 개체군의 개체수를 조사하는 포획-재포획법에 대한 자료이다.

> - 어떤 큰 개체군에서 일정한 수의 개체(제1 표본)를 포획하여 각 개체를 표지한 다음 본래의 개체군으로 돌려보낸다.
> - 일정 기간이 지난 후 일정한 수의 개체(제2 표본)를 다시 포획 하여 표지된 개체수를 센다.
> - 제1 표본의 개체수를 M, 제2표본의 개체수를 n, 제2 표본 중 표지된 개체수를 r이라 하면, 추정 개체수 N은 다음과 같이 계산된다.
> $$\frac{M}{N} = \frac{r}{n}$$

이 개체군의 추정 개체수 N이 실제 개체수보다 적게 계산되는 경우로 옳은 것만을 〈보기〉에서 있는 대로 고른 것은? (단, 이입과 이출은 고려하지 않는다.)

[보기]
ㄱ. 제2 표본 개체 중에서 표지를 잃은 개체가 있는 경우.
ㄴ. 표지한 개체가 표지하지 않은 개체보다 포식자에게 쉽게 포식 되는 경우.
ㄷ. 제2 표본 채집 시 표지한 개체가 표지하지 않은 개체보다 재 포획될 확률이 큰 경우.

① ㄱ ② ㄴ ③ ㄷ ④ ㄱ, ㄴ ⑤ ㄴ, ㄷ

43.

조간대 바위에 서식하고 있는 3 종으로 구성된 따개비 군집에서 중요치(importance value)로 우점종을 결정하기 위해 그림 (가)와 같이 방형구를 설치하여 밀도와 빈도를 조사하고, 그 결과를 표 (나)와 같이 정리하였다. (단, 따개비의 크기는 모두 같다.)

종	밀도 (개체/m^2)	상대밀도 (%)	빈도	상대빈도 (%)	중요치 (%)
■	23				
○	16				
●	11	A	B	C	D
합계	50	100		100	

위의 결과에 대한 설명으로 옳은 것을 〈보기〉에서 모두 고른 것은?

[보기]

ㄱ. A와 C를 합한 값이 D이다.

ㄴ. B의 값은 6이다.

ㄷ. 우점종은 '■'이다.

① ㄱ   ② ㄴ   ③ ㄷ   ④ ㄱ, ㄴ   ⑤ ㄴ, ㄷ

44.

그림은 식물의 꿀을 먹이로 하는 벌새의 텃세권 크기와 에너지의 관계를 나타낸 것이다.

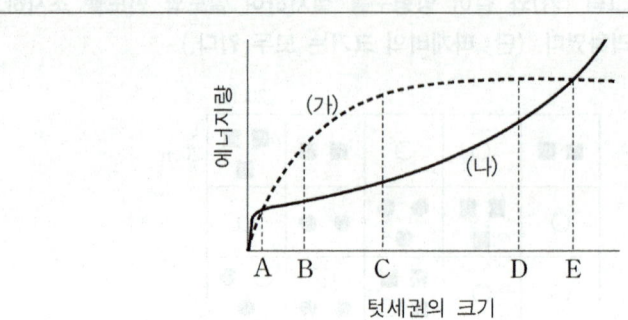

- (가) 곡선은 벌새가 텃세권 안에서 꿀을 섭취함으로써 얻는 에너지의 양이다.
- (나) 곡선은 벌새가 자기의 텃세권 안에 다른 벌새가 들어오지 못하도록 방어하는 데 소요되는 에너지의 양이다.

위의 그림에서 벌새 텃세권의 조건이 최적인 지점은?

① A　　　② B　　　③ C　　　④ D　　　⑤ E

45.

그림 (가)는 개체군 Ⅰ~Ⅲ의 생존곡선을, (나)는 Ⅰ~Ⅲ의 사망률 곡선을 나타낸 것이다. ⓐ~ⓒ는 각각 Ⅰ~Ⅲ 중 하나이다.

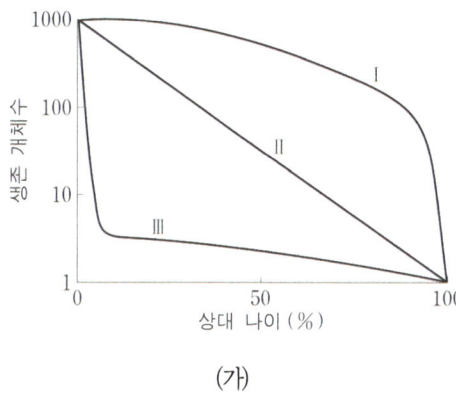

(가)

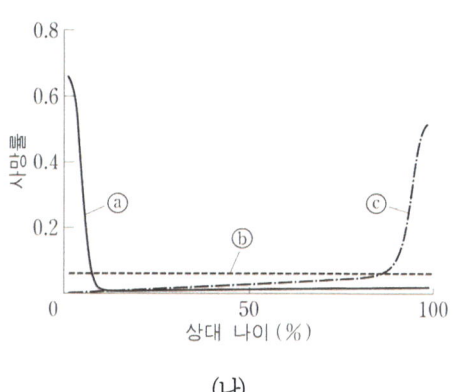

(나)

이에 대한 설명으로 옳은 것만을 〈보기〉에서 있는 대로 고른 것은?

(단, 사망률 = $\dfrac{\text{해당 나이 구간에서 사망한 개체 수}}{\text{직전 나이 구간에서 사망한 개체 수}}$ 이다.)

[보기]

ㄱ. Ⅰ은 r-선택 생물종보다 K-선택 생물종에 가깝다.
ㄴ. ⓑ에서 각 나이 구간의 사망 개체수는 동일하다.
ㄷ. ⓐ는 Ⅲ이다.

① ㄱ　　② ㄴ　　③ ㄷ　　④ ㄱ, ㄴ
⑤ ㄱ, ㄷ　　⑥ ㄴ, ㄷ　　⑦ ㄱ, ㄴ, ㄷ

46.

어떤 섬에 각각 1,000 마리로 이루어진 사슴의 두 개체군 (가)와 (나)가 있다. 표는 사슴 개체군의 크기 변화를 파악하기 위해 일 년 동안 조사한 결과이다. 두 개체군 사이에는 이입 및 이출이 일어난다.

	개체군 (가)	개체군 (나)
서식지 면적(km^2)	90	135
초기 개체 수	1,000	1,000
출생 수	30	50
사망 수	50	30
이입 수	20	10
이출 수	10	20

두 개체군의 개체당 증가율(r)과 환경수용능(K)에 근거한 개체군의 크기 변화에 대한 예측으로 옳은 것은? (단, 각 개체군의 환경수용능(K)은 일정하며 1개체당 필요면적 $0.09\ Km^2$에 의해 결정된다.)

① (가)는 r > 1 이므로 개체 수가 K에 도달할 것이다.
② (가)는 r > 0 이므로 개체 수가 지속적으로 증가할 것이다.
③ (나)는 밀도 의존적 요인에 의해 K에 도달할 것이다.
④ (나)는 r > 0 이므로 개체군의 증가 속도는 점점 더 커진다.
⑤ (나)의 개체 수가 1,200이 되면 개체 수는 변동이 없을 것이다.

47.

그림에서 그래프 (가)는 개체군 A에서, (나)는 개체군 B에서 개체군의 크기와 개체당 증가율 (per capita rate of increase)사이의 관계를 나타낸 것이다.

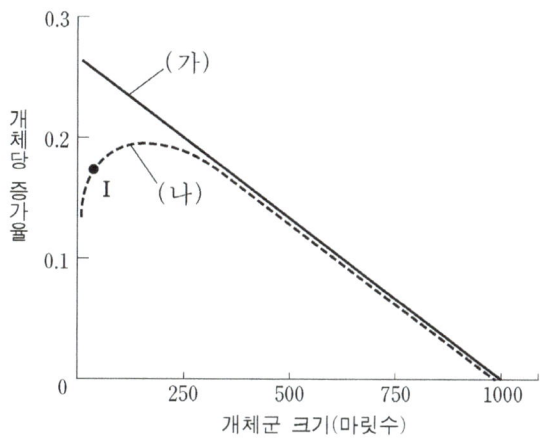

이에 대한 설명으로 옳은 것만을 〈보기〉에서 있는 대로 고른 것은?

[보기]

ㄱ. 개체군 A는 250 마리일 때보다 500 마리일 때 더 빨리 성장한다.
ㄴ. (나)에서 알리 효과(Allee effect)가 나타난다.
ㄷ. 지점 I에서는 사망률이 출생률보다 높다.

① ㄱ   ② ㄴ   ③ ㄷ   ④ ㄱ, ㄴ   ⑤ ㄱ, ㄷ

48.

그림은 개체군의 생장곡선을 나타낸 것이다. (가)는 지수적 생장곡선, (나)는 로지스트형 생장곡선이다

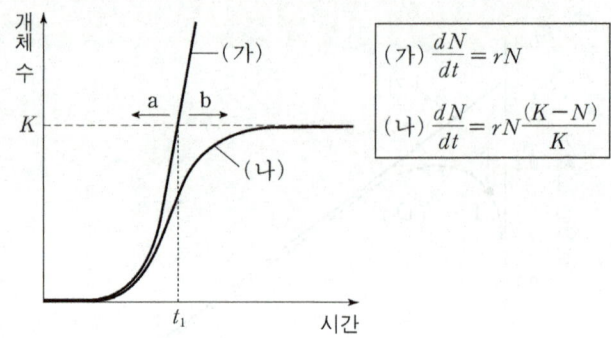

이에 대한 설명으로 옳지 <u>않은</u> 것은? (단, t_1은 (가)의 생장곡선이 K와 만나는 시점이다.)

① (가)에서 r값은 단위 시간당, 개체당 증가하는 개체 수이다.

② (가)에서 r값이 커지면 t1이 a 방향으로 이동한다.

③ (나)는 밀도 의존적 생장곡선이다.

④ (나)에서 개체 수가 $\dfrac{K}{2}$일 때 증가율$(=\dfrac{dN}{dt})$이 가장 크다.

⑤ (나)의 생장곡선을 보이는 개체군에서 물리·화학적 환경이 좋아지면 (가)의 생장곡선을 보인다.

49.

다음은 포식자-피식자 모델을 검증한 실험이다. 이에 대한 설명으로 옳은 것만을 〈보기〉에서 있는 대로 고른 것은?

(가)는 수조에 짚신벌레(A)를 넣고 키우다가 물벼룩(B)을 넣었을 때 시간에 따른 개체 수를 조사한 결과이다.

(나)는 자갈을 넣은 수조에서 A를 넣고 키우다가 B를 넣었을 때 시간에 따른 개체 수를 조사한 결과이다.

(다)는 어떤 생태계에서 시간에 따른 A와 B의 개체 수를 조사한 결과이다.

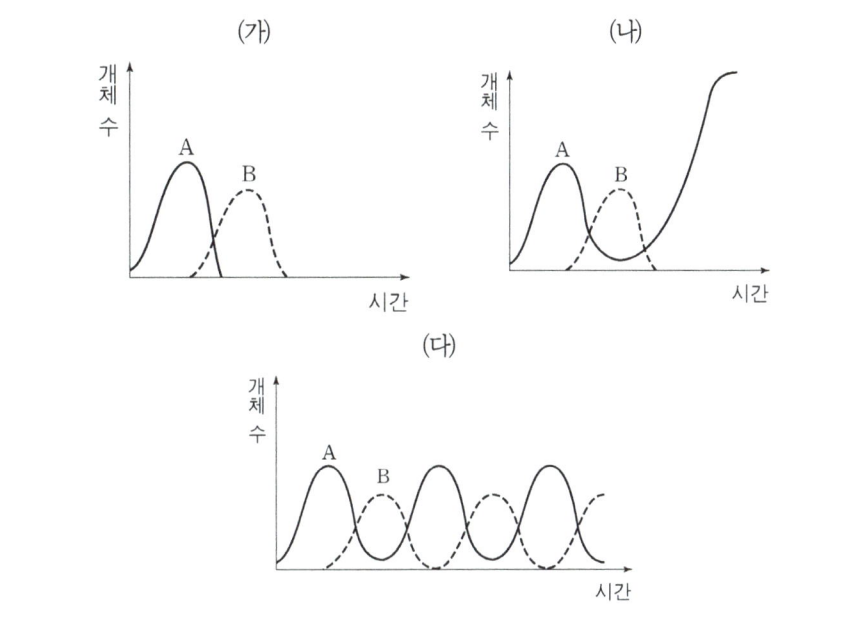

이에 대한 설명으로 옳은 것만을 〈보기〉에서 있는 대로 고른 것은?

[보기]

ㄱ. (가)에서 B의 포식자인 붕어를 B와 함께 넣어 주면, 마지막까지 생존하는 개체군은 B이다.

ㄴ. (나)에서 B의 포식자인 붕어를 B와 함께 넣어 주면, 마지막까지 생존하는 개체군은 A이다.

ㄷ. (나)로부터 (다)의 결과를 얻기 위해서는 B의 개체 수가 최소일 때 B를 주기적으로 유입시켜야 한다.

① ㄱ ② ㄷ ③ ㄱ, ㄴ
④ ㄴ, ㄷ ⑤ ㄱ, ㄴ, ㄷ

50.

다음은 로트카-볼테라 모델에서 피식자와 포식자의 관계를 나타낸 것이다. 그림 (가)는 시간에 따른 종 A와 종 B의 개체 수를 나타낸 것이며, A와 B는 피식자와 포식자 중 하나이다. 그림 (나)는 피식자와 포식자 개체 수 변화의 상관관계를 나타낸 것이다. Ⅰ과 Ⅱ는 종 A의 개체 수 변화이고, Ⅲ과 Ⅳ는 종 B의 개체 수 변화이다.

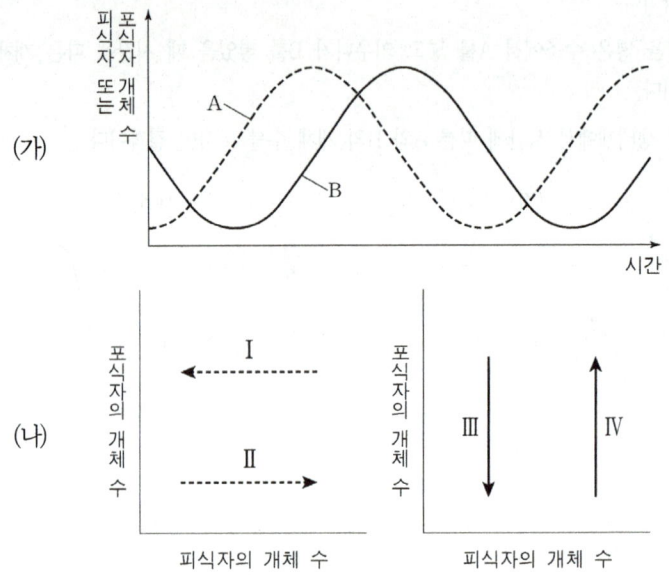

이에 대한 설명으로 옳은 것은?

① (가)에서 A는 포식자이다.
② (가)의 두 곡선이 교차하는 지점에서 두 개체군이 평형을 이룬다.
③ (가)는 피식자-포식자 관계가 단순할 때보다 복잡할 때 잘 나타난다.
④ (나)에서 포식자의 개체 수 변화는 피식자의 개체 수에 영향을 받지 않는다.
⑤ (나)에서 개체 수의 변화가 연속적이면 Ⅱ 직후에 Ⅳ가 나타난다.

51.

다음은 두 종 간의 상호작용을 분류한 표이다. (단, 0은 두 종 간에 이해관계가 없는 경우, -는 해를 입는 경우, +는 이익을 얻는 경우를 각각 나타낸다.)

강한 종이 받는 영향 \ 약한 종이 받는 영향	-	0	+
-	(가)	(나)	(마)
0	(나)	중립	(라)
+	(다)	(라)	(바)

위 자료에 대한 설명으로 옳지 않은 것은?

① (가)는 생태적 지위가 중복될 때 나타나며, 완전히 중복되면 경쟁배타의 원리가 적용된다.
② (나)와 (라)는 공생을 나타낸다.
③ (마)의 관계가 오랫동안 유지되면 약한 종의 모든 기관이 발달한다.
④ (바)는 서로에게 부적합한 환경을 보완하는 경우에 흔히 나타난다.
⑤ 환경이 변화되면 두 종 사이의 상호작용 관계가 변하기도 한다.

QR code 찍고 네이버 카페에서 자료 얻기!

52.

그림은 지역 A, B, C에 서식하는 핀치새 *Geospiza fuliginosa*와 *G. fortis*의 부리 크기에 따른 개체수의 분포를 나타낸 것이다.

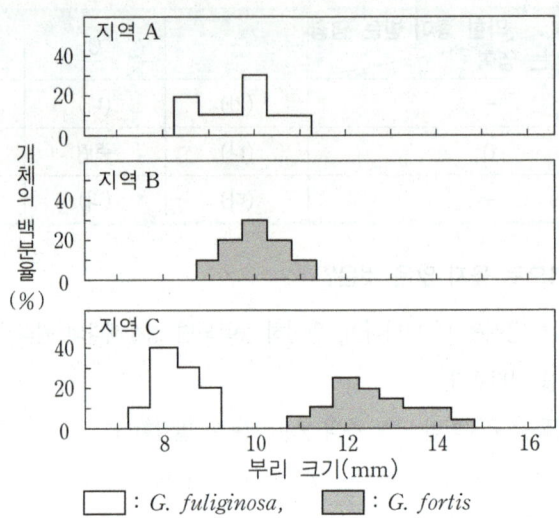

지역 C에 서식하는 핀치새에 대한 설명으로 가장 적절한 것은?

① 두 종은 공생관계이다.
② 형질치환이 일어났다.
③ 두 종은 이소성 개체군들이다.
④ *G. fuliginosa*는 경쟁해방으로 다양한 크기의 부리를 가지게 되었다.
⑤ 두 종은 동일한 생태적 지위를 누리기 위해 서로 협동하여 사회생활을 한다.

53.

그림은 어떤 안정된 생태계의 먹이그물을 나타낸 것이다. 화살표의 방향은 먹히는 관계를 나타내며, 굵기는 먹히는 개체수의 상대적인 정도를 나타낸다.

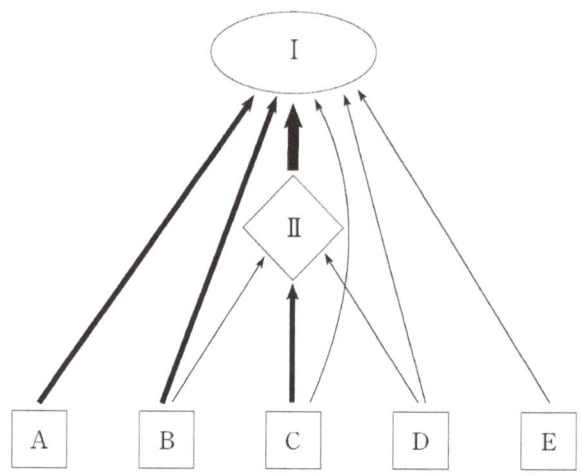

종 Ⅰ의 개체가 외부로부터 유입되어 그 개체수가 증가할 때, 종 A~E 중에서 개체수가 증가하는 종이 있다. 그 중 개체수가 가장 많이 증가할 것으로 예상되는 종은? (단, 먹이그물 구성종의 개체수 변화는 먹이그물이 유지되는 범위내로 한정한다.)

① A   ② B   ③ C   ④ D   ⑤ E

54.

어떤 목초지 군집에서 주기적으로 비료를 주면서 100년 동안 종들의 풍부도를 조사하였다. 그림은 개시연도, 중간연도, 최종연도에 조사된 종들의 상대 풍부도와 풍부도 순위와의 관계를 나타낸 것이다.

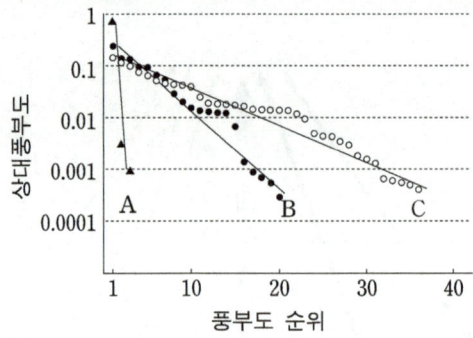

이에 대한 설명으로 옳은 것만을 〈보기〉에서 있는 대로 고른 것은? (단, 그림의 회귀직선은 각 연도의 자료에 대한 것이다.)

[보기]

ㄱ. 군집의 종균등도는 A가 B보다 낮다.
ㄴ. 군집의 종다양도는 A가 C보다 낮다.
ㄷ. 최종연도의 군집 유형은 C이다.

① ㄱ　　　　② ㄱ, ㄴ　　　　③ ㄱ, ㄷ
④ ㄴ, ㄷ　　　　⑤ ㄱ, ㄴ, ㄷ

55.

바닥이 암석인 해안에서 둥근 돌은 크기가 작을수록 바닷물에 의해 쉽게 움직인다. 그림은 부착해조류를 완전히 제거한 여러 크기의 둥근 돌을 해안에 둔 후, 이 돌에 부착된 해조류의 종 수를 시간 경과에 따라 조사한 결과이다.

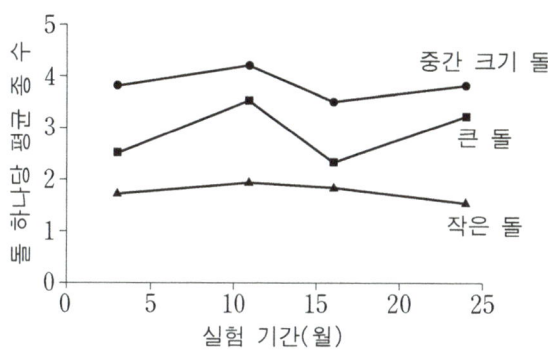

위의 실험 결과로부터 추론할 수 있는 가장 적합한 그림은?

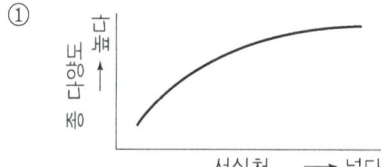
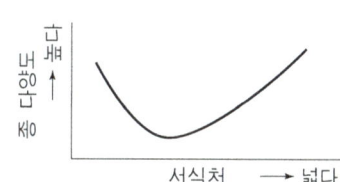
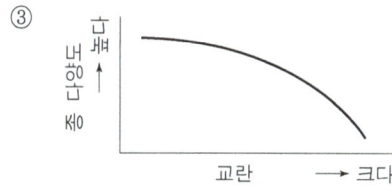
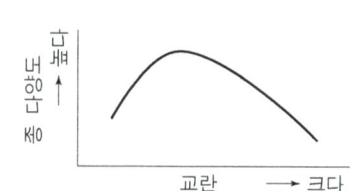
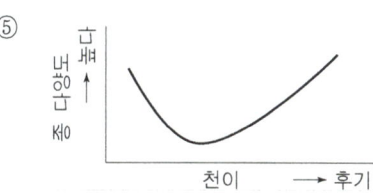

56.

다음은 어떤 해양 생태계에서 개체군의 역할과 상호작용에 대한 자료이다.

> ○ 범고래는 해달을 먹고, 해달은 성게를 먹으며, 성게는 다시마를 먹는다.
> ○ 해달의 개체수가 많은 경우에는, 성게의 생체량이 적고 다시마의 밀도는 높다. 해달의 개체수가 적은 경우에는, 성게의 생체량이 많고 다시마의 밀도는 낮다.
> ○ 그림 (가) ~ (다)는 해달의 개체수가 많은 생태계에 범고래가 유입된 후, 해달의 개체수, 성게의 생체량, 다시마의 밀도를 조사하여 나타낸 것이다.
>
> (가)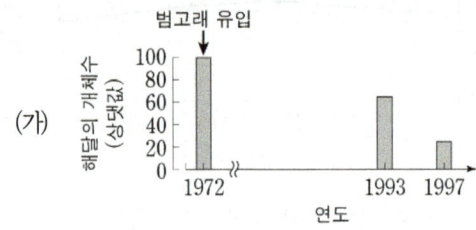
>
> (나)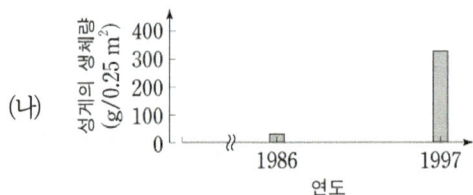
>
> (다)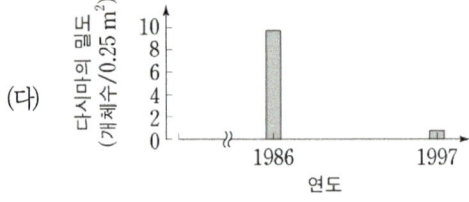

이에 대한 설명으로 옳은 것만을 〈보기〉에서 있는 대로 고른 것은?

[보기]
ㄱ. 범고래의 유입으로 해달의 실제 생태적 지위는 변화되었다.
ㄴ. 범고래가 유입된 후 다시마의 밀도가 감소한 것은 경쟁적 배타(competitive exclusion)의 결과이다.
ㄷ. 범고래가 유입되기 전 해달은 이 생태계의 핵심종(keystone species)이다.

① ㄱ ② ㄴ ③ ㄷ ④ ㄱ, ㄴ
⑤ ㄱ, ㄷ ⑥ ㄴ, ㄷ ⑦ ㄱ, ㄴ, ㄷ

57.

그림 (가)는 어떤 하천 생태계의 연간 에너지 흐름을, (나)는 이 생태계의 영양 단계별 생물량을 건조량으로 나타낸 것이다.

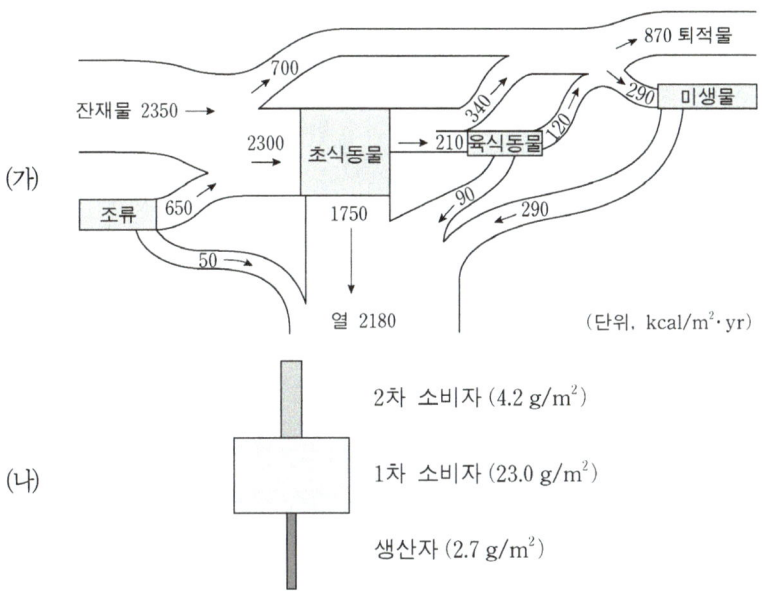

이에 대한 설명으로 옳은 것만을 〈보기〉에서 있는 대로 고른 것은?

[보기]
ㄱ. 1차 소비자는 생산자에서보다 잔재물에서 더 많은 영양을 얻는다.
ㄴ. 생산자는 2차 소비자보다 빨리 자라고 번식한다.
ㄷ. 생산자 생물량이 1차 소비자를 부양하기에 부족하지만, 이 하천 생태계는 유지된다.

① ㄱ　　　　② ㄷ　　　　③ ㄱ, ㄴ
④ ㄴ, ㄷ　　　⑤ ㄱ, ㄴ, ㄷ

58.

그림 (가)는 1950년대부터 측정한 지구 대기의 CO_2 농도를, (나)는 지구의 탄소 순환 중 일부를 나타낸 것이다.

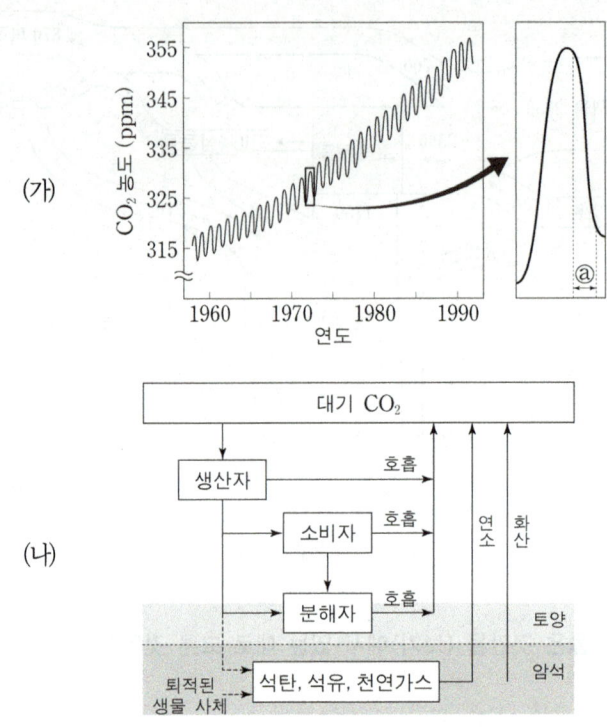

이에 대한 설명으로 옳은 것만을 〈보기〉에서 있는 대로 고른 것은?

[보기]

ㄱ. (가)에서 ⓐ 기간 동안 생산자의 총1차 생산량은 생산자의 호흡량보다 많다.
ㄴ. (나)에서 탄소는 토양보다 대기에 더 많이 저장되어 있다.
ㄷ. 석탄, 석유, 천연가스 연소량의 증가는 (가)의 측정 기간 동안 연평균 CO_2 농도 증가의 주요 원인 중 하나이다.

① ㄱ ② ㄴ ③ ㄷ ④ ㄱ, ㄴ
⑤ ㄱ, ㄷ ⑥ ㄴ, ㄷ ⑦ ㄱ, ㄴ, ㄷ

59.

다음은 육상 생태계의 질소순환에 관한 자료이다.

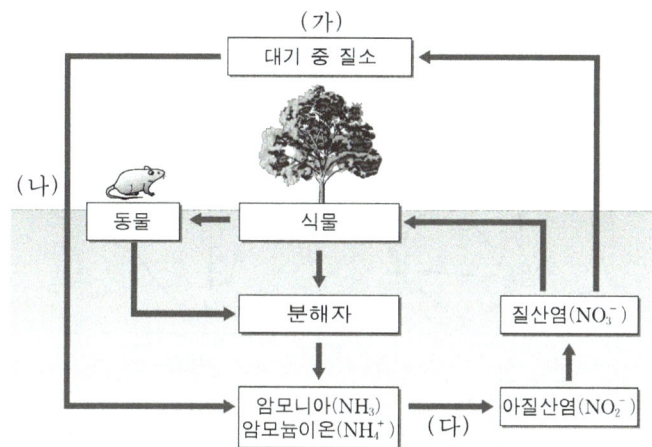

이에 대한 설명으로 옳은 것만을 〈보기〉에서 있는 대로 고른 것은?

[보기]
ㄱ. 식물은 (가)의 질소를 스스로 이용할 수 있다.
ㄴ. 콩과식물이 없으면 (나) 과정은 일어나지 않는다.
ㄷ. (다) 과정에 세균이 관여한다.

① ㄱ   ② ㄴ   ③ ㄷ   ④ ㄱ, ㄷ   ⑤ ㄴ, ㄷ

60.

그림은 육상생태계와 해양생태계의 질소순환을 나타낸 것이다.

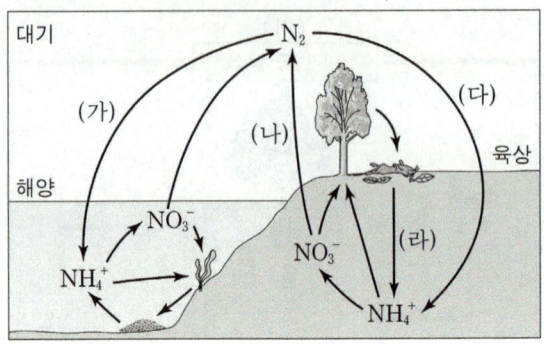

이 실험에 대한 설명으로 옳지 않은 것은?

① 대기 중 가장 높은 농도로 존재하는 기체 분자는 N_2이다.
② 연간 고정되는 질소의 양은 (가) 과정에서가 (다) 과정에서보다 적다.
③ (나) 과정에서 NO_3^-의 질소는 질산화세균에 의해 대기로 방출된다.
④ 리조비움(Rhizobium) 세균은 콩과식물의 뿌리혹에서 (다) 과정을 수행한다.
⑤ (라) 과정은 암모니아화 과정이다.

61.

그림은 육상생태계의 질소순환을 나타낸 것이다. ㉠~㉢은 각각 뿌리혹세균, 질화세균, 탈질화세균 중 하나이다.

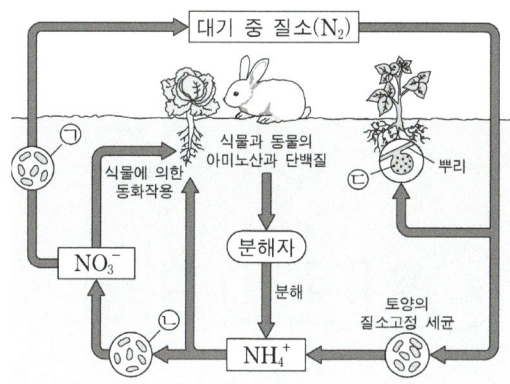

이에 대한 설명으로 옳지 않은 것은?

① ㉠에 의한 탈질화 반응은 호기성 환경에서 일어난다.
② ㉡은 암모늄이온을 산화시킨다.
③ ㉢은 숙주식물과 상리공생한다.
④ 분해자는 진핵생물을 포함한다.
⑤ 아조토박터(*Azotobacter*)는 토양에서 질소를 고정한다.

62.

그림은 두 생태계의 에너지 흐름을 모식도로 나타낸 것이다. (단, 화살표의 숫자는 단위면적 당 연간 에너지 이동량의 상대값이다.)

(가) A 생태계

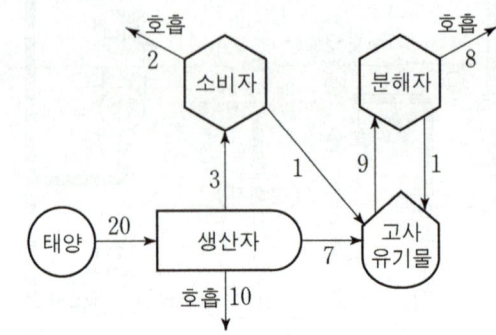

(나) B 생태계

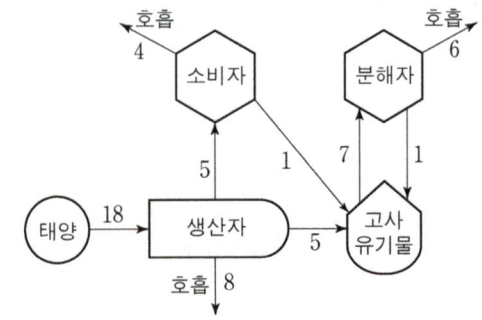

위의 그림에 대한 설명으로 옳지 않은 것은?

① 두 생태계에서 1차 순생산성은 A 생태계가 B 생태계보다 높다.
② 광합성에 의하여 고정된 에너지는 A와 B 생태계에서 최종적으로 호흡을 통하여 방출된다.
③ 생산자로부터 초식 먹이사슬을 통하여 이동되는 에너지량은 A 생태계가 B 생태계보다 적다.
④ 물질순환에서 유기물의 무기화에 중요한 기능을 하는 분해자의 에너지 대사량은 A 생태계가 B 생태계보다 많다.
⑤ 현재의 에너지 흐름이 유지된다면 A와 B 생태계에서 고사유기물의 에너지 현존량은 1년 후에도 변하지 않을 것이다.

63.

다음은 어떤 초원 생태계의 CO_2 순환량을 측정하기 위한 실험이다.

[실험 과정]

(가) 초원 생태계의 일부를 채취하여 실험 설비 I 에는 초원 생태계 상태 그대로, II에는 초원 생태계에서 식물만을 제거한 토양을 넣는다.

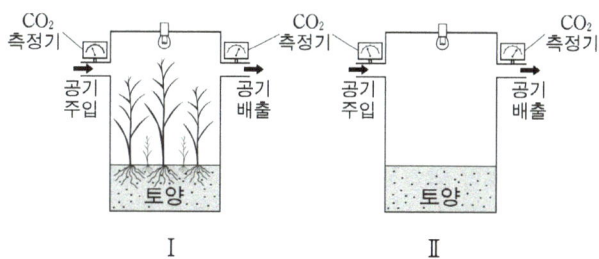

(나) 일정 속도로 I과 II에 공기를 주입하고 배출시키면서, 빛이 있는 조건과 없는 조건에서의 CO_2 유입량과 배출량을 측정한다.

[실험 결과]

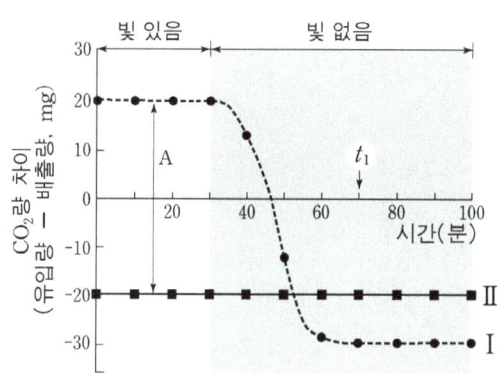

이 생태계에 대한 설명으로 옳은 것만을 〈보기〉에서 있는 대로 고른 것은? (단, 이 실험에서 동물은 고려하지 않는다.)

[보기]

ㄱ. t_1 에서 순1차생산량은 0이다.

ㄴ. 빛이 있을 때 총1차생산량은 A이다.

ㄷ. 식물의 호흡량이 미생물의 호흡량보다 작다.

① ㄱ   ② ㄴ   ③ ㄷ   ④ ㄱ, ㄷ   ⑤ ㄴ, ㄷ

64.

태평양의 한 환초 주변에는 그림과 같이 네 영양단계로 이루어진 생태계가 있다. 이 바다에서는 연간 총 16.5 톤/km²의 어류(1차 소비자, 2차 소비자, 3차 소비자 각각 10, 5, 1.5 톤/km²)를 포획하고 있다.

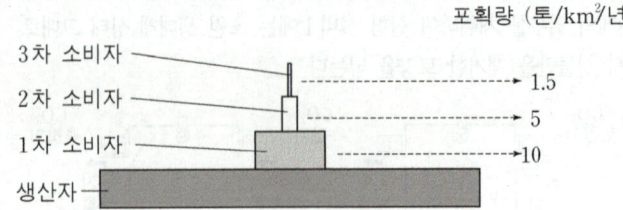

이 포획량을 얻기 위해 필요한 생산자의 최소한의 순1차생산력(C/km²/년)으로 옳은 것은? (단, 생태적 효율(한 영양단계에서 다음 영양단계로 전환된 생물량의 비율은 각각 10 %이고, 소비자 생물량 10 g은 탄소(C) 1 g에 해당된다고 가정한다.)

① 16.5 톤 C/km²/년 ② 151.5 톤 C/km²/년 ③ 165 톤 C/km²/년
④ 210 톤 C/km²/년 ⑤ 2,100 톤 C/km²/년

65.

그림은 안정적인 두 생태계 A와 B의 생물량(biomass) 피라미드를 나타낸 것이다.

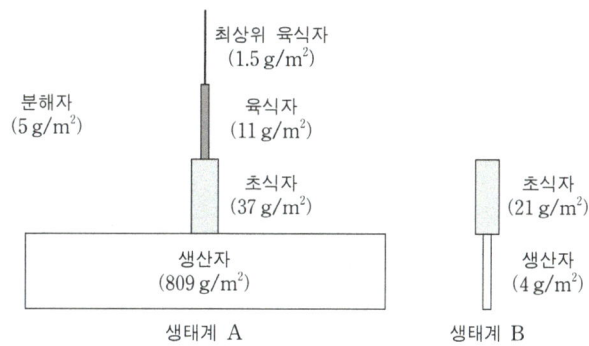

이에 대한 설명으로 옳은 것만을 〈보기〉에서 있는 대로 고른 것은?

[보기]
ㄱ. A에서 최상위 육식자는 에너지흐름의 최종단계이다.
ㄴ. B에서 생산자는 초식자에 비해 더 빨리 자라고 번식한다.
ㄷ. A와 B의 에너지 피라미드에서 모두 하위 영양단계가 상위 영양단계보다 넓다.

① ㄱ
② ㄴ
③ ㄱ, ㄷ
④ ㄴ, ㄷ
⑤ ㄱ, ㄴ, ㄷ

66.

다음은 육상식물군락의 1차 천이 과정을 나타낸 모식도이다.

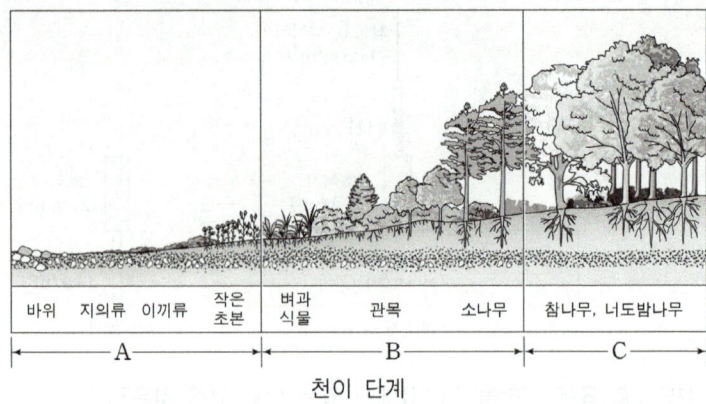

이에 대한 설명으로 옳은 것만을 〈보기〉에서 있는 대로 고른 것은?

[보기]

ㄱ. B 단계 초기에 나타나는 벼과식물의 우점도는 소나무가 정착하면서 낮아진다.
ㄴ. C 단계에서 산불에 의해 교란이 일어나면 1차 천이가 다시 일어난다.
ㄷ. 개체군 성장률이 낮은 K-선택종은 C 단계에서보다 A 단계에서 많다.

① ㄱ ② ㄴ ③ ㄱ, ㄴ
④ ㄱ, ㄷ ⑤ ㄴ, ㄷ

67.

그림은 빙퇴석 지역이 형성된 후 일어나는 천이와 그 진행 단계에 따른 토양 표층의 질소량 변화를 나타낸 것이다.

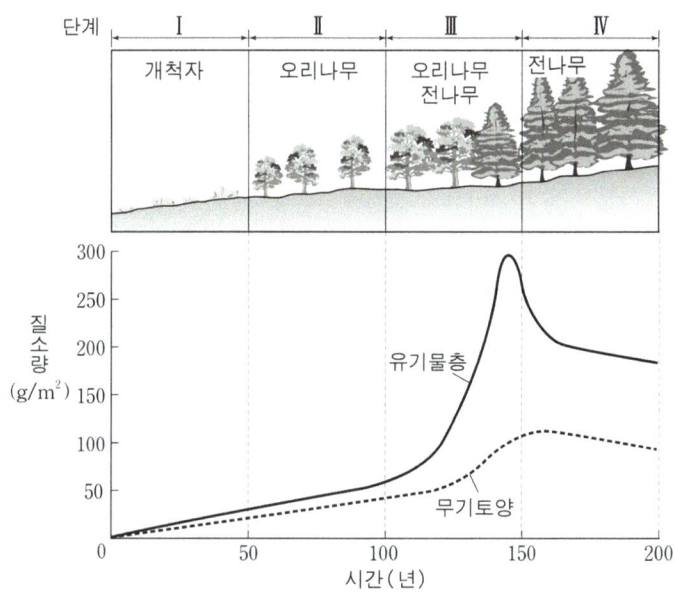

이 천이 단계에 대한 설명으로 옳은 것을 〈보기〉에서 모두 고른 것은?

[보기]

ㄱ. 단계 Ⅰ에서는 지의류, 균류, 박테리아가 서식한다.
ㄴ. 단계 Ⅱ에서는 오리나무가 정착함으로써 전나무 숲 형성이 억제된다.
ㄷ. 단계 Ⅲ에서 산불이 일어나 생태계가 교란되면 일차천이가 다시 시작된다.
ㄹ. 단계 Ⅳ에서는 식물생물량이 증가하여 유기물층의 질소량이 감소한다.

① ㄱ, ㄴ ② ㄱ, ㄷ ③ ㄱ, ㄹ ④ ㄴ, ㄷ ⑤ ㄴ, ㄹ

68.

다음은 극상에 도달한 어떤 식물 군락이 교란된 후 다시 천이가 진행되는 과정을 나타낸 것이다.

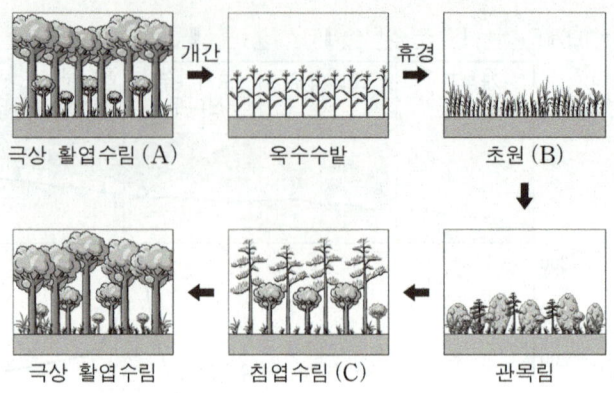

이에 대한 설명으로 옳은 것만을 〈보기〉에서 있는 대로 고른 것은?

[보기]

ㄱ. A에서 우점하는 식물은 C에서 우점하는 식물보다 그늘에 대한 내성이 강하다.

ㄴ. B는 C에 비해 종 조성의 변화가 빠르다.

ㄷ. C에 산불이 발생하면 2차 천이가 일어난다.

① ㄱ   ② ㄴ   ③ ㄷ   ④ ㄱ, ㄴ
⑤ ㄱ, ㄷ   ⑥ ㄴ, ㄷ   ⑦ ㄱ, ㄴ, ㄷ

69.

그림은 온대지방에서 식생의 2차 천이과정 중에 나타나는 식물군집의 속성 변화를 나타낸 것이다. Ⅰ, Ⅱ, Ⅲ은 각각 생물량(식물량), 호흡량, 총 1차 생산량 중 하나이다.

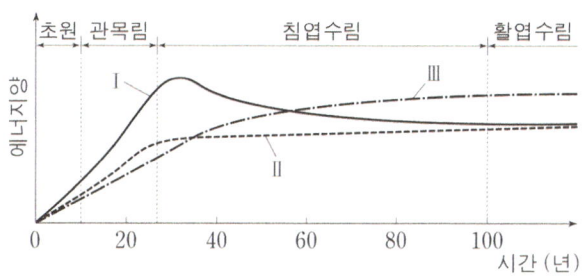

이에 대한 설명으로 옳은 것만을 〈보기〉에서 있는 대로 고른 것은?

[보기]
ㄱ. 순 1차 생산량은 Ⅰ에서 Ⅱ를 뺀 값이다.
ㄴ. 단위 무게당 호흡량은 관목림이 활엽수림보다 많다.
ㄷ. 단위 시간당 생물량(식물량)의 증가량은 극상일 때 가장 높다.

① ㄱ　　② ㄴ　　③ ㄷ　　④ ㄱ, ㄴ
⑤ ㄱ, ㄷ　⑥ ㄴ, ㄷ　⑦ ㄱ, ㄴ, ㄷ

70.

호수나 하천의 오염도를 나타내는 생물학적 산소요구량(BOD)은 수중 미생물이 유기물을 분해하는 데 소모되는 용존산소 량(DO)의 변화로 측정한다. 그림은 오염된 물의 BOD를 측정하는 과정을 나타낸 것이다.

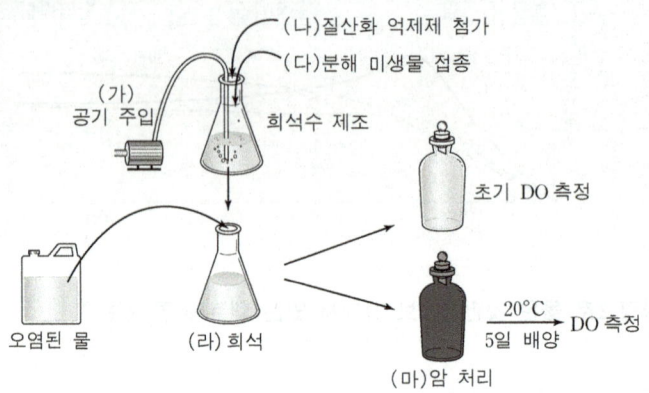

각 실험 단계의 주된 목적으로 옳지 <u>않은</u> 것은?

① (가) : 유기물 분해 미생물에 충분한 산소를 공급한다.
② (나) : 질산 생성에 의한 pH 저하로 인해 미생물 활동이 억제되는 것을 막는다.
③ (다) : 부족한 미생물을 추가로 공급하여 유기물이 충분히 분해되도록 한다.
④ (라) : 배양 중 과다한 유기물의 분해에 의해 용존산소가 고갈되는 것을 막는다.
⑤ (마) : 광합성을 억제하여 산소가 발생하는 것을 막는다.

71.

다음은 하천의 생물학적 산소요구량(BOD)을 측정한 실험이다.

[실험 방법]
(가) 두 하천에서 채취한 시료를 20 ℃로 맞춘 후, 같은 온도의 희석수로 5배 희석한다.
(나) 희석한 시료를 하천별로 각각 3개의 병 A~C에 완전히 채운 후 밀폐한다.
(다) A 시료의 용존산소량(DO1)을 즉시 측정한다.
(라) B와 C의 시료를 20℃의 어두운 곳에서 5일간 배양한 후, 용존산소량을 측정하여 B와 C의 평균값(DO2)을 구한다.

[실험 결과]

단위 : ppm

	DO 1	DO 2
하천 1	10.1	3.1
하천 2	9.8	4.5

이에 대한 설명으로 옳은 것만을 〈보기〉에서 있는 대로 고른 것은?

[보기]
ㄱ. 하천 1의 BOD는 35.0ppm이다.
ㄴ. 하천 2보다 하천 1에 유기물이 적다.
ㄷ. (라)에서 빛이 있는 곳에서 배양하면 DO2 값은 감소한다.

① ㄱ　　② ㄴ　　③ ㄷ　　④ ㄱ, ㄴ　　⑤ ㄴ, ㄷ

72.

다음은 온대 지방의 하천 A~C에서 채취한 물 시료로부터 용존산소(DO)를 측정하여 생물학적 산소요구량(BOD)을 산출한 실험이다.

[실험 과정]
(가) 하천당 2개씩 DO 병에 물 시료를 동시에 채취한다.
(나) (가)의 물 시료 중 하천당 1개씩은 시료 채취 직후 1차 DO를 측정한다.
(다) 나머지 1개씩은 20 ℃, 어두운 곳에서 5일간 보관 후 2차 DO를 측정한다.

[실험 결과]
○ 1차와 2차 DO 측정값과 BOD 값

하천	1차 DO 측정값 (ppm)	2차 DO 측정값 (ppm)	BOD값 (ppm)
A	7	6	㉠
B	8	3	㉡
C	6	1	㉢

이에 대한 설명으로 옳은 것만을 〈보기〉에서 있는 대로 고른 것은? (단, 혐기성미생물에 의한 BOD 값의 변화는 고려하지 않는다.)

[보기]
ㄱ. A와 B의 BOD 값의 차는 4 ppm이다.
ㄴ. 유기물이 없는 물 시료의 BOD를 산출하면 그 값은 ㉢보다 ㉠에 가깝다.
ㄷ. (다)에서 B의 시료를 20℃ 대신 4℃에 보관 후 2차 DO를 측정하면 그 값은 3 ppm보다 작다.

① ㄱ ② ㄴ ③ ㄷ ④ ㄱ, ㄴ
⑤ ㄱ, ㄷ ⑥ ㄴ, ㄷ ⑦ ㄱ, ㄴ, ㄷ

Z

진화학

Z. 진화학

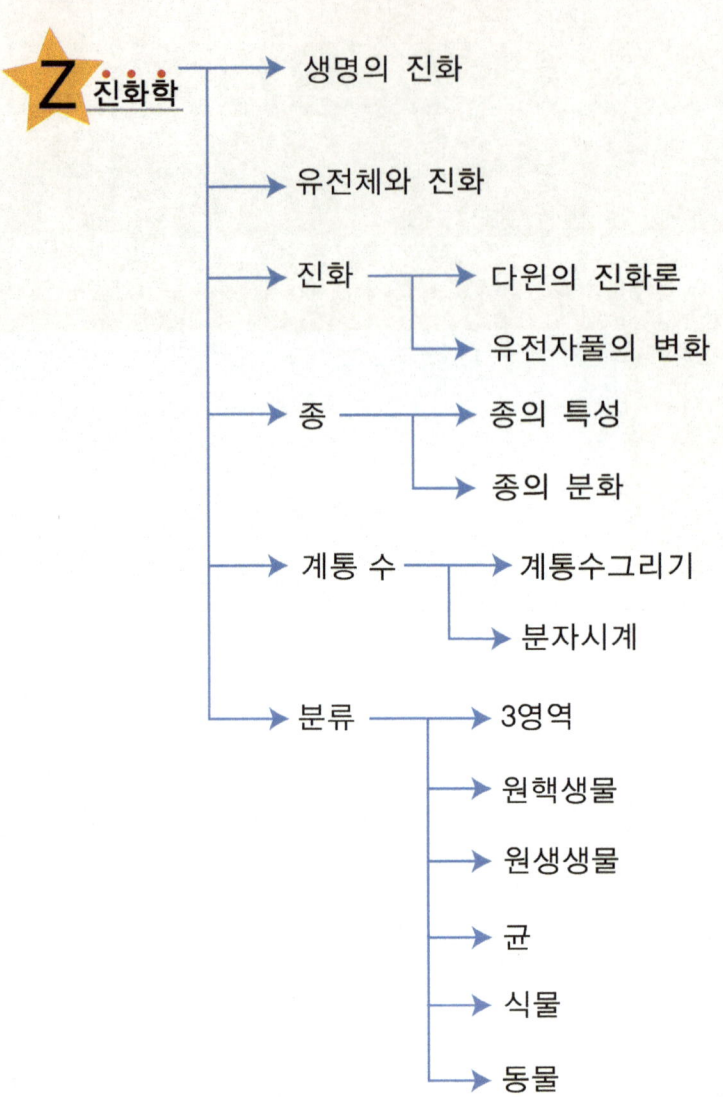

1. 생명의 기원

(1) 원시 지구

① 대기 성분—메탄(CH_4), 이산화탄소(CO_2), 질소(N_2), 암모니아(NH_3), 수소(H_2), 물(H_2O) 등으로 구성되었으며 산소(O_2)는 없었던 것으로 추정된다.

② 화산활동이 활발했고, 번개와 자외선 조사 등이 심했을 것이다.

(2) 생명의 기원과 진화

① 저분자 유기물의 형성(오파린-홀데인의 가설)

1) 태양의 자외선과 지각의 방사능 붕괴에 의한 방사선, 공중 방전, 높은 대기 온도 등에 의해 대기 구성원 사이에 화학 반응이 일어났다.

2) 당류, 지방산, 아미노산, 퓨린, 피리미딘 등의 유기 화합물이 합성되었다.

3) 밀러의 실험(아미노산 합성) : 오파린의 가설을 검증하기 위해 원시 대기 구성 성분 중 메탄, 암모니아, 물, 수소를 진공 플라스크에 넣고 고온에서 방전시킨 결과 아미노산, 유기산, 요소 등이 합성되었다.

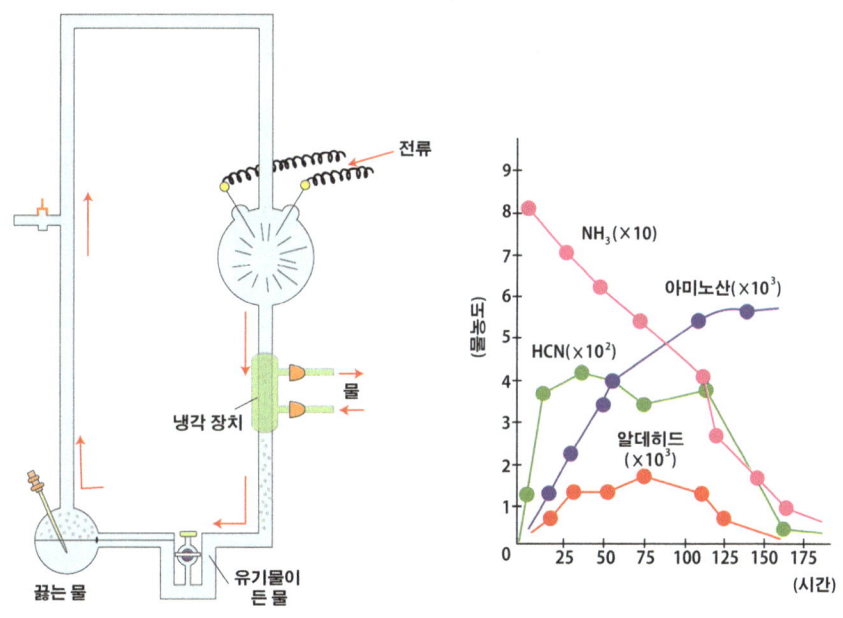

그림 밀러의 실험과 물질의 농도 변화

② 고분자 유기물의 형성

1) 아미노산들이 결합하여 폴리펩티드 형성—효소로 기능했다.

2) 폭스의 실험 (펩티드 합성) : 유기물을 뜨거운 모래 위에 떨어뜨렸더니 프로테노이드(protenoid)라는 폴리펩티드를 얻었다.

3) 퓨린, 피리미딘들과 당이나 인산이 결합하여 뉴클레오티드를 형성했다.

> **추가학습** "세포 진화 과정"
>
> 종속영양·무기호흡 원핵세포 → 독립영양·유기호흡 원핵세포 → 종속영양·유기호흡 원핵세포
>
> ↓ ↓
> 독립영양·유기호흡 진핵세포 종속영양·유기호흡 진핵세포

③ **원시세포의 형성과 진화**

1) 약 40억 년 전에 이르러 고분자 유기물들이 혼합된 체로 인지질에 의해 둘러 싸여 주변 물질과 경계를 이루면서 원시세포가 출현했다. 실험적으로 만들어내는 유기물 구획을 코아세르베이트(coacervate)라 한다.

   - 코아세르베이트 형태의 원시세포가 유전자를 이용하여 정보를 저장하고 에너지를 획득하는 능력을 얻었을 것이다.

2) 자연선택에 의해 가장 효과적인 분자 간 협동체가 선택되어 증식·진화하여 무기호흡 형태의 종속 영양을 하는 최초의 원시 원핵세포가 되었을 것이다.

④ **독립 영양 세포의 출현**

1) 약 25억 년 전에 종속 영양의 원시 세포 가운데 독립 영양을 하는 생물이 출현하였다. 스트로마톨라이트라는 화석상의 증거가 있다.

2) 이들이 광합성이나 화학합성을 하여 O_2를 발생시켰고, 그 결과 많은 종속 영양 생물체들이 죽었으며, 오존층이 형성되었다. 오존층은 자외선을 차단시켜 육지의 온도를 낮췄으며, 육상 생물이 출현하게 되었다.

3) 산소 독성에서 살아남은 종속 영양 세포들 중 일부가 식균작용을 통해 다른 세포들을 섭식하면서 유기호흡하는 종속 영양 세포로 진화했다.

영양방식	에너지원/탄소원/생물종
광독립영양	빛을 이용 이산화탄소, 중탄산이온을 이용 광합성세균(남세균), 식물, 원생생물
화학독립영양	무기물을 이용 – H_2S, NH_3, Fe 이산화탄소, 중탄산이온을 이용 원핵생물만(sulfolobus)
광종속영양	빛을 이용 유기화합물을 이용 일부 수생 및 호염원핵생물(rhodobacter, chloroflexus)
화학종속영양	유기화학물을 이용 유기화합물을 이용 다수의 원핵생물(clostridium), 원생생물, 진균, 동물, 일부 식물

⑤ 진핵생물의 출현

1) 초기의 세포들은 세포 소기관이 없는 원핵세포였다.

2) 일부 원핵세포가 식세포 작용을 통해 다른 세포를 세포 내부로 유입시킨 후 세포 내 공생과정을 거치면서 세포 소기관을 갖는 세포(진핵세포)로 진화하였다.

3) 세포 내 공생과 더불어 세포막을 세포 내부로 확장시켜 세포 내막계를 형성함으로써 다양한 막성 세포 소기관을 만들어 낸 것으로도 추정된다.

4) 화석상의 기록에 의하면 약 15억 년 전쯤에 나타난 것으로 보인다.

5) 진핵세포가 진화를 거듭하여 현재 지구상에 존재하는 다양한 형태의 생물들이 되었다.

QR code 찍고 네이버 카페에서 자료 얻기!

(3) 지질시대

- 지구 표면에서 지각이 형성된 이후부터 현세까지의 기간을 지질시대라 부른다. 지질시대를 연수로 나타낸 것이 지질연대이다.
- 지질 연대는 대(代, Era)라 불리는 큰 시간 구분으로 나뉘는데 이 대는 지질시대에 지배적이었던 고생물, 즉 화석의 형태에 의해 나타낸 것으로 예를 들어 삼엽충으로 대표되는 고생대, 공룡이 번성하였던 중생대, 및 포유류가 출현하였던 신생대가 있다.
- 대는 다시 기(紀, Period)로 세분된다. 이것은 각 기에 쌓인 지층에 나타난 생물 형태의 변화와 지각 변동으로 구분되며 대부분의 기는 최초로 확인되었거나 연구된 장소의 이름을 따서 명명되었다. 예를 들어, 고생대의 데본기는 영국의 데본 지방에서 처음 연구되어 붙여진 것이며, 중생대 말기를 나타내는 백악기도 영국의 앵글로 지방, 파리, 및 벨기에서 발견되는 백악(白堊, white chalk)의 지층에서 따온 것이다.
- 기는 필요에 따라 다시 세(世, Epoch), 세는 다시 절(節, Age)로 각각 세분된다.

■ 지질연대표상의 시기

대	기
선캄브리아대 – 시생대, 원생대	
고생대	캄브리아기–오르도비스기–실루리아기–데본기–석탄기–페름기
중생대	트라이아스기–쥬라기–백악기
신생대	제3기–제4기

- 선캄브리아대는 6억년 이전의 시대로, 지질시대 중 가장 오래 된 시기이다. 이 시대의 지층에서 화석이 아주 드물게 산출되기 때문에 은생누대(隱生累代:Cryptozoic Eon)라고도 한다. 반면 화석이 많이 산출되는 고생대 이후의 지질시대를 현생누대(顯生累代:Phanerozoic Eon)라고 한다. 선캄브리아대는 다시 시생대와 원생대로 나뉘는데, 시생대의 생물은 주로 바다에 살던 청록 조류와 균류 등의 미화석 식물로서 캐나다에서 발견되었다. 스트로마톨라이트가 나타난 시기이기도 하다. 원생대(선캄브리아대 후반)에는 석회 조류를 비롯하여 몇 가지의 원생동물, 해면동물, 절지동물의 화석이 나타나고 있다. 석회 조류 중에는 콜레니아의 화석이 많은 편이다. 선캄브리아대 말기는 단세포생물이 다세포생물로 급속하게 진화하는 지질연대다.
- 고생대는 약 6억 년 전에서 2억 2500만 년 전까지 3억 7500만 년간 지속되었으며, 오래된 순서부터 캄브리아기(삼엽충 번성), 오르도비스기(원시어류와 산호 등장, 바다의 무척추 동물이 다양해 진다.), 실루리아기(식물들이 육지에서 자라기 시작, 껍질을 지닌 두족류가 번성), 데본기(식물이 증가, 상어와 대형 어류 번성), 석탄기(파충류 등장), 페름기(곤충 등장, 삼엽충 멸종, 양서동물증가)로 나누어 진다.
- 중생대는 2억 2500만 년 전부터 6500만 년 전까지의 시기로, 약 1억 6000만 년간 지속되었다. 파충류와 겉씨식물이 크게 번성하여 파충류의 시대 또는 식물의 시대라고도 한다. 이 시기는 초기의 트라이아스기(파충류가 급격히 증가. 최초의 포유류가 출현), 중기의 쥐라기(공룡이 번성. 조류 출현. 침엽수와 소철류가 번성.), 후기의 백악기(공룡 멸종, 현화식물이 진화)로 나누어진다.

- 신생대는 6500만 년 전부터 현세에 이르는 지질시대의 마지막 시기이다. 크게 제3기와 제4기로 나뉘고, 제3기는 차례로 팔레오세 · 에오세 · 올리고세 · 마이오세 · 플라이오세로 세분되며, 제4기는 홍적세와 충적세로 구분된다. 포유류와 속씨식물이 급격히 번성하여 현재의 동 · 식물계를 이루게 되었고, 제4기에는 인류가 출현하여 현대인으로 진화하였다

MEMO

QR code 찍고 네이버 카페에서 자료 얻기!

2. 유전체와 진화

(1) 유전체의 특성

① 5,000여 이상의 종에 대해 게놈프로젝트가 완료 또는 진행 중에 있으며 1,200여 종의 진정세균, 100여종의 고세균, 150여 종의 진핵생물에 대해 게놈분석이 완료되었다.

② 유전체의 크기를 비교해 보면 대개 유전체의 크기가 클수록 고등생물이지만 그렇지 않은 경우도 있어 사람의 경우 30억 개의 염기쌍으로 이루어져 있지만 백합류의 어떤 종은 1,240억개의 염기쌍으로 이루어져 있다.

③ 유전체의 크기가 크다고 하여 항상 유전자의 수가 많은 것은 아니다. 하나의 유전자로부터 여러 종류의 mRNA가 만들어지는 것이 가능할 뿐만 아니라 생성된 단백질을 변형시킴으로써 아주 다양한 종류의 단백질을 생성할 수 있다. 예를 들어 사람의 경우 유전자가 겨우 20,500 종류 미만으로 존재하지만 mRNA는 10만여 종류 이상, 단백질은 10만여 종류가 생성될 수 있다.

> **추가학습** "최초의 유전자"
>
> 화학진화 과정을 볼 때 RNA는 DNA 보다 만들어지기 쉽기 때문에 최초의 유전물질은 RNA였을 것으로 추정된다. RNA는 폴리펩티드 합성의 주형이 될 수 있으며 단백질 효소와 같이 촉매기능이 있어 자신의 증식을 촉매할 수도 있었을 것이다. 이러한 기능을 하는 RNA가 현재에도 발견되는데 이를 리보자임(ribozyme)이라 하며, 이것이 아마도 최초의 유전자였을 것으로 생각된다.
>
> ※ 최초의 유전자가 RNA라는 증거
> - RNA도 정보저장 능력을 가지며, DNA보다 단순
> - RNA 뉴클레오티드는 자발적으로 생성이 가능함 ⇒ 복제효소 없이 복제됨
> - RNA의 촉매적 성질 ⇒ rRNA는 스스로 인트론을 제거함
> - 역전사를 통한 DNA 생성 가능

(2) 유전체의 비교와 종간 분석

① 유전체의 변이를 통해 생명체는 다양한 종으로 변화할 수 있었다. 그 중 대표적인 것이 염색체의 변화인데 예를 들어 사람과 침팬지는 600만 년 전에 서로 다른 종으로 분화되었으며 이 과정에서 염색체의 변이가 관찰된다. 또 다른 예로 사람과 생쥐의 경우 6,500만 년 전에 서로 다른 종으로 분화가 되었을 것으로 예측되며 이때에도 염색체의 변이가 있었던 것으로 보인다.

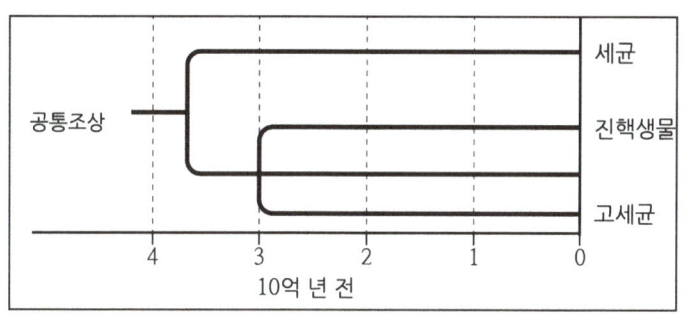

[그림] 영역의 분기와 종의 분기

② 유전자는 복제되면서 증폭되고 그 유전자의 변이에 의해 종이 구분되기도 한다. 기존의 유전자가 복제되면서 변이가 일어나 새로운 유전자가 생성되면 이를 획득한 집단(개체)는 새로운 종으로 탄생하게 된다. 전체 유전자의 유사도(homology)를 분석하는 것은 각 종의 분기상황을 연구하는데 상당한 도움이 된다.

　그렇다고 항상 복제된 유전자가 사용되는 것은 아니며 경우에 따라서는 가짜유전자(pseudogene)으로 되어 사용되지 않는 경우도 많다.

③ 상동유전자의 분석: 상동유전자란 다른 종이 가지고 있는 동일 유전자를 말한다. 동일한 유전자이므로 같은 염기서열로 이루어져 있을 것 같지만 변이에 의해 염기서열이 약간 다르면서도 같은 기능을 한다. 따라서 종들의 유연관계를 분석할 때 이용하면 상당히 좋은데 유연관계가 가까운 종일수록 상동유전자의 유사도(homology)가 높은 것이 특징이다. 대표적인 상동유전자로 글로빈유전자가 있다.

3. 진화론

(1) 다윈의 진화론

① 다윈은 종의 기원에서 두 가지 주요한 주장을 하였다. 첫째, 현재 지구상에 살고 있는 생물종들이 현서종과는 다른 과거의 조상 생물종들의 후손이라는 증거를 제시하였다. 둘째, 진화가 일어나는 기작 한 가지를 제안하였는데, 자연선택(natural selection)이라고 명명된 것이다.

- 19세기 초 라마르크(Jean-Baptiste de Lamarck)의 "용불용설" 과 "획득형질의 유전" 은 진화에 대한 잘못된 생각이다. 라마르크는 생물들은 자기의 편리에 의해 점진적으로 발달을 할 수 있으며 그렇게 발달된 것(획득형질)은 다음 세대로 전달됨으로써 진화가 일어난다고 보았다.

② 진화의 증거들:

- 도입된 종에 대한 반응과정에서의 자연선택 : 열매 껍질이 기존보다 얇은 종이 도입되자 부리가 짧은 개체가 득세함
- 약제 저항성을 갖는 세균의 진화: 포도상 구균이 페니실린에 저항성을 획득하고 이어 나온 메티실린에 대한 저항성을 획득하는 과정
- 상동성
- 화석기록
- 생물지리: 종의 지리적 분포를 연구. 이동이 가능한 곳에서 유연성이 높은 생물 종이 관찰된다. 예를 들어 섬은 가까운 대륙의 종과 유연관계가 가깝다.

③ 자연 선택 :

1) 자연선택은 끊임없이 번식하고 자손수를 많이 낳는 생명체의 특성에 기인하여 발생한다. 즉 과다한 자손을 생성하다보니 유전 형질이 서로 다른 개체들 사이에서 일어나는 번식성공도나 생존력의 차이가 생겨 자연선택에 의해 그 환경에 적응하기 쉬운 어떤 형질들의 빈도는 높아지며 환경에 적응하기 어려운 형질들의 빈도는 낮아지게 된다.

2) 자연선택은 개체들과 한경 사이의 상호작용에 의해서 일어나지만, 개체들 자신이 진화하는 것이 아니라 시간이 지나면서 진화하는 것은 집단이다.

3) 자연선택은 집단 내 개체들 간에 차이가 있는 유전 형질들의 빈도를 늘리거나 줄일 수 있을 뿐이라는 것이다.

4) 환경 요인들이 시간과 장소에 따라서 변한다는 것이다. 어느 상황에서는 유리한 형질이 다른 상황에서는 불리할 수도 있다.

5) 자연선택은 표현형에 대해 적용된다. 유전자형을 고려하지 않는다.

6) 종의 이득과는 무관하게 발생한다.

7) 새로운 종의 탄생에 기여한다.

④ 자연 선택의 결과

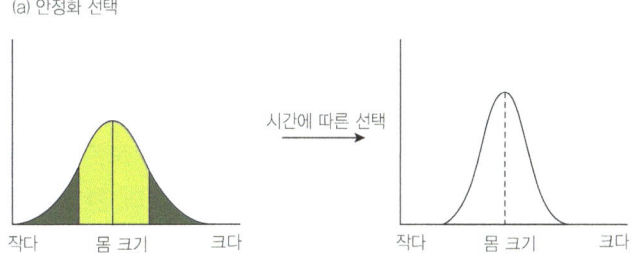

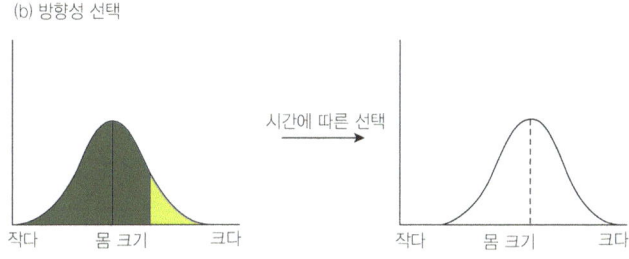

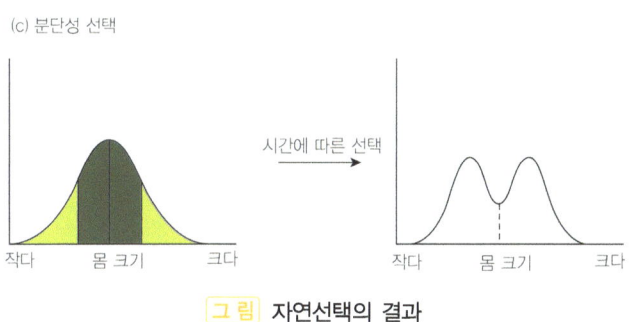

그림 자연선택의 결과

1) 방향성 선택(directional selection)은 한 집단의 환경이 변할 때나 집단의 구성원들이 다른 환경 조건들을 가진 새로운 서식지로 이주하는 경우에 가장 흔히 나타난다. 방향성 선택은 특정 형질의 평균에서 벗어난 양 극단 중 한 개체들이 적응하기 쉬운 상태로 표현형 특징들에 관한 빈도 곡선을 한 쪽으로 이동시킨다.

2) 분단성 선택(disruptive selection)은 환경 조건들이 표현형 분포의 양 극단에 해당하는 개체들을 중간형의 개체들에 비해서 더 선호하는 경우 일어난다. 분단성 선택은 종분화 초기에 중요할 수 있다.

3) 안정화 선택(stabilizing selection)은 양 극단의 표현형을 제거하는 쪽으로 작용하고, 중간형들을 선호한다. 이 방식의 선택은 변이를 줄이고 특정 표현형의 현재 상태를 그대로 유지한다. 평균값은 유지된다.

4) 균형선택 : 선택 자체가 일부 유전자 좌위에서 변이를 보존할 수도 있다. 균형선택(balancing selection)이 일어나는 경우는 한 집단에서 둘 이상의 표현형들이 자연 선택에 의해서 안정된 빈도를 유지할 때이다. 이 상태를 균형 다형성(balanced polymorphism)이라

고 한다.

- 자연 선택에 의해 환경에 가장 적합한 개체가 살아남고 적합하지 않는 개체는 도태된다. 이를 적자생존이라 한다.

⑤ 변형 혈통(descent with modification): 변형 혈통은 모든 생물들이 과거의 한 조상으로부터 내려온 자손이며 오랜 세월이 지나면서 여러 환경이 다른 서식지에 흩어지면서 각각 특별한 방식으로 적합하게 변화되고 적응된 결과 다양한 종들이 나타났는데 이러한 다양한 생물들이 변형된 혈통이라고 하였다.

(2) 집단(개체군)의 변화: 유전자풀의 변화

① 가장 작은 규모의 진화적 변화, 즉 소진화(microevolution)는 한 집단이 가지고 있는 유전적 구성이 세대 간에 걸친 대립유전자의 빈도의 변화이다.

② 유전자 풀과 대립 유전자 빈도: 어느 시기 한 집단의 유전자를 모두 모아놓은 것을 그 집단의 유전자 풀이라고 한다. 유전자 풀은 그 집단 모든 개체들이 가지고 있는 모든 유전자 좌위에 있는 모든 대립유전자들로 구성되어 있다.

③ 하디-와인버그 평형의 조건들

1) 대단히 큰 집단 크기

2) 유전적 부동 없음

2) 유전자 흐름이 없음

3) 돌연변이 없음

4) 무작위 교배

5) 자연선택 없음

(3) 유전적 변이

유전적 변이는 유전자나 그 외 다른 DNA의 구성에서 개체들 간 차이가 나는 것을 의미한다.

① 집단 내 변이: 불연속 형질이나 양적형질이다. 멘델의 유전처럼 둥근 콩, 주름진 콩으로 나누어진 형질을 불연속 형질이라고 하며, 색의 어두운 정도를 나타내는 것처럼 연속된 형질을 양적 형질이라고 한다. 양적 형질의 경우 대개 여러 유전자가 표현형에 영향을 주는 경우이다.

② 유전적변이성은 불연속 형질이든 양적형질이든 제공될 수 있는 용어이며 평균 이형접합성으로 그 정도를 나타낼 수 있다. 예를 들어 노랑초파리의 경우 13,700여 유전자 가운데 14%가 이형접합성이라면 평균 이형접합성이 14%라고 할 수 있으며,

이러한 이형접합성의 빈도가 높을수록 그 종이 다양한 환경에 적응하기 용이하다고 할 수 있다.

③ 지리적변이: 분리된 집단들 사이에서의 유전적 구성의 차이를 보는 것이 지리적 변이이다.

- 대서양 마데이라 섬의 집쥐 종(Mus musculus)의 경우 격리된 집단의 핵형이 다른데, 이는 염색체의 융합에 따른 것으로 보인다. 이들은 다른 염색체의 핵형을 가지고 있지만 각기 개체군을 형성하며 생존하고 있으며 유전자들은 그대로 유지가 되었으므로 유전적으로는 변화가 없다.

- 연속변이: 지리적 축에 따라서 어느 형질이 단계적으로 변화하는 경우에 쓰이는 용어이다. 머미초그(mummichog) 물고기에서 그 예를 볼 수가 있는데, 저온에 적응하는 대립유전자의 빈도에 대한 온도 영향으로 볼 수 있다.

QR code 찍고 네이버 카페에서 자료 얻기!

(4) 유전자풀의 변화요인

① 돌연변이

1) 점돌연변이 : 유전자의 염기 하나에서 일어나는 작은 변화인 점돌연변이는 겸상적혈구빈혈증에서 보이듯이 표현형에 중대한 영향을 줄 수 있다. 그러나 아마도 대부분의 점돌연변이는 해롭지 않을 것이다. 한 이유는 진핵세포 유전체 DNA의 많은 부분이 단백질을 암호화하지 않기 때문이다. 심지어 단백질 유전자의 점돌연변이도 아미노산 구성을 바꾸지 않을 때에는 그 영향이 미미할 것이다. 다만 유전자에 일어난 점돌연변이가 아미노산 서열에 영향을 주는 경우 표현형의 변화를 일으킬 수 있다.

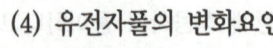 중립적 변이 : 유전적 변이의 일부는 번식성공도에 영향을 거의 혹은 전혀 주지 않는다. 유전체의 번역되지 않는 부분에서 발견된, 모든 DNA 염기서열 차이는 중립적 변이(neutral variation)이다.

2) 유전자의 수 또는 염기서열을 바꾸는 돌연변이 : 한 번에 많은 유전자 좌위를 결실시키거나, 파괴하거나, 자리를 재배열시키는 염색체 돌연변이들은 거의 대부분 확실히 해로울 것이다. 하지만 일부의 경우에는 분명 이로울 수 있다.

3) 돌연변이율 : 돌연변이는 한 세대 길이가 아주 짧은 미생물과 바이러스에서는 급속히 유전적 변이를 발생시킨다. HIV의 경우 자신의 유전체가 RNA로 이루어져 있어 유전체의 복제시 수선기작이 존재하지 않으므로 더욱 더 큰 돌연변이율을 보인다.

② 유성생식 재조합 : 감수분열의 과정에서 일어나는 상동염색체 간의 유전자의 재조합, 독립적인 염색체의 분리, 독립적인 염색분체의 분리는 다양한 배우자를 생산한다. 이렇게 생성된 다양한 배우자끼리 만나는 수정이 일어나는 과정에서도 집단은 무수히 많은 짝짓기 조합을 보유하고 있으므로 그 다양성을 더욱 배가시킨다.

③ 자연 선택 : 다윈은 자연 선택 개념은 번식 성공도의 차이에 기반을 두고 있다. 한 집단 개체들은 유전적 형질의 변이들을 나타내고, 환경에 더 적합한 변이들을 가진 개체들은 환경에 덜 적합한 변이들을 가지는 다른 개체들에 비해서 더 많은 자손을 생산하는 경향이 있다. 자연선택의 결과로 안정화선택, 방향성선택, 종분화선택, 균형선택이 일어난다.

④ 유전적 부동 : 표본 수가 작을수록, 예상된 결과로부터 벗어나는 정도가 커질 가능성이 높다. 예를 들어 동전을 무수히 많이 던진다면 숫자가 있는 면과 그림이 있는 면이 유사한 빈도로 나타나겠지만 10회만 동전을 던진다면 그 빈도를 달라질 것이다. 유전적 부동이란 우연한 사건들로 인해 대개 집단의 크기가 작은 경우 세대를 거치면서 대립유전자의 빈도가 예측할 수 없이 변화할 때 일어나는 과정을 일컫는다. 즉 유전적 부동은 예측 불가능한 대립유전자의 빈도 변화이다.

1) 유전적 부동은 대립유전자의 빈도를 더 크게 변화시킬 수 있다는 점에서 작은 집단에서 중요하다.

2) 유전적 부동은 대립유전자의 빈도를 임의로 변화시킬 수 있다. 유전적 부동 현상에 의해 특정 대립유전자의 증가가 될 수도 있고 반대로 특정 대립유전자의 감소가 일어날 수 있다.

3) 유전적 부동은 집단 내 특정 대립유전자를 없앰으로써 유전적 변이를 소실하게 할 수 있다.

4) 유전적 부동은 해로운 유전자들을 고정시키고 이로운 유전자를 제거할 수도 있는데 특히 작은 집단의 경우 이러한 현상이 더 잘 일어난다.

⑤ 병목 효과 : 화재 또는 홍수 같은 갑작스런 환경 변화는 집단 크기를 급격히 줄인다. 사실상, "병목"을 통과한 생존자들과 그들의 유전자 풀은 더 이상 원래 집단의 유전자 풀을 반영하지 않는다. 이것을 병목효과(bottleneck effect)라고 부른다.

⑥ 창시자 효과 : 얼마 안 되는 수의 개체들이 큰 집단으로부터 격리될 때, 이 작은 무리는 유전자 풀이 원래의 집단을 반영하지 않는 새로운 한 집단을 이룰 수 있다. 이것을 창시자 효과(founder effect)라고 부른다.

⑦ 빈도 의존적 선택 : 빈도 의존적 선택(frequency-dependent selection)의 경우, 어느 한 형(morph)의 적응도는 만약 그것이 집단 안에서 너무 많아지면 감소한다. 예를 들어 비늘을 먹는 물고기는 한쪽으로 치우쳐진 입을 가지고 있는데, 왼쪽으로 치우친 입을 가진 개체수가 증가하면 비늘을 뺏기는 물고기가 오른쪽을 경계하므로 그 개체수가 감소하고 반대로 오른쪽으로 치우친 입을 가진 개체수가 증가하게 된다.

⑧ 유전자 흐름 : 한 집단의 생식 능력이 있는 개체들이나 배우자들의 이동에 의해서 발생하는 유전적 가감을 유전자 흐름(gene flow)이라고 한다. 유전자 흐름이 두 개체군 간에 일어난다면 유전자 흐름은 집단들 사이의 차이를 줄이는 경향이 있다. 반면 유전자흐름이 한 집단에서 새로운 집단을 생성시킨다면 이는 창시자 효과를 나타낼 수 있다.

⑨ 잡종강세 : 어떤 유전자 좌위에서 이형접합인 개체들이 동형접합자들에 비해서 적응도가 더 높다면 이 개체들은 잡종강세 현상을 보일 것이다. 결국 자연선택은 그 유전자 좌위에서 둘 이상의 대립유전자를 유지하려는 경향을 보일 것이다. 대표적인 예로써 겸상적혈구 빈혈 유전자가 있는데, 어느 부족의 경우 전체 헤모글로빈 대립유전자의 20%를 겸상적혈구 유전자가 차지하기도 한다. 이는 겸상적혈구의 생성으로 인한 환자의 생성은 낮은 반면(4%) 말라리아에 저항성을 갖는 이형접합자의 빈도(32%)는 높기 때문에 일어난다.

⑩ 진화적 적응도 : 상대적 적응도(fitness)란 한 개체가 다음 세대에 유전자 풀에 기여하는 정도를 다른 개체들의 기여도에 대한 상대적인 값으로 나타낸 것이다.

⑪ 성적 선택 : 많은 경우 암컷의 선택은 수컷의 외양이나 행동의 화려함에 의존한다.

1) 동성 내 선택(intrasexual selection): 수컷이 다른 수컷이 자신의 암컷과 교미하지 못하도록 막는 것

2) 이성 간 선택(intersexual selection): 암컷이 더 화려한 수컷을 선호하는 것

MEMO

QR code 찍고 네이버 카페에서 자료 얻기!

4. 종과 종의 분화

(1) 종(species)의 개념

생물체는 공통적인 특징에 의해 동일한 집단으로 묶을 수 있다. 생물을 구분하여 분류했을 때 사용하는 가장 작은 단위는 종이다.

① 형태학적 종개념(morphological species concept)은 종을 몸의 형태, 크기 그리고 다른 구조적인 특징에 의해 규정한다. 가장 널리 쓰이고 있지만 서로 다른 종 사이에도 공통점이 많으며, 동일 종의 개체 사이에도 형태적 차이점이 많기 때문에 실제 적용할 때 모호한 경우도 많다.

② 고생물학적 종개념(paleontological species concept)은 화석 기록으로만 형태적으로 구별되는 종을 다룬다.

③ 생태학적 종 개념(ecological species concept)은 생태적 지위에 따라 다른 종으로 간주한다. 예를 들어 도롱뇽 두 종이 겉모습은 비슷하지만 먹는 먹이가 다르거나 건조한 정도에 따른 서식지의 환경같은 것이 다르다면 생태적지위가 다르며 다른 종으로 분류한다.

④ 계통발생적 종 개념(phylogenetic species concept)은 종을 하나의 유전적 역사를 가지는 생물의 집합, 즉 공통조상이 있는 개체들의 무리를 종이라고 보는 것이다.

⑤ 생물학적 종의 개념 : 서로 교배가 가능하고 교배한 후 생식력이 있는 자손을 낳을 수 있는 집단을 생물학적 종이라고 정의한다. 동일 조상으로부터 진화하였지만 다른 종과 생식적으로 격리되어 있으면 다른 종이다. 그러나 화석으로만 남아 있는 멸종생물이나 무성생식으로 번식하는 생물, 생식력 있는 잡종을 형성하는 생물에는 적용하기 어렵다.

(2) 종분화의 특성

① 진화와 종 분화

1) 진화의 궁극적 결과는 이전의 종과는 유전적으로 다른 새로운 종이 탄생하는 것(종 분화)이다.

2) 소규모의 종 분화는 한 생물 집단에서 돌연변이나 염색체 재조합, 배수화 등에 의한 유전적 변이가 발생한 후 지리적 격리나 생식적 격리에 의해 집단 간 자손을 생산하지 못하게 됨으로써 발생한다.

3) 소규모의 종 분화가 누적되어 종 이상의 규모에서 대규모적인 변화가 발행할 수 있다.

② 생식적 격리: 생물학적 종의 개념에서 보자면 서로 교배가 불가하면 같은 종으로 보지 않는다. 따라서 이와같이 교배할 수 없는 상태 또는 생식능력이 있는 자손을 만들지 못하게 되는 것을 생식적 격리라고 한다. 생식적 격리는 종 사이의 유전자 흐름을 막고, 종간교배로 생기는 잡종(hybrid)의 생성을 제한한다.

1) 접합(수정) 전 장벽: 수정자체가 이루어지지 못하는 경우이다.
   - 다른 종의 구성원이 짝짓기를 시도하지 못하는 경우로 서식지가 다른 경우나 번식하는 시간이 다른 경우 또는 짝짓기 행위가 이루어지지 못하는 행동적 격리의 경우이다.
   - 시도된 짝짓기가 성공적으로 끝나지 못하는 경우로 생식기의 구조가 다른 경우인 기계적 격리가 있다.
   - 짝짓기가 성공하더라도 수정이 일어나지 못하는 경우로 생식세포의 결합이 일어나지 못하는 배우자 격리의 경우이다.

2) 접합(수정) 후 장벽: 잡종 접합체가 형성된 후 생식적 격리가 작동하게 된다.
   - 발생에서의 오류로 잡종 배아의 생존이 낮아진 경우
   - 출생 후에 불임이 된 경우로 잡종와해라고도 한다. 대표적인 예로 수탕나귀와 암말의 잡종인 노새는 불임이다. 반대로 암탕나귀와 수말의 잡종인 버새도 불임이다.
   - 잡종의 수명이 짧아 생식할 수 있을 시기까지 생존이 불가능한 경우

③ 종분화 과정 - 지역적 영향(지리적 격리)에 따른 구분

1) 이지역성 종분화 : 이소종분화(allopartric speciation)는 부모 집단으로부터 특정 소집단이 떨어져 나와 새로운 종으로 진화한 것이다. 주로 지리적 장벽에 의해 나누어진 집단이 자연선택이나 유전적 부동, 돌연변이 등에 의해 유전자 풀이 변화해 유전적으로 독특한 집단이 된다. 대개 지리적으로 멀어질수록 생식적 격리가 더 큰 특성이 있다.
   - 적응 방산 : 공통조상에서 다양하게 적응된 많은 종이 형성되는 것을 적응 방산(adaptive radiation)이라고 한다. 적응 방산은 주로 몇 개체가 종종 멀리 떨어진 새로운 곳으로 옮겨갔을 때나 환경의 변화에 의해 많은 종이 멸종하여 생존자를 위한 생태적 지위들이 새로이 나타났을 때 일어난다.

2) 동지역성 종분화 : 동소 종분화(sympatric speciation)는 지리적 분포가 겹치는 집단에서 종분화가 일어난다. 구성원들이 계속 서로 만날 수 있는데 동소 집단 사이에 어떻게 생식적 장애가 발생될 수 있을까? 동소 종분화는 유전자 유동을 줄이는 염색체의 변화와 선택적 짝짓기가 포함된다. 동소 종분화는 식물에서 흔히 발생한다.
   - 다배수성: 세포분열 중에 염색체 조합이 추가되는 실수로 다배수성(polyploidy)가 생기며 이는 새로운 종으로 탄생할 수 있다. 다배수성에는 자가다배수체(autopolyploid)와 타가다배수체(allopolyploid)가 있을 수 있다.
   - 자가다배수체(autopolyploid)는 한 종에서 유래된 염색체가 2set보다 더 많이 있는 경우이다. 예를 들어 식물에서 세포분열이 실패하여 이배체(2n)에서 사배체(4n)이 되는 경우이다. 사배체가 형성되면 자가수분이나 다른 사배체와의 교배로 생식가능한 자손을 얻을 수 있다.
   - 타가다배수체(allopolyploid)는 다른 두 종이 교배하여 잡종자손을 얻을 때 발생한다.
   - 성적선택: 동소 종분화가 성적 선택에 의해 발생할 수도 있다.

④ 잡종지대: 생식적 장벽이 불완전한 종들이 다시 서로 만나면 조상혈통이 혼합된 자손을 낳는 잡종지대(hybrid zone)이 형성된다. 잡종지대가 형성되면 세 가지 형태의 결과가 가능하다.

1) 강화: 생식적 장벽이 강화되어 결국은 두 종으로 나뉘게 된다. 이는 잡종의 생존력이 약한 경우에 발생한다.

2) 융합: 생식적 장벽이 약해져 두 종이 한 종으로 합쳐진다. 이 경우에는 유전자의 흐름이 커지는 특성이 있다.

3) 안정: 잡종 개체가 지속적으로 발생하는 경우이다. 이 경우는 주로 잡종지대가 좁을 때 발생하는데 이유는 양 지역에서 잡종지대로 지속적인 개체의 유입이 일어나고 그 결과 잡종이 지속적으로 만들어지기 때문이다.

⑤ 종분화 과정 - 형태적 변화에 기초를 둔 경우

1) 발산진화 (Divergent Evolution): 서로 다른 환경에서 살아가는 종이 시간의 흐름에 따라 바뀌어 가는 것을 의미한다. 종이 환경을 이용하는 새로운 방식을 발견하여 새로운 생태적 지위를 차지하게 될 때 일어난다.

2) 수렴진화 (Convergent Evolution): 서로 다른 종이 비슷한 환경에 대해 비슷한 적응을 할 때 일어난다. 수렴진화는 생화학적인 면에서부터 형태적인 면에 이르기까지 거의 모든 수준에서 일어난다.

3) 공동진화 (Coevolution): 두 종이 서로 의존하는 관계에 있을 경우 한 종의 진화가 다른 종의 진화 방향에 큰 영향을 줄 수 있다. 두 종간의 상호영향에 의해 서로의 진화방향이 결정된다. 포식자와 피식자의 관계에서 잘 관찰되는데 초식공룡의 몸 크기가 커지자 육식공룡의 몸 크기가 커진 것은 공동진화의 좋은 예이다.

⑥ 종분화 과정 – 시간적 흐름에 기초를 둔 경우

1) 단속평형설 (Punctuated Equilibrium): 큐비에는 지층이 깊을(오래될)수록 화석들이 현재의 생물들과 더 많이 다르다는 사실을 알았고, 이는 인접한 지층들 사이에서 어떤 종들은 사라져가는 반면, 몇몇 새로운 종들이 나타나는 것이라고 보았다. 즉 멸종이 생물의 역사에서 일반적으로 일어났던 사건이라고 보았다. 이와 같은 단속평형설은 격변설(catastrophism)이라고도 하는데 단속평형설은 진화는 갑자기 시작되며, 일단 종이 형성되면 오랜 기간 동안 변화하지 않다가 수 만년의 기간 동안 아주 갑자기 크게 변한다는 가설이다.

2) 점진주의 (Gradualism): 격변설과는 대조적으로 점진주의는 느리지만 지속적인 과정들이 축적되어서 진화가 발생할 수 있다는 생각이다. 라이엘은 동일과정설(uniformitarianism)을 주장하였는데, 현재에도 과거의 똑같은 지질학적 과정들이 똑같은 속도로 일어나고 있다고 제안하였다. 즉 점진주의란 종은 작은 변화들의 축적을 통해 오랜 세월을 걸쳐 서서히 변해 간다는 가설이다.

QR code 찍고 네이버 카페에서 자료 얻기!

5. 계통수

(1) 종의 분류

① 수많은 생물종은 진화의 역사를 거쳐 많은 공통점을 가지면서 또 달라지면서 각기 발달해 왔다. 이들 수많은 종들의 유연관계를 파악하는 것은 생물을 연구하고 이용하는데 매우 필수적인 요소이다.

② 분류를 하는 방법에는 생물의 기본적인 특징이나 다른 생물과의 연관성을 고려하지 않고 서식지나 식성 등 인위적인 기준에 따라 분류하는 인위적인 분류와 생물의 형태, 구조, 생식의 방식 등 생물체가 가진 고유한 성질을 이용하여 유연관계를 파악하는 자연분류법이 있다.

- 자연의 계단과 종의 분류 : 린네(Carolus Linnaeus, 1707~1778)는 "하나님의 위대한 영광을 위하여" 생물의 다양성을 분류하고자 하였다. 린네는 생물을 명명하고 분류하는데 관련된 생물학의 한 분야인 분류학(taxonomy)의 창시자였다. 린네에게는 몇몇 종들이 서로 닮았다는 관찰이 진화적 혈연관계를 의미하는 것이 아니라, 이들 종들이 창조된 양상을 의미했다. 그러나 한 세기 후 그의 분류체계는 다윈의 진화 논증에 하나의 역할을 담당했다.

(2) 분류단계

① 하위단계부터 종, 속, 과, 목, 강, 문, 계, 영역으로 구분한다. 영역은 고세균영역, 진정세균영역, 진핵생물영역의 3분류로 나타난다.

- 더 세밀히 분류하고자 할 때에는 '아' 자를 붙인다. 즉, 아종이란 종 아래 단계에 있는 분류의 단위이다. 마찬가지로 아문이라면 문의 분류 단위 밑의 분류체계이다.

② 아종 : 같은 종에서 형태, 지리적 분류가 다른 경우

③ 변종 : 자연돌연변이에 의한 몇 가지 형질이 다른 경우이면서 지리적 분포도 다른 경우

④ 품종 : 인위적으로 개량된 종인 경우

(3) 학명

① 속 이상의 분류 단위는 '분류단위 + 이름' 으로 표기한다.

예를 들면, genus Oryza 벼속, family Graminaceae 벼과

② 종의 명명법 : 이명법

- 종의 이름은 "속명 + 종소명 + 명명자"로 나타낸다.
- 속명 : 라틴어 이탤릭, 첫 자는 대문자로 표기한다.
- 종소명 : 라틴어 이탤릭, 모두 소문자로 표기한다.
- 명명자 : 정자로 표기한다.

예를 들면 *Homo sapiens* Linne 인간, *Oryza sativa* Linne 벼

(4) 계통발생과 분류학

한 종이나 한 무리의 종들의 진화 역사인 계통발생을 어떻게 추적하는가를 다룬다. 계통발생을 구성할 때 생물학자는 고대 생물에 대한 정보를 주는 화석 기록을 이용하여 추론한다. 또한 현존하는 생물과 멸종한 생물 모두의 다양성과 관계를 이해하려고 하는 분석적 접근인 계통분류학(systematics)을 활용한다. 분류학에서 진화적 관계를 추론하는 근거로 생물 사이의 형태와 생화학에서의 유사성을 연구해 왔다. 최근 수십 년 동안 개별 유전자 사이뿐만 아니라 전체 유전체 사이의 진화적 관계를 추론하기 위해 DNA, RNA와 다른 분자들을 비교 연구하는 분자계통분류학(molecular systematics)이라는 강력한 새로운 기술을 이용하게 되었다.

QR code 찍고 네이버 카페에서 자료 얻기!

① 상동성 : 근연관계에 있는 종들에서 나타나는 일부 형질들이 왜 근원적인 유사성을 가지고 있는지를 설명해 준다. 공통의 조상을 가지고 있기 때문에 생긴 이와 같은 유사성을 상동성(homology)이라고 한다.

1) 해부학적 상동성 : 서로 다른 포유류의 팔, 앞다리, 지느러미 발 그리고 날개는 이들의 공통 조상이 가지고 있는 한 가지 기원형의 변이 형태를 나타내는 상동기관(homologous structure)이다. 예를 들면 포유류는 대부분 7개의 목뼈를 가진다.

- 상동기관 : 배에서 같은 기원을 갖는 구조로 진화적 기원이 같음
- 상사기관 : 외형, 기능은 비슷하지만 배에서 서로 다른 과정을 통해 형성

2) 분자 상동성 : 분자 수준에서 존재하는 생물종 사이의 유사성을 말한다. DNA와 RNA의 염기서열을 비교할 뿐만 아니라 단백질의 아미노산서열을 비교하여 상동성을 체크하기도 한다. 예를 들어 각 종의 헤모글로빈의 아미노산 서열들을 상호 비교한다.

② 상동과 상사의 구별: 계통발생을 구성할 때 주의해야 하는 것은 조상이 같기 때문이(상동) 아니라 수렴 진화 때문에 생기는 유사성인 상사(analogy)이다. 비슷한 환경 압력과 자연 선택 때문에 진화적으로 다른 계통의 생물들이 비슷한 적응을 할 때 수렴 진화가 일어난다. 예를 들어, 호주와 북아메리카에 있는 굴을 파는 두더지들이 형태적으로 매우 비슷하다. 그러나 그들의 생식계는 매우 다르다. 호주 두더지는 태아가 어미 몸 밖에 있는 주머니에서 배 발생을 마치는 유대류이지만, 북아메리카 두더지는 태아가 어미의 몸 안에 있는 자궁에서 배 발생을 마치는 진태반류이다.

③ 생물지리학 : 다윈이 관찰한 종의 지리적 분포 혹은 생물지리학(biogeography)은 진화론의 중요한 부분을 형성했다. 근연 관계의 종들은 같은 지리적 범위 안에서 발견되는 경향이 있는 반면, 지리적으로 떨어진 지역에는 때때로 비슷하게 보일지라도 매우 다른 종들이 같은 생태적 지위를 차지하고 있음을 볼 수 있다. 예를 들어 토끼가 남아메리카에 없고, 유사한 형태로 보이는 마라가 진화하여 같은 생태적 지위 갖고 있다. 이를 통해 진화가 어떻게 이루어졌는가에 대한 추적을 할 수 있다.

(5) 계통수(phylogenetic tree) 용어

① 계통수는 생물군의 진화역사를 표현하는 것으로 나뭇가지가 퍼지는 모양의 그림으로 표현한다.

1) 계통수에서는 공통조상으로부터 두 진화계통이 분기하는 것을 분기점(branch point)으로 그려 표현한다.

2) 조상형질(ancestral trait) : 조상으로부터 물려받은 형질

3) 파생형질(derived trait) : 조상의 형태와 다른 형질. 조상형질과 파생형질의 구분은 계통을 어떻게 재구성하는가에 달려 있다.

4) 내부군(ingroup) : 계통수의 작성을 통해 유연관계를 분석하려는 군을 의미한다. 내부군 내에서만 발견되는 형질은 파생형질이 된다.

5) 외부군(outgroup) : 기저군이라고도 하는데, 특정 군의 역사 속에서 먼저 분기를 한 군을 의미한다.

6) 자매군(sister taxa): 직전의 공통조상을 공유하는 생물군으로 가장 가까운 유연관계에 있는 종들이다.

7) 다분기를 형성하는 경우는 아직 자손들의 진화관계가 명확하지 않은 경우이다.

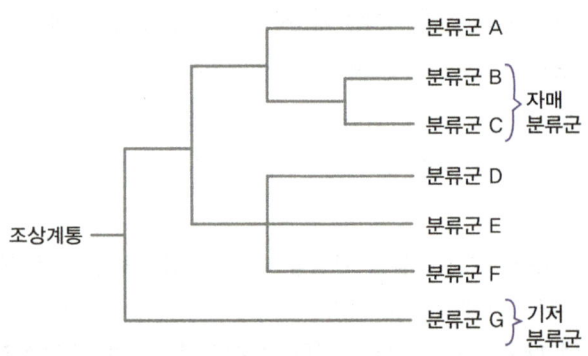

그림 계통수의 분석

② 종들을 분기군으로 묶는 방법을 분석하는 것을 분기학(cladistics)이라고 한다. 이 방법을 이용하여 종을 분기군(clades)으로 나누는데 분기군은 한 조상종과 모든 후손을 포함한다.

1) 단계통적(monophyletic) 군 : 단원적인 군이라고도 하며, 특정한 조상과 그 조상의 모든 자손들만 포함하는 경우이다.

2) 다계통적(polyphyletic) 군 : 다원적인 군이라고도 하며, 동일한 공통조상을 공유하지 않는 구성원을 가진 분류군이다. 측계통과 다른 점은 가장 가까운 공통조상을 포함하지 않는 것이다.

3) 측계통적(paraplyletic) 군 : 의사 단원적인 군이라고도 하며 특정한 조상의 자손 전부가 아니라 일부 후손만을 포함하는 분류군이다. 가장 가까운 공통조상을 포함하는 것이다.

③ 공유 조상 형질과 공유 파생형질: 특정한 형질이 조상으로부터 유래된 것인지 아니면 파생된 것인지를 따지는 것이다.

1) 공유 조상 형질: 조상이 그 형질을 가지고 있었고 그 형질이 자손들에게도 나타나고 있다면 그 자손들이 가지고 있는 형질은 공유 조상 형질이다.

2) 공유 파생 형질: 조상이 그 형질을 가지고 있지 않은데 그 자손들이 가지고 있는 형질은 공유 파생형질이다.

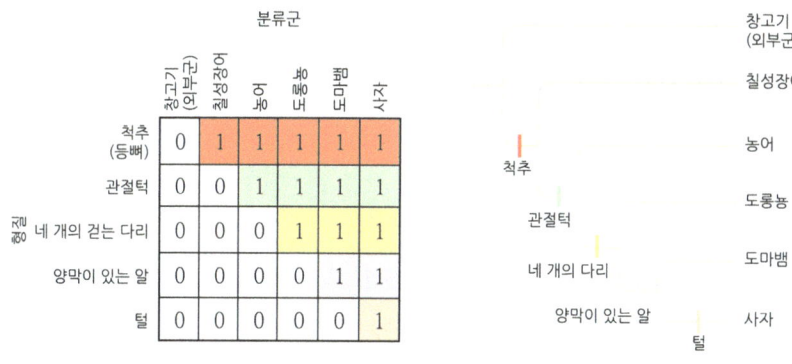

그림 계통수의 구축

QR code 찍고 네이버 카페에서 자료 얻기!

(6) 계통수의 특징

① 계통수는 표현형의 유사성이 아니라 혈통의 양상을 보여주기 위해 고안된 것이다. 유연관계가 가깝다면 공통조상으로부터 왔으므로 서로 닮은 경우가 대다수이지만 계통별로 진화의 속도가 다르거나 상이한 환경조건에 놓였다면 닮지 않을 수도 있다. 예를 들어 악어는 형태학적으로는 파충류와 닮았으나 조류와 더 가까운 관계이다.

② 계통수에서 분기하는 순서가 반드시 특정 종의 (절대)연대를 의미하지는 않는다. 단 시간에 비례한다는 것을 명시하는 경우에는 분기도에서의 조상으로부터의 수직 거리가 시간을 의미할 수 있다. 어떤 경우에는 변화의 정도를 의미하기도 한다.

③ 계통수에서 한 분류군이 바로 옆의 분류군에서 유래된 것은 아니다.

(7) 계통수 그리기

① 일부 계통수(phylogram)에서 가지 길이는 특정 DNA 염기서열에서 발생된 변화의 수를 반영한다. 계통수의 기저에서 이어지는 수직선 총길이는 변화의 정도 또는 시간적 경과의 의미를 지니고 있으나 수평축은 유사성이나 유연관계와 상관이 없다.

② 최대 개연성(maximum likelihood)의 원리: 시간에 따라 DNA가 변화하는 것이 동일한 속도로 일어나고 있다고 가정하고 분기도를 그리는 것이다.

③ 최대 단순성(maxiumu parsimony)의 원리: 공유 파생형질의 기원을 따져 가장 적은 수의 진화 사건이 일어나는 계통수를 그려보는 것이다.

(8) 3가지 학설

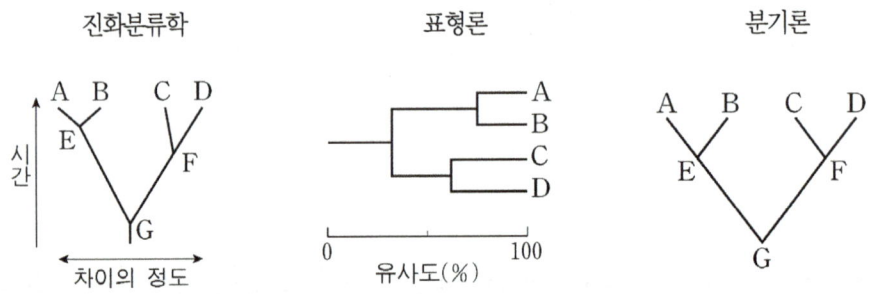

① 진화분류학 [evolutionary (또는 orthodox) taxonomy]
Linné로부터 Darwin과 Wallace(1850년대), 신종합설(집단유전학의 발달과, 유형론적 접근에서 집단현상으로의 전환), 1940년대 그리고 현대에 이르기까지 천천히 발전해 왔다. 현재 존재하는 대부분의 분류체계는 이들 분류학자들에 의한 과거 150년 동안의 점진적인 산물이다. 이 학파의 기본적인 가설 또는 전제는 자연선택에 의한 진화의 일반 설이다. 기본적인 가정으로 종 분화는 두 개의 독립된 과정을 포함하는데, 하나는 생식적 격리의 획득이고 다른 하나는 생태적 지위 차이(niche differences)의 획득으로 이 후자의 과정이 형질의 차이를 낳게 한다는 것이다. 모든 분류군들 사이에 형질의 차이가 존재하며, 이 차이의 크기는 서로 다른 진화속도의 결과 혹은 중간형태가 멸종한 결과라는 것이다.

이 학파가 그려내는 계통수를 진화계통수 또는 전통적인 계통수(evolutionary tree, 또는 파일로그램, phylogram)라 한다.

계통수는 대부분의 경우 매우 모식적이고, 시간과 분류군 사이의 차이를 나타내는 이차원적인 것이 많다. 전통적인 계통수는 3가지 정보를 나타낸다. 즉 종축에는 지질학적인 시간을, 횡축에는 차이의 정도를, 분산의 각도로 분산의 정도를 각각 나타낸다. 여기서는 선의 경사가 수직에 가까울수록 진화의 속도가 느리고, 수평에 가까울수록 그 속도가 빠름을 나타낸다.

② 표형론(phenetics)(=수량분류학, numerical taxonomy)

1950년대 후반에 컴퓨터의 발달과 함께 시작되었는데 철학적인 근거는 여러 가능한 계통수들 중에서 확실성을 가지고 어떤 계통수가 정확한 것인지 안다는 것이 결코 가능하지 않으므로 생물을 분류하는 데 있어서 재구성된 계통역사에 근거하느니 도서관의 책들처럼 편리하도록 분류되어야만 한다는 것이다.

이 학파에서는 가능한 많은 형질을 사용한 전체적 유사성(overall similarity)을 근거로 해서 분류한다. 전적으로 객관화하기 위한 시도로서 모든 형질에 동등한 가치를 둔다. 표현형적인 유사성은 유전적 유사성의 반영이고, 무작위적으로 선택된 표현형적인 형질로 이루어진 많은 샘플은 게놈의 큰 샘플을 나타낼 것이다. 그래서 유전적 연관성을 나타내는 분류체계를 구성할 수 있다고 말한다. 이 학파가 그려내는 계통수를 페노그램(phenogram)이라 한다.

페노그램은 분류군 사이의 유사성의 정도를 도형으로 나타낸 것으로 일찌기 혈청학자들(serologists)이 사용하기 시작했는데 수량분류학적 방법이나 전기영동법으로 분류군 사이의 유사성을 나타낼 때에도 이 페노그램을 사용한다.

③ 분기론(cladistics)(계통발생적 분류학, phylogenetic systematics)

이 학파의 목표는 생물의 단계통군(monophyletic group) 사이의 혈통적 관계(genealogical relationships)를 검증할 수 있는 설(testable hypothesis)을 만들어내는 것이다. 가장 중심이 되는 개념은 파생형질상태(apomorphy)를 이용하여 공동조상에서 유래한 후손들을 추정한 후 이것에 기초하여 분류군을 설정하는 것이다. 분기론자에 의해 만들어지는 도형을 분기도(cladogram)라고 한다. 분기도는 분기분석(cladistic analysis)에 의해 구성되는데 분기분석의 과정은 연구대상 생물들 사이의 상동형질을 동정해서 형질변화(형질상태 극성분석)의 방향을 진단하는데, 어떤 특정한 형질에 두 개 이상의 형질상태가 존재할 경우 이를 변형렬(transformation series)로 나열하며, 이들은 진화과정에서 형질상태가 변형되는 일련의 과정을 나타낸다. 이 변형렬에서 무엇이 원시형인가를 판단하기는 쉽지 않으며, 몇 가지 기준에 의해 변형렬의 방향성(polarity, directionality)을 판단한다. 방향성을 판단하는 기준 중에서 가장 중요한 것이 외군 비교(outgroup comaprison)이다. 만일 하나의 단계통 내군에서 찾아볼 수 있는 두 개의 상동인 형질상태 중에서 외군에서 나타나는 상태를 원시형으로 판단하며 내군에서만 나타나는 형질상태는 파생형질상태로 간주한다. 두 개 이상 근연분류군들을 외군으로 사용하기도 한다. 다음 단계로 분석된 형질을 소유하는 분류군의 분기도를 작성한다. 이때 분기도는 단지 한 종류의 사건인 공유된 파생형질의 출현 순서 또는 기원을 나타낸다.

QR code 찍고 네이버 카페에서 자료 얻기!

속성	진화분류학	표형론	분기론
계통수 또는 분류에 나타나는 관계	계통 + 전체적인 유사성/차이점 (유전적 관련성)	전체적인 유사성 또는 차이점	계통
진화적 유사성	모든 종류가 사용됨	모든 종류가 사용됨	파생형질만 사용됨
형질의 가중치	사용됨	사용되지 않음	일반적으로 아님
상동성	중요함	고려되지 않음	일차적으로 중요함
화석	매우 중요할 수 있음	사용되지 않음	고려될 수도 있지만 현존 종보다는 그리 중요하지 않음
생태적, '진화적' 자료	매우 중요할 수 있음	사용되지 않음	드물게 사용됨
진화 속도	매우 중요함	고려되지 않음	고려되지 않음
계통수를 분류체계로 전환	분류는 분기패턴과 분류군 사이의 차이 정도를 모두 반영	전체적인 법칙 없음, 분류군을 구분하기 위해 선택된 전체적인 유사성/상이성의 주관적인 수준	분류는 분기도에 있는 분기 패턴을 정확히 나타냄

(9) 분자시계

① 병렬 상동 유전자에 있는 염기치환의 수가 공통조상으로부터 분기한 이후의 시간의 경과와 비례한다고 가정하여 진화의 시간을 예측해 보는 것이다. 만일 직렬 상동유전자의 경우라면 중복이 일어난 후에 치환된 염기의 수가 중복된 이후의 시간의 경과와 비례한다고 보는 것이다.

② 어떤 종의 경우에는 변화의 정도가 심하지 않아 유전자에 일어난 돌연변이의 수가 실제 시간을 대변하지 못하는 경우가 있어 분자시계의 정확성에 대해서는 논란이 있다.

QR code 찍고 네이버 카페에서 자료 얻기!

(10) 세균의 독소

외독소(Exotoxin)는 세균내 플라스미드 또는 프로파지가 방출하는 독소로서, 열에 약한 친수성 단백질이다. 그람 양성균 혹은 음성균인지 여부에 관계없이 플라스미드나 프로파지를 지니고 있으면 방출가능하다. 따라서 엄밀한 의미에서 세균 자체가 방출하는 독소라고 보기에는 어려움이 있다. 세균 유전자가 직접 생산하는 것은 아니기 때문.

내독소(Endotoxin)은 그람음성균만 방출한다. 그람음성균의 세포벽에는 LPS라는 지질다당류가 박혀있는데, 어떤 요인에 의해 세포벽이 파괴되면 LPS가 떨어져 나오면서, LPS의 lipid A 부분이 독성을 나타내게 된다. 즉, 세균이 죽어서 세포벽이 붕괴될 때 방출하는 독소라고 할 수 있다.

LPS는 지질다당류이고, 단백질은 포함되어 있지 않기때문에, 열에 대한 감수성이 떨어진다. 그리고 내독소는 외독소에 비해 독성이 약한편이다.

1. Exotoxin

외독소에는 크게 세 가지 종류가 있다. AB toxin, 막 파괴독소, 세포접촉 활성화 독소.
이 때, 탄저균, 보툴리누스균, 콜레라균, 백일해균, 파상풍균은 모두 AB toxin을 가지고 있다.

(1) AB toxin(세포 내 침투 독소)

AB toxin이 ABtxoin인 이유는, 이 독소가 A와 B의 두 가지 이량체로 구성되어 있는 단백질이기 때문이다.

이 중, B부분이 세포막의 수용체에 결합하여 클라트린 매개 엔도시토시스가 일어나며, 엔도좀으로 합입되면, 1차 리소좀과 결합하여 2차 리소좀을 형성한다. 리소좀 내의 산성환경으로 인해 A와 B는 분리되고 A는 세포질 내로 방출된다.(방출 기작은 알려지지 않았다) A가 진짜 독성을 나타내는 부위이다.

B는 엔도좀 내의 수용체과 결합해 있는 상태이다. 엔도좀은 다시 세포막으로 이동하여 세포 밖으로 배출된다.

A부분이 세포내 특정 단백질들에 ADP-리보실레이션을 촉매한다. 구체적인 기작은 병원균 마다 차이가 존재하기에 사례별로 살펴볼 것이다.

(2) 막파괴 독소

막파괴 독소는 말 그대로 막을 파괴하는 독소이다. 인지질의 head group을 제거하는데, head group이 제거된 인지질은 불안정해지고, 그로 인해 세포막이 파괴된다.

(3) 세포 접촉 활성화 독소

1) Superantigen

T 세포에 비특이적으로 결합하여, 과량의 시토카인 분비를 유도한다. 지나친 염증반응으로 순환계 쇼크를 일으킨다.

2) Heat-stable enterotoxin

대장균에서 분비되는 독소이다. 이름 그대로 열에 굉장히 안정하여 100도까지 활성을 유지하며, 소장의 구아닐린/엔테로톡신 수용체에 결합가능하다. 소장의 구아닐린 엔테로톡신 수용체는 소장세포로부터 소장 바깥으로의 염소이온 분비를 조절한다.

이 대장균내열성 독소가 구아닐린/엔테로톡신 수용체에 결합하면 염소이온 분비가 촉진되고, 동시에 나트륨이온 분비도 촉진된다. 그 결과 소장 내부 삼투압이 증가하여, 지나치게 많은 수분의 방출이 진행되어 설사를 일으키게 된다.

2. Endotoxin

LPS가 세포벽으로부터 분리되면, LPS의 Lipid A가(빨간색) 떨어져 나와 독성을 나타낸다. 연두색으로 나타내어진 Specific O-chain은 O 항원이라고 불리는데, 이름 탓에 이녀석이 독소를 일으킬 것 같지만, 독성은 Lipid A가 나타낸다는 것을 명심하자.

O 항원은 숙주 면역계의 면역세포나 항체가 비특이적으로 인식하는 부위이다. 즉 그람음성균 자체가 유입되었을 때 O-항원을 인식해서 잡아먹는다.

내독소에 감염되면, 열과 혈액응고등의 증상이 나타난다. 대표적인 독성 대장균으로 H7:O-157균이 있다.

열발생: 인체에 흡수된 LPS를 대식세포가 섭식하고, 인터류킨 1을 방출해 시상하부를 자극한다. 그러면 프로스타글란딘이 방출되고 설정점이 올라가 체온이 상승한다.

혈액응고: 내독소가 하게만인자를 활성화시킨다.

1. 원핵생물

1. 원핵생물의 기원

(1) 독립영양세균(bacterial autotroph)

① 광독립영양생물(photoautotroph)

- 남세균(시아노박테리아cyanobacteria) : 엽록소는 원형질막의 연장인 틸라코이드 속에 존재

  - 엽록소 a와 보조색소(accessory pigment)인 베타 카로틴(beta carotene)을 함유, 엽록소 b는 없다

  - 피코빌린(phycobilin) : 적색과 청색 색소로 광에너지의 포획에 중요하고 남세균 특유의 색깔을 내게 함

- 이질세포(heterocysts) : 남세균에 있는 질소고정세포

② 화학적 독립영양생물(chemoautotrophs)

- 지각 속에 있는 간단한 무기물을 산화하여(전자 제거) 에너지 획득

→ 에너지는 분자를 형성하는 결합에너지로 쓰이며 이산화탄소를 유기물합성의 탄소원으로 사용

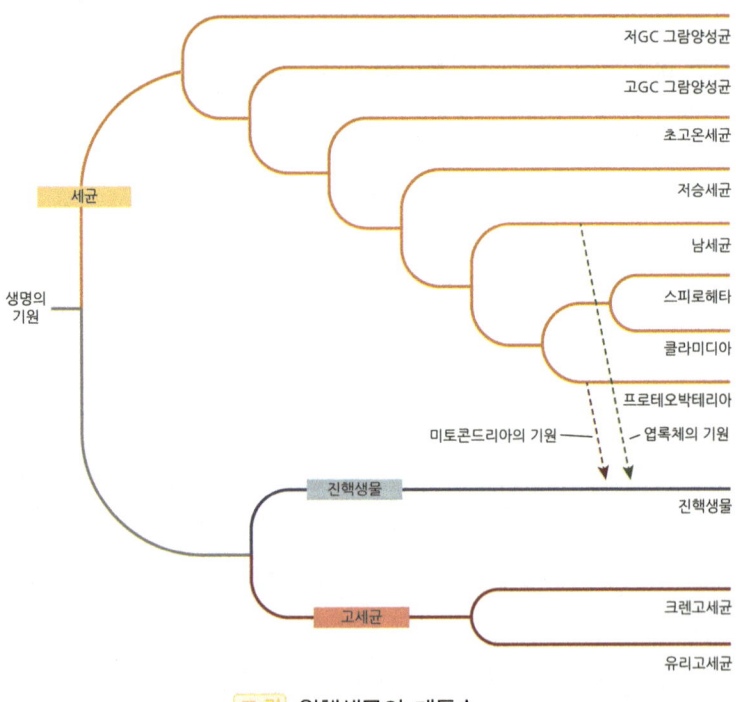

그림 원핵생물의 계통수

3. 진정세균과 고세균

(1) 고세균의 특징

- 실험실 배양이 쉽지 않고 극단적인 자연 조건에서 서식

① 메탄세균(methanogen) : 이산화탄소나 수소는 있지만 산소가 없는 곳에서 발견(혐기성)
이산화탄소를 환원하는데 수소를 이용하며 메탄과 물을 생성
반추동물의 위에 삶 ($4H_2 + CO_2 \rightarrow CH_4 + 2H_2O$)

② 극호열성세균(Thermoacidophile): 70℃이상, pH 2정도에서 생장함. 세포벽이 없음. 막을 구성하는 인지질인 tetra ether를 형성하여 반응성을 낮추고 한 층으로 연결된 인지질막(단일층)을 가짐. (인지질이중층과 달리 마주보고 붙어 있는 구조가 됨)

③ 극호염성세균(Extremely halpohile):생리식염수 0.9% NaCl인데 극호염성균은 2-4 M NaCl에서 생장한다. 이는 포타슘이온을 유입시켜 삼투몰을 유지함으로써 가능하다.

- 염세균(halobacteria) : 세균로돕신(bacteriorhodopsin)을 이용하여 광에너지를 포획하고 이 에너지를 이용해 양성자를 세포 밖으로 펌프해 삼투적 기울기 형성, 광합성에 엽록소를 이용하지 않음 (빛을 흡수하면 trans-레티날이 cis-레티날로 변화하면서 양성자를 펌프함. 시각계와 빛을 흡수할 때 상황이 다름)

(2) 진정세균과 고세균의 비교

	진정세균	고세균	진핵생물
핵	없음	없음	있음
세포소기관	없음	없음	있음
세포벽의 펩티도글리칸	있음	없음	없음
막지질	에스테르결합	에테르결합	에스테르결합
막지질	비분지형	분지형	비분지형
리보솜	70S	70S	80S
개시tRNA	포밀메티오닌	메티오닌	메티오닌
오페론	있음	있음	드묾
인트론	없음	있음	있음
히스톤	없음	있음	있음
플라스미드	있음	있음	드묾
RNA중합효소	1종류	여러종류	3종류
클로람페니콜/스트렙토마이신에 대한 감수성	있음	없음	없음

QR code 찍고 네이버 카페에서 자료 얻기!

MEMO

> **추가학습** "프리온"과 "비로이드"
>
> 프리온은 광우병이나 크로이츠펠트-야콥병, 쿠루병, 스크래피병 등 포유동물의 뇌질환을 일으키는 병원성 단백질이다. 프리온(PrPsc)은 뇌세포에서 발현되는 정상유전자인 PrP (protease-resistant protein) 유전자에 돌연변이가 발생함으로써 만들어지는 단백질이다. 프리온은 분해되지 않을 뿐 아니라 서로 달라붙어 딱딱한 덩어리가 되어 궁극적으로 뇌세포를 죽게 한다. 또한 프리온은 정상적인 PrP 유전자가 만들어 내는 단백질을 만났을 때 이를 프리온으로 변성시킴으로써 세포 내 프리온 양을 증가시킨다.
>
> ※ 비로이드(viroid)는 RNA로만 구성된 감염체로 주로 식물에 감염한다.

2. 원생생물

1. 원생생물(protists)의 기원

- 가장 오래된 진핵생물의 화석 : 비터스프링스 석회암 퇴적물에서 발견된 홍조류와 녹조류

(1) 단계적 세포내 공생설(serial endosymbiosis hypothesis)

- 여러 가지 특수한 기능을 가진 원핵세포가 세포내공생자(endosymbionts)로서 다른 세포의 도입됨으로써 진핵생물이 생겼다고 주장
→ 처음에는 독립적으로 살았으나 상리공생(mutualism) 또는 상호 의존하는 과정을 통해 미토콘드리아, 엽록체 그리고 진핵성 편모, 섬모, 중심립 등을 갖추게 됨
- 마걸리스(L. Margulis) – 4종류의 원핵생물이 최소 세 번의 단계를 거쳐 최초의 진핵세포가 되었다고 주장

① A 계열 : 원시진핵생물(protoeukaryote)로서 원형질막을 움직여 미립자를 삼키거나 식포 등의 내부 막 구조를 형성하는 능력을 발전시켜 최초의 포식자가 됨
혐기성 호흡(해당작용)만을 할 수 있었으나 여러 개의 염색체와 핵막을 가졌을 수도 있음

② B 계열 : A 계열에 의해 삼켜진 호기성 세균
B 계열은 소화되지 않고 대신 숙주세포에 의해 섭취된 다른 음식물의 분해를 도와주는 상리공생(mutualistic symbiosis)의 관계 성립
→ 서로 의존하게 됨(1단계 공생화)

③ C 계열 : 가늘고 길며 고도의 운동성을 갖추었고, 9+2로 배열된 미세소관을 가졌다고 추측
AB 계열 세포의 바깥표면에 부착되어 최초의 편모가 됨(2단계 공생화)
→ 편모는 유사분열과 감수분열이 일어나는 장소를 마련해 줌

④ D 계열 : 원시 남세균
D 계열 세포들의 도입 과정에서 엽록체 획득
→ 광합성 세균을 소화시키지 않음으로써 에너지와 양분의 근원 획득

2. 원생생물의 특징

(1) 오늘날의 원생생물 계통

- 원생생물은 다른 세 가지 진핵생물계(균류, 동물, 식물)의 기초가 되는 다계통적 집단을 이룸
- 원생생물의 세 가지 분류 : 원생동물류(protozoans; 원생동물의 기원), 조류(algae; 식물의 기원), 점균(slime mods) 및 물곰팡이(water molds)-균류의 기원

구분	특징	종류
원생동물류	세균이나 유기물을 먹고 사는 종속 영양 생물	편모류, 위족류, 섬모류, 포자류
조류	물속에서 광합성을 하며 생활 하는 단세포 또는 다세포 생물	황적조류(쌍편모조류), 황갈조류(규조류), 유글레나류, 홍조류, 갈조류, 녹조류
점균류, 물곰팡이류	균류와 닮은 형태	

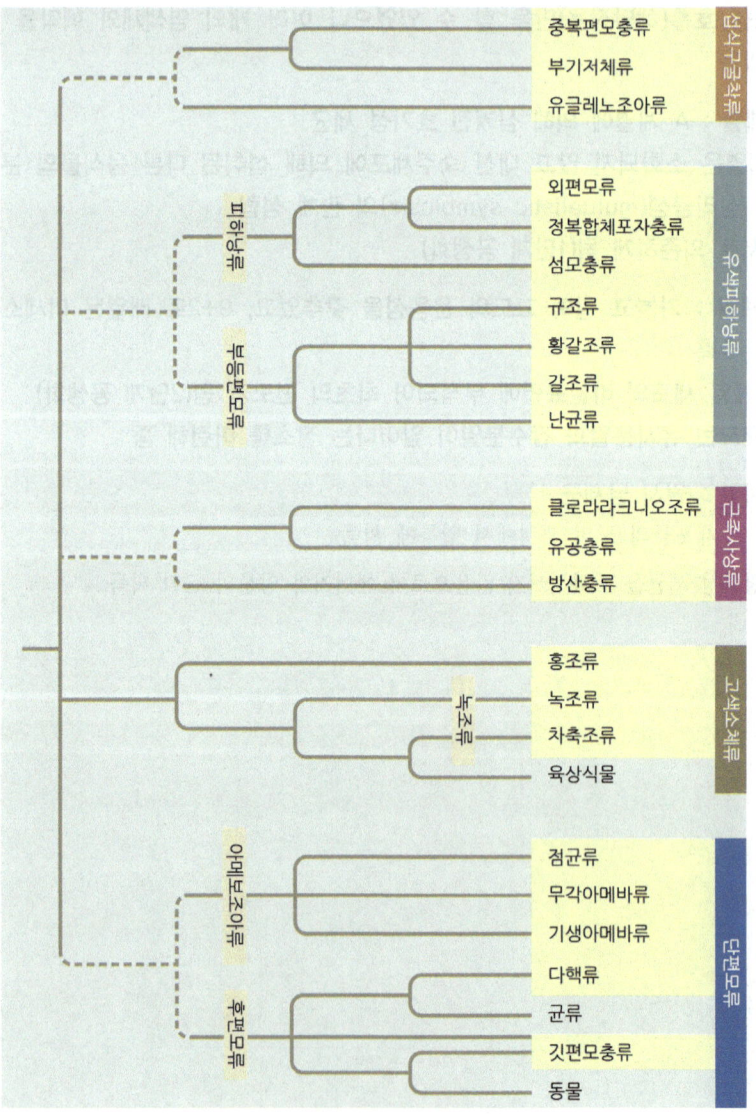

[그림] 진핵생물영역의 계통도

3. 조류(algae)

- 식물성 플랑크톤(phytoplankton)의 대부분 차지

(1) 황적조식물문(phrrophyta) – 쌍편모조류(dinoflagellates)

- 쌍편모조류 : 무기물질의 증가에 따라 폭발적으로 증식하여 적조(red tide) 유발
붉은 색소를 가진 종류는 강력한 신경독을 가지고 있어 물고기를 죽이고, 조개, 굴, 홍합 등의 내부에는 독을 축적함
- 합성을 하는 종 – 엽록소 a, c와 카로티노이드(carotenoid)를 포함하는 엽록체가 있으며 세포벽은 견고한 셀룰로오스 판으로 구성
일부는 더 큰 생물체 안에서 광합성적 공생자로서 중요한 역할을 함
e.g. 조류는 광합성을 통해 산호초 형성시 소비되는 에너지를 제공

(2) 황갈조식물 – 황녹조류, 황갈조류, 규조류

① 황녹조류와 황갈조류 : 바다와 민물의 식물성 플랑크톤의 일부를 구성
－고농도의 카로티노이드를 함유하며, 가장 풍부한 것은 갈조소(fucoxanthin; 상당량의 빛을 흡수하여 엽록소 a 분자에 전달해 주며 탄수화물을 크리솔라미나린(chrysolaminarin) 형태로 저장)
－대부분 광합성을 하지만 일부 아메바성 종들은 고체 음식물을 섭취할 수 있음

② 규조류(diatoms) – 광합성을 하며 이산화규소(silicon dioxide)로 구성된 안쪽 상자와 바깥쪽 뚜껑으로 되어 있어 그 속에서 산다.
－생식은 유사분열에 의하여 무성생식을 하며, 분열은 껍질 내에서 이루어짐

(3) 다세포 조류(multicellular algae)

① 녹조식물문(chlorophyta) – 녹조류(green algae)
－생화학적 성질에 의하면 식물과 유사 → 엽록소 a, b와 카로틴을 가지고 있음
－저장 탄수화물은 녹말이며, 세포벽은 셀룰로오스, 헤미셀룰로오스와 펙틴으로 구성

QR code 찍고 네이버 카페에서 자료 얻기!

3. 균류

1. 균류

- 모든 균류는 종속영양생물(heterotroph)
- 몸체인 균사체(mycelium)는 가느다란 세포의 끝과 끝이 연결된 균사(hyphae; 어떤 균사는 격벽이 없이 한 개의 튜브처럼 세포질이 연속되기도 함)로 구성
- 세포질은 다핵체(coenocyte)로서 유사분열이 일어나더라도 나뉘지 않음
- 균류는 세포질 유동에 의해 영양물질이나 합성된 물질을 균사체 전체에 전달

(1) 균류의 영양물질 흡수

- 균사가 영양물질 주위에 분해효소를 분비한 후, 능동수송이나 확산을 통해 분해된 물질을 흡수
- 분해자로서 세균과 비슷한 역할을 함 → 탄소와 무기영양분의 순환에 중요
- 사이클로스포린 : 토양 균류로부터 제조. 장기 이식 수술시 사용(신체의 면역체계를 억제)
- 식물의 뿌리와 공생적 결합체인 균근(mycorrhizae)을 형성

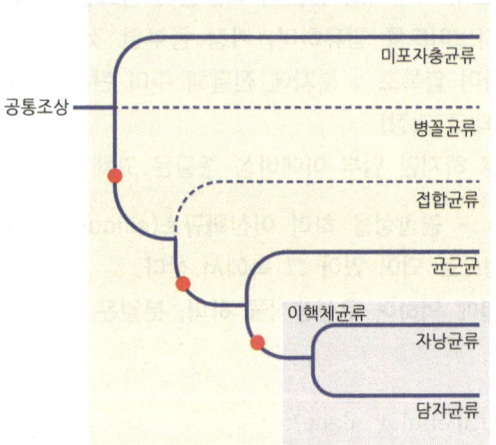

그림 균류의 계통도

(2) 균류의 특징

① 식물은 세포벽이 셀룰로오스인데 반하여 균류는 키틴질.

② 균류는 원시적인 형태의 유사분열과 감수분열을 함

③ 유사분열시 핵막이 분해되지 않고 남아서 딸핵의 염색체를 형성

④ 핵분열시 핵내에 방추체가 생기며, 미세소관으로 이루어진 전형적인 방추체가 형성되는데도 불구하고 중심립은 생기지 않음.(중심립은 생활사 중 편모나 섬모를 가진 생물의 경우 나타남)

⑤ 다른 진핵생물에 비해 균류의 염색체에는 대단히 적은 양의 히스톤 단백질이 포함.
 → 균류를 식물에 포함할 수 없는 이유
 → 균류의 조상은 색소가 없는 종속영양적 편모성 원생생물에서 기원한다고 추측

(3) 균류의 분류

1) 접합균류

* 균사에 격벽이 없거나 불규칙하여 하나의 세포에 여러 개의 핵이 있는 다핵체 상태이다.
* 접합포자를 형성하기 때문에 접합균류라고 한다.
* 종류 : 털곰팡이, 검은빵곰팡이, 거미줄곰팡이 등

2) 자낭균류

* 균사에 격벽이 있고 다세포성이다.
* 보통 균사 끝의 분생자병에서 분생포자를 만드는 무성 생식을 하지만, 때로는 균사가 접합하여 자낭을 형성, 자낭포자를 만드는 유성 생식을 하기도 한다.
* 균사가 없는 단세포인 효모는 주로 출아법으로 무성 생식을 하지만, 환경이 좋지 않을 땐 두 개의 효모가 접합하여 자낭 포자를 형성한다.
* 종류 : 누룩곰팡이, 푸른곰팡이, 붉은빵곰팡이, 효모 등

3) 담자균류

* 버섯이라 불린다.
* 생식과정에서 담자포자로 번식한다.
* 격벽이 있는 균사로 이루어져 있으며, 자실체가 버섯의 갓 모양을 형성한다.
* 갓 안쪽의 많은 주름에서 담자병이 형성되고 담자병에서 담자포자가 형성된다.
* 포자가 발아하면 하나의 핵을 가진 1차 균사가 되고, 이것이 접합하여 두 개의 핵을 가진 2차 균사가 된다. 이게 자라 얽혀서 자실체를 형성한다.
* 종류 : 모든 버섯들(송이,표고,느타리,광대 등등..), 깜부기, 녹병균 등

MEMO

QR code 찍고 네이버 카페에서 자료 얻기!

2. 자낭균문(ascomycota) - 자낭균류(sac fungi)

(1) 지의류(lichens)

- 자낭균류 중의 한 가지 부류는 조류 또는 남세균과 결합하여 지의류를 형성한다.
- 공생관계에서 조류는 광합성 산물을 균류에게 공급하며 균류는 조류에게 수분과 서식처 제공한다.
- 지의류를 구성하는 균류와 조류는 포자 형성에 의한 무성생식으로 번식한다.
- 지의류는 흡수한 독성물질을 배출할 수 없기 때문에 대기오염에 매우 민감하다. 따라서, 대기 오염에 대한 지표가 된다.

(2) 효모(yeast)

: 단세포성 균류로 출아(budding)에 의해 번식

- 유성생식 – 이배체와 반수체가 있으며 모두 출아에 의해 번식할 수 있음
  ⇒ 이배체는 감수분열을 하여 4개의 반수체 핵을 형성하며 자낭 역할을 하는 원래의 효모 세포내에서 4개의 자낭포자가 됨
  → 4개의 자낭포자 중 2개는 α 교배형, 나머지 2개는 a 교배형이 됨
  → 두 교배형은 즉시 융합을 거쳐 이배체가 될 수도 있고, 멀리 존재할 때는 오랫동안 융합이 일어나지 않을 수도 있음(이배체 균주는 생장조건이 좋으면 감수분열을 하지 않으며, 영양분 고갈 또는 건조와 같은 나쁜 조건에 의해 감수분열 유도)
- 미토콘드리아를 가지며 산소가 존재하는 경우 당을 완전히 산화하여 이산화탄소와 물로 분해
- 혐기성 조건에서 효모의 해당과정에 이어 발효과정이 뒤따라 일어나 에틸알콜 및 이산화탄소가 최종 산물로 생성

4. 식물의 진화와 다양성
1. 식물

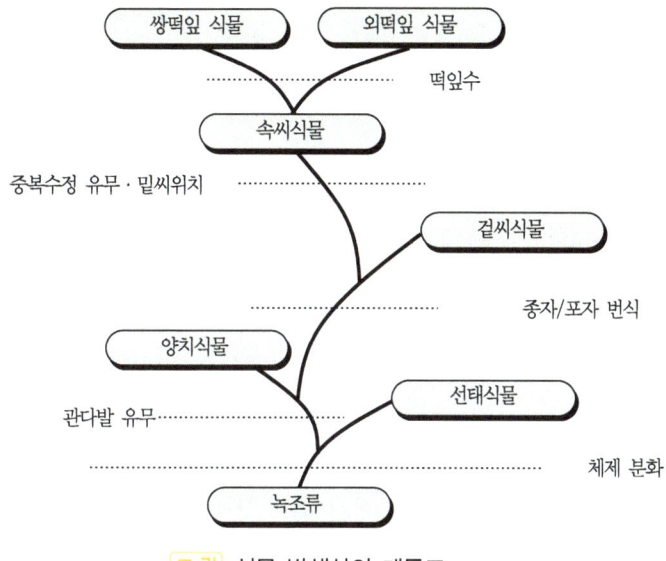

그림 식물 발생상의 계통도

(1) 식물의 세대교번

- 세대교번(alternation of generation) : 이배체 포자체가 감수분열에 의해 단세포인 반수체 포자 형성

→ 포자가 자라 다세포성 배우체 형성 → 배우체 내에서 정자/난자 형성 → 수정을 통해 새로운 이배체 포자체의 세대 시작

- 비관다발식물(nonvascular plant; 선태류 bryophytes)의 생활사 : 배우체가 우세한 반면 포자체는 축소

cf. 다른 식물에서는 이와 반대이며 식물에서 가장 진화된 경향임

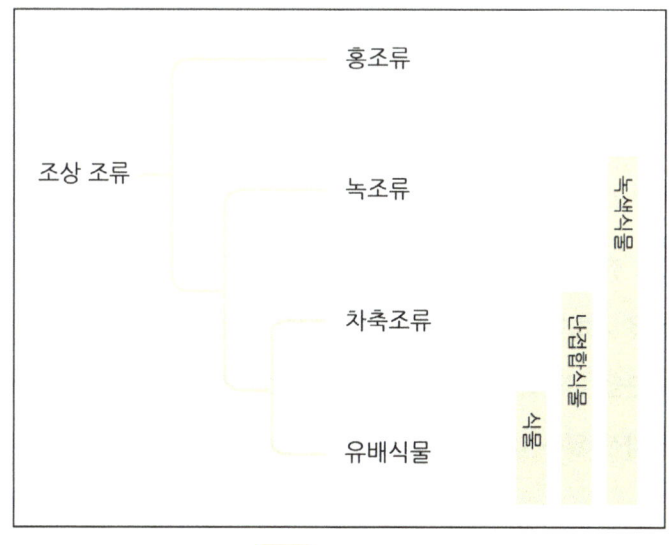

그림 식물 유래

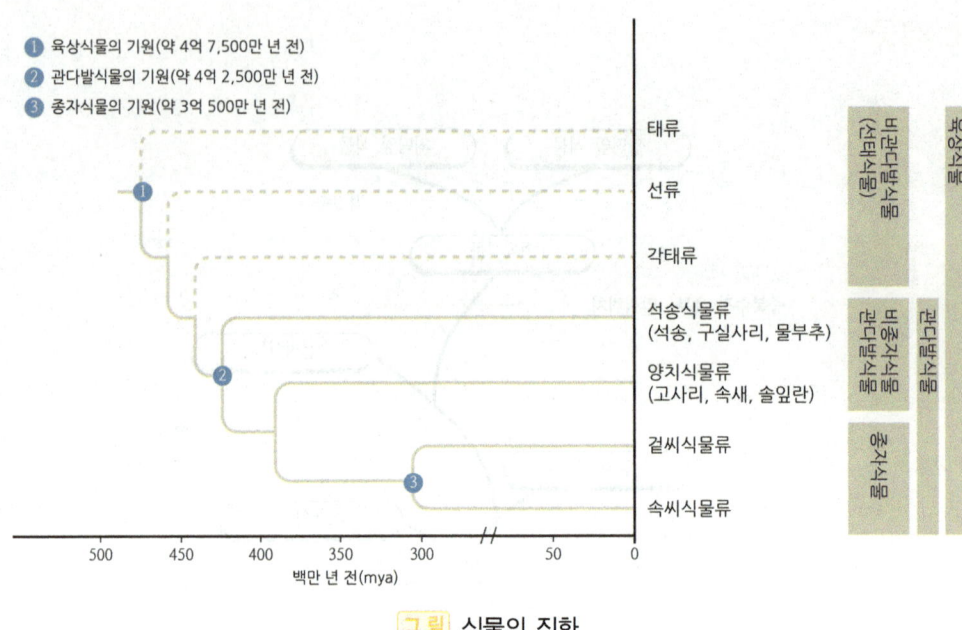

그림 식물의 진화

2. 선태식물문 - 비관다발식물

(1) 선태식물(bryophyte)의 특징

- 선태류-선류(moss), 태류(liverwort), 뿔이끼(hornwort)
- 배우체(gametephyte)가 쉽게 눈에 띄고, 오래 유지되어 생활사를 거의 점유하고 있고, 반면 포자체는 뚜렷하지 않고 수명이 짧으며 배우체에 의존하여 영향을 섭취
- 몸체 : 잎모양, 줄기모양, 뿌리모양의 구조 가짐
- 관다발식물처럼 견고성을 유지해주는 관다발조직이 없기 때문에 높이 자랄 수 없어 땅을 기면서 자라거나 관다발식물의 줄기나 가지에 매달려 자람
- 헛뿌리 : 식물을 토양에 부착시켜 주기는 하지만 물을 흡수하지 않음

3. 관다발식물(vascular plants)

(1) 양치식물문(division pterophyta) - 고사리(ferns)

- 관다발조직이 잘 발달되어 있음
- 포자체 : 굵은 지하경과 작은 뿌리로 이루어짐

  균근을 이루어 물과 염류를 효율적으로 흡수

  갈라진 잎은 대엽으로 분지가 융합하여 진화한 것임

4. 종자식물(seed plants)

(1) 겉씨식물(gymnosperms)

(2) 속씨식물(Angilsperm)

	쌍떡잎식물	외떡잎식물
떡잎	2장	1장
잎	넓은 형태, 그물맥	길쭉한 형태, 나란히맥
꽃잎 수	4나 5의 배수	3의 배수
뿌리	원뿌리, 곁뿌리 (깊은 뿌리)	수염뿌리 (얕은 뿌리)
줄기	규칙적 관다발 (원형태)	산재 관다발
관다발 형성층	있음 (부피생장 ○)	없음 (부피생장 ×)

	관다발	번식 방법	씨방	형성층(부름켜)
비관다발	×	포자	·	×
비종자관다발	○ (체관, 주로 헛물관)	포자	·	×
종자(겉씨)	○ (체관, 헛물관, 물관)	종자	×	○
종자(속씨)	○ (체관, 주로 물관)	종자	○	쌍떡잎식물 ○ 외떡잎식물 ×

MEMO

QR code 찍고 네이버 카페에서 자료 얻기!

5. 동물

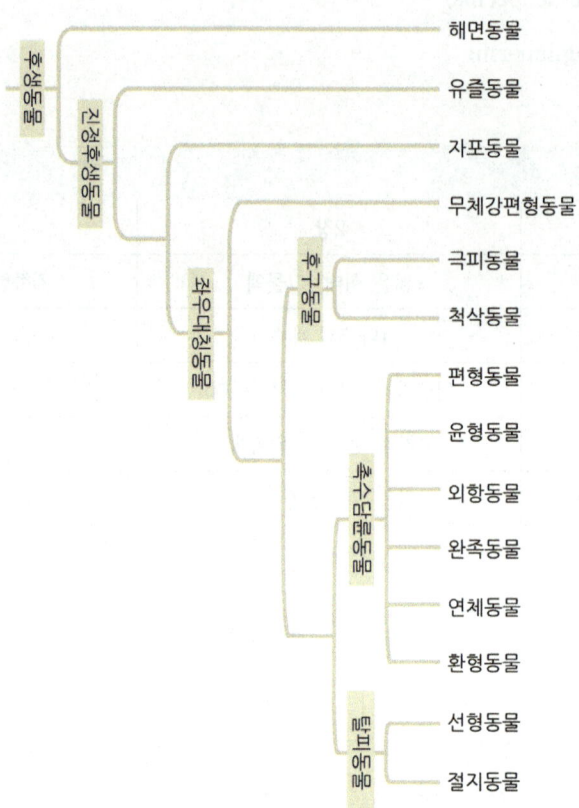

그림 분자생물학적인 동물의 계통도

후생동물: 단세포 동물을 제외한 모든 동물

진정후생동물: 중생동물과 해면동물을 제외한 모든 동물. 중생동물은 한 층의 체피세포와 내부에 있는 축세포로 이루어지고, 측생동물은 해면동물인데, 몸은 외피층과 위층으로 이루어지며 많은 구멍을 가지고 있는데, 신경세포, 감각세포, 근육세포가 없고 통일성이 없다.

대칭: 몸을 위에서 볼 때, 좌우 대칭인지 여러 축을 가지는가(방사대칭)에 따라 나눔

선구/후구: 선구동물은 발생과정 중 생성되는 원구가 입이 되고, 후구동물은 원구가 항문이 된다.

촉수담륜동물은 트로코포아(담륜자) 유충 단계를 거치는 그룹(담륜동물)과 촉수관을 가지는 그룹(촉수관동물)을 포함. 담륜자 유충은 중앙부의 주위에 2열의 섬모를 가지고 있다. 촉수관은 섬모가 있는 촉수가 입 주위를 둘러싸고 있는 구조이다.

탈피동물은 절지동물(곤충, 갑각류, 다족류)과 선형동물 등. 성장하면서 몸의 허물(외골격)을 벗는 동물

	종류	배엽분화	대칭	선구/후구	체강
해면동물	목욕해면	무배엽	무정형	–	–
자포동물	말미잘/해파리/산호/히드라	2배엽	방사대칭		
편형동물	플라나리아	3배엽	좌우대칭 (극피동물: 유생-좌우대칭)	선구	무체강
선형동물	회충/요충				의체강
윤형동물	윤충				
연체동물	오징어/바지락/달팽이				진체강
환형동물	지렁이/거머리				
절지동물	메뚜기/거미/게/지네				
극피동물	불가사리/성게/해삼			후구	
척삭동물	멍게/창고기/척추동물				

배엽분화: 배엽은 배(embryo)의 발생 과정 중 낭배시기에 형성되는 납작한 세포층. 2배엽은 내/외배엽의 2층의 세포층이 있고, 3배엽은 내/중/외배엽의 3층의 세포층을 가진다.

체강: 체내 빈 공간. 무체강은 내/중/외배엽 내에 체강이 없음. 의체강은 내배엽과 중배엽 사이에 체강이 있음. 진체강은 중배엽 내에 체강이 있음

척삭동물문은 미삭동물아문, 두삭동물아문, 척추동물아문으로 나뉜다. 미삭류(멍게)는 유생시기에만 척삭을 갖는다. 두삭류(창고기)는 일생 동안 척삭을 갖는다. 척추동물(어류, 양서류, 파충류, 포유류, 조류 등)은 발생 초기에 척삭을 가지다가 성체로 자라면서 척추로 대체된다.

MEMO

QR code 찍고 네이버 카페에서 자료 얻기!

1. 후생동물–뚜렷한 기관계가 없는 경우

(1) 해면동물문(Phylum Porifera) – 해면(여과섭식자, 암수한몸, 운동성 없음)

① 방사대칭

② 몸의 위쪽은 대공(osculum), 체벽엔 소공세포(porocyte): 물을 위강으로 들어가게 함

③ 체벽은 3층 – 피층

　　　　　중교

　　　　　위층; @ 편모를 갖는 동정세포(choanocyte, collarcell)로 구성

　　　　　　　→ 수류를 일으켜 바닷물을 소공세포로 들어오게 함(물:산소와 먹이)

　　　　　@ 동정세포

　　　　　:소공세포를 통해 들어온 물을 점액성 분비물을 통해 유기물 포획

　　　　　→ 식세포작용(phagocytosis)을 통해 유입 → 식포(food vacuole) 속에서 소화

④ 골편 : 변형세포에 의해 만들어짐, 형태유지, 분류기준, 해면질 섬유로 지탱
　⇒ 석회해면의 골편 – 탄산칼슘 포함
　　유리해면의 골편 – 이산화규소 포함
　　단백질해면(목욕해면) – 해면질이라는 섬유단백질로 구성

⑤ 호박해면, 민물해면은 아구 형성: 환경이 나쁠 때 형성, 겨울나기 씨앗이라 볼 수 있음

(2) 판형동물(placozoan)

① 네 종류의 세포, 분화 정도가 낮은 조직

② 바닥에 부착한 납작한 동물. 비대칭성.

③ 이배엽성.

④ 유영을 하는 표영시기가 있다.

⑤ 단순한 체형의 일부 특징은 이차적으로 진화한 것 같다.

2. 조직과 방사대칭성 – 자포동물문과 유즐동물문

• 후생동물 – 좌우대칭 또는 방사대칭

(1) 자포동물문(Phylum Cnidaria)

① 이축방사대칭

② 촉수는 자포를 가짐

③ 고착형(폴립형) – 관`원통`컵 모양
부유성(메두사형) – 접시모양, 종모양

④ 이배엽성: 외배엽, 중교, 내배엽

⑤ 세포외 소화, 소화와 순환은 나눠지지 않고 위수관계(위계 + 수관계)로 발달
위수강(gastrovasoular cavity) : 주머니 모양의 장으로 소화와 순환기능 수행

⑥ 신경계 – 신경망(nerve net) 형태(신경전도는 일방통행)

⑦ 히드로충강, 해파리강, 산호충강 말미잘

(2) 유즐동물문(Phylum Ctenophora) – 빗해파리류

① 방사대칭, 발광성 생물

② 8줄의 긴 즐판대(운동성부여), 2개의 촉수 속에 교포를 가짐
촉수에는 자세포 대신 아교세포(glue cell)로 무장 → 먹이를 유혹해 함정에 빠뜨림

③ 방사 신경계

④ 외배엽, 중교, 내배엽

⑤ 위수관강에 입이 있음

⑥ 암수 한몸

5. 좌우대칭과 중배엽 - 편형동물문과 유형동물문

(1) 3배엽의 배(Three-Layered Embryo)

3배엽 : 외배엽 - 신경계의 기원
　　　　내배엽 - 분비선, 장, 혈관 등의 안쪽 벽과 호흡・생식계 안쪽 벽의 기원
　　　　중배엽 - 근육 형성, 척추동물에서는 내골격과 혈액 형성에 관여

(2) 편형동물문(Phylum Platyhelminthes) - 편형동물

① 좌우대칭 → 앞쪽 끝과 뒤쪽 끝이 있음

② 3배엽 - 다른 3배엽 동물과 달리 장과 체벽 사이에 내부 강소 없음 → 무체강 동물

③ 몇 개의 기관계 - 유조직 속에 기관이 있고 호흡계・순환계 없음
　　세포들이 몸 표면에 근접해 있어 가스가 세포 사이로 쉽게 확산

④ 기생성 종들은 신경계와 소화계가 거의 퇴화했거나 존재하지 않음

⑤ 원신관

(3) 유형동물문(Phylum Nemertina, Thynchocoela) - 유형동물

① 좌우대칭

② 무체강

③ 체절성이 없다

④ 체벽은 섬모성 표피

⑤ 소화계(입, 항문을 갖는 작은 관같은 장), 배설계- 불꽃세포, 혈관계

⑥ 암수 딴몸

6. 체강과 한 방향의 장 – 선형동물과 윤형동물문

- 한 방향으로 잘 발달 : 입, 장, 항문을 갖는 소화관을 갖춤(장이 체벽 내에 있기 때문)
- 체강동물(coelomate) : 체강(coelom; 관들 사이의 공간)이 있는 동물
  진체강 – 중배엽으로부터 유래된 조직으로 싸여 있음
  의체강(pseudocoelom) – 몸 속의 강소가 부분적으로만 중배엽성 조직과 접해 있는 경우
  ex) 선형동물문, 윤형동물문

(1) 선형동물문(Phylum Nematoda) – 회충, 선모충

① 좌우대칭 – 뚜렷한 머리는 없고 몸은 유연성 있는 강한 각피(cuticula)로 둘러싸임. 비체절성의 몸을 가지며, 기체와 영양소의 교환은 각피와 소화관에서 일어날

② 유체골격(hydrostatic skeleton) : 액체로 채워진 의체강으로 동물의 형태를 유지시켜 주고 근육운동을 위한 지지체 역할을 함

③ 가시, 강모, 점착선 가짐

④ 소화관– 입, 항문

⑤ 원신관 없음

⑥ 회충, 선모충

⑦ 암수 딴몸

(2) 윤형동물문(Phylum Roti(바퀴)fera)

① 기생성이 아님

② 머리 부근에 있는 두 쌍의 섬모관을 사용하여 섭식 → 식도나 모래주머니 속에서 잘게 부서짐

③ 원신관을 가짐 ⇒ 편형동물의 원신관은 단지 물과 이온의 평형(삼투조절)만을 조절
윤생동물은 진짜 배설계를 형성하여 질소노폐물을 배설하고 삼투조절의 문제를 해결

QR code 찍고 네이버 카페에서 자료 얻기!

7. 선구동물 계열

(1) 촉수담륜자동물문

- 입 주변에 섬모가 있는 속이 빈 촉수의 원형 혹은 U자 모양의 촉수관(lophophore)을 가진다.
- 촉수관은 먹이의 수집과 기체교환에 사용된다.
- 대부분의 성체는 고착성이다.
- 담륜자(trochophore) 유생은 섬모의 띠를 박동함으로써 이동한다.
- 태형, 완족, 추형동물은 자유 유형을 하는 유생이고 이 유생들은 해산 플랑크톤의 한 부분

① **태형동물**: 출아에 의해 형성된 군체들. 개체는 촉수를 가지고 산호와 같은 방식으로 먹이 섭취, 총담

② **완족동물**: 이매패인 조개류를 닮음. 그러나 두 장의 껍질은 등배쪽으로 붙어 있고 각 껍질은 총담을 싸고 있음. 촉수관은 패각 내부에 있음

③ **추형동물**: 큰 강어귀나 만의 산소가 결핍된 퇴적물 속에 사는 벌레 모양의 작은 생물체, 키틴성분의 관을 분비한다. 촉수관으로 부유 입자를 섭식한다.

(2) 연체동물문

- 몸이 연하다
- 근육질의 발(감각계와 운동계를 포함, 헤엄치고 기어다니고 땅을 파고 물체를 잡고 먹이를 잡음)
- 어떤 종은 외부껍질, 패각을 가짐→육질의 외피인 외투막의 분비로 생성
- 외투막은 외투강을 싸고 있고 외투강 속에 호흡아가미가 있음(물에 사는 연체동물의 경우)
- 폐가 없음
- 체강: 발생중인 배에서는 뚜렷, 그러나 성체에서는 축소
- 두족류를 제외한 모든 연체동물은 개방순환계: 혈액은 스펀지 같은 공동(sinus)과 강소로 흘러들어감
- 소화계: 관과 같은 구조. 입과 항문을 가짐. 연체동물 (이매패와 굴족류는 제외)은 치설로 먹이를 갈아 작은 입자로 만듦. 신관을 통해 삼투조절과 배설작용을 함

(3) 환형동물문

@빈모강-지렁이

- 체절성. 체절은 순환, 소화, 배설, 신경계의 요소들을 모두 가짐
- 폐쇄혈관계. 5쌍의 대동맥활(심장). 액체 속에 녹아 있는 헤모글로빈
- 후신관: 액체, 이온, 질소노폐물을 받아들일 뿐만 아니라 물과 이용가치가 있는 이온들을 회수하여 혈액으로 보내는 신장과 비슷한 기능을 수행.⇒물과 이온의 평형을 유지. 질소를 포함하는 대사노폐물을 체강액으로부터 제거
- 암수한몸. 자가수정을 하지 않고 교미를 통해 정자를 교환하고 저장낭에 저장
- 환대에서는 점액질의 고치(cocoon)가 분비⇒고치는 난자와 정자를 받고 고치 안에서 수정이 일어나며, 배가 발생하는 동안 배 보호
- 완전한 소화계, 관속의 관, 장벽은 주름이 져 있는 장내종융기가 있어 표면적을 넓힘

- 신경계는 뇌와 복신경삭 조직으로 됨
- 구멍을 파는 등의 운동은 체벽의 환상근과 종주근의 작용
- 액체로 채워져 있는 유체골격은 지렁이의 모습을 일정하게 유지시켜 주고, 근육운동의 기부
- 구멍을 파는 동안에 키틴질의 강모를 그 구멍 속에 집어넣어 몸의 다른 부분이 이완되거나 수축되는 동안 몇몇 체절들을 부착시킴

(4) 절지동물문 : 탈피동물로 분류된다.
- 관절로 된 다리를 갖고 있다.
- 체절성: 체절은 여러 가지의 기능을 위해 각기 특수화 됨
- 칼슘염으로 된 단단한 키틴질의 외골격을 갖고 있음
- 부식동물, 외부기생충, 내부 기생충, 잡식성, 초식성, 육식성 등 다양한 형태로 먹이 섭취.
- 고도로 특수화된 생태적 지위
- 놀라운 생식능력
- 변태(metamorphosis): 발생 시기 사이의 실질적인 형태적 변화.
- 불완전변태: 점진전인 변화.
- 완전변태: 극적인 변화. 서로 다른 시기는 다른 환경과 먹이원에 특수화되었다.
- 비행은 새로운 생활방식과 먹이 섭취의 기회를 주었다. 곤충의 성공 이유 중 하나.

#곤충강
- 절지동물의 대부분. 머리, 가슴, 배 3부분
- 말피기관
- 기관: 구멍뚫여 있어 체세포와 직접연결됨
- 폐가 없음
- 개방순환계

QR code 찍고 네이버 카페에서 자료 얻기!

8. 후구동물 계열

(1) 극피동물

- 극피동물의 발생배는 반삭동물과 관련이 있고 반삭동물은 척삭동물과 유연관계가 있다.
- 내골격(상피밑의 석회석판은 중배엽성 진피에 의해 분비)
- 오방사구조이나 유생은 좌우대칭
- 진체강
- 체절성이 분명하지 않다.
- 수관계(수관은 근육성 관족을 내밀 수 있도록 돕는다.)
- 바다나리강, 해삼강, 성게강, 불가사리강, 거미불가사리강

(2) 반색동물문(Phylum Hemichrodata)

- 별벌레아재비류(acorn worm)
- 인두벽에 새열(gill slit)
- 새열 – 척삭동물(발생 중의 배에서 발견)과 관련이 있음을 시사
  일종의 아가미로 작용하며, 먹이 섭취에도 도움을 줌
- 극피동물과도 유연관계가 있다 → 유생이 비슷

cf. 극피동물, 반색동물, 척삭동물 → 모두 방사형 난할

(3) 척삭동물문(Phylum Chordata)

* 특징

① 인두열 (咽頭裂 / Pharyngeal slit) : 새열(gill slit) 또는 아가미 틈이라고도 부른다. 인두[1]에 나 있는 부위이다. 물고기들은 이 부위를 아가미로 발전시켰으나 미삭동물아문의 생물들은 여과기로 이용하여 호흡하거나 먹이를 걸러낸다. 이외 대부분의 척추동물에게서는 발생 중의 배아에게만 인두열이 나타난다.

② 배신경삭 (背神經索 / Dorsal nerve cord) : 척삭과 함께 등쪽에서 전후로 뻗어있는 신경 구조이다. 환형동물의 복신경삭에 대응한다. 척추동물들은 이 부분이 척수로 발전해있다.

③ 항문 뒤 꼬리 (Post-anal tail) : 항문 뒤로 나 있는 근육질의 꼬리. 모든 척추동물들이 가지고 있으며 퇴화되거나 없다 하더라도 배아 발생시기에는 나타난다. 피낭류는 유체에게서만 나타난다.

※ 모든 척색동물은 적어도 발생 중 어느 한 시기에 척색을 가짐

e.g. 척삭(notochord) : 등 뒤쪽에 있으며 유연, 골격 지지체 역할. 커다란 세포들로 구성, 상당한 유체 압력하에 존재. 결합조직으로 된 단단한 덮개 속에 들어있음

- 현존 척삭동물에서는 발생중의 배나 유생에서만 나타나고, 척추동물에서는 발생 초기 등뼈가 나타나기 시작하면 척삭은 사라짐. 추간판의 일부가 됨.

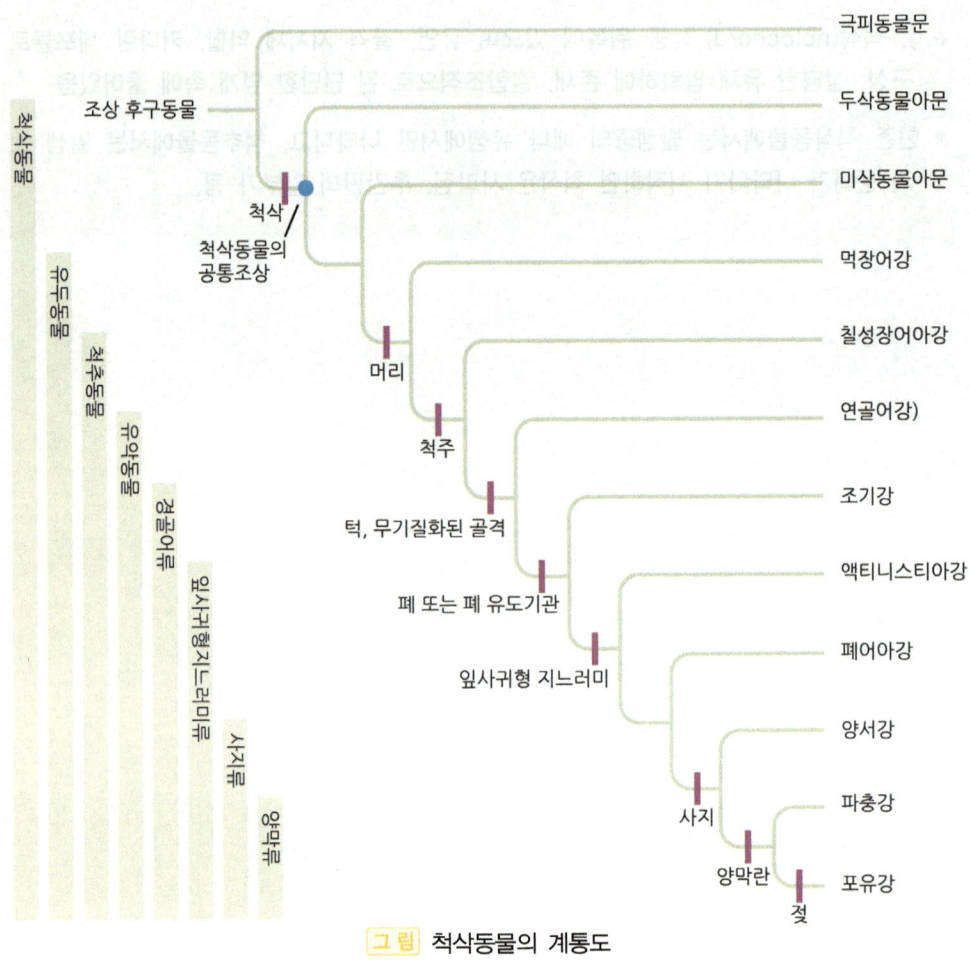

그림 척삭동물의 계통도

- 먹장어강은 척추가 있는 것으로 보기 시작했음.

(1) 미삭동물아문(Subphylum Urochordata) - 유형강과 탈리아강

① 피낭류(tunicate: 해초류) -유형강
- 유생 : 척색, 등쪽의 빈 신경색, 새열, 꼬리를 가짐
→ 성체로 자라면서 척색동물의 특징을 잃음(꼬리, 척색, 신경색은 몸 속으로 흡수되고 새농(gill sac)만 남는다)
- 여과섭식자, 순환계는 개방형, 피낭이 섬유소(cellulose)를 포함

② 탈리아강류(salp) -탈리아강
- 새열, 꼬리, 척색을 갖는 어린 개체의 구조를 성체에서도 유지(생식적인 성숙만 진행)
⇒ 유형성숙(neoteny)

(2) 두색동물아문(Subphylum Cephalochordata)
- 창고기(lancelet) : 성체에서 척색이 뚜렷, 여과섭식자
- 성체 두색동물 : 인두새열(pharyngeal gill slit)을 유지
　　　　　　　　등쪽에 속이 빈 신경색 발달
　　　　　　　　몸은 근육성이며, 반복되는 근절로 구성

QR code 찍고 네이버 카페에서 자료 얻기!

9. 척추동물아문 – 등뼈를 갖는 동물

- 척색동물의 기본적 특징 외에 척추(등골뼈), 발달된 뇌, 배(ventral) 쪽에 있는 심장, 등(dorsal)쪽의 대동맥, 가스교환을 위한 아가미나 허파, 2쌍 이하의 수족, 1쌍의 눈, 1쌍의 신장, 암수딴몸 등의 특징을 가짐

(1) 무악어강(Class Agnatha) – 턱이 없는 어류

- 갑주어(ostracoderm) : 갑주로 무장되어 있고 턱이 없음.

  오르도비스기, 실루리아기, 데본기 퇴적물에 존재

  여과섭식자

- 칠성장어(lamprey)와 먹장어(hagfish) : 원구아강(Subclass Cyclostomata; 원형의 입)

  연골과 척색은 일생동안 유지

- 칠성장어 : 둥근 흡반의 입으로 먹이 섭취, 입 속의 각질의 이빨과 먹이를 갈 수 있는 혀 가짐

  여과섭식 유생인 암모쾨테스

- 먹장어 : 죽었거나 죽어가는 동물의 몸에 구멍을 뚫는 기구로 섭식

(2) 판피어강(Class Placoderm ; 멸종한 턱이 있는 어류)

- 갑주로 무장했으며 움직일 수 있고, 턱을 가짐
- 턱의 발달 → 포식성 먹이 섭취의 생태적 지위 확립(턱은 새궁에서 유래)
- 판피어류 계열로부터 턱이 있는 연골어류와 경골어류 출현

(3) 연골어강(Class Chondrichthyes) – 상어, 가오리

- 보호용 갑주와 무거운 골격을 질긴 피부, 가벼운 뼈대, 빠른 움직임으로 대체
- 연골성 골격을 원시적 특성으로 간주했으나, 최근 상어의 연골성 골격이 새로 생겨난 형질이라는데 동의

→ 상어 척추에서 경골조직의 잔재 발견

e.g. 연골성 골격 : 심해의 생활에 적응하기 위한 진화(부력용 부레(swim bladder)가 없고 지방을 축적하여 부력 얻음)

- 상어
  - 피부 : 순린(placoid scale;기부판에 의해 진피 속에 고정, 이빨과 같은 방법으로 형성)
  - 소화계 : 나선판(spiral valve ; 칠성장어와 일부 경골어류도 가짐)은 흡수성 조직이 창자 안으로 돌출되어 있는 것으로 창자의 표면적을 넓힘
  - 나선형 밸브는 음식물을 천천히 이동하도록 하여 충분히 소화되도록 시간 조절
  - 총배설강으로 소화계 종결: 요소로 배설함

※ 총배설강(cloaca) : 배설계뿐 아니라 생식계에서 오는 관도 연결, 출산관으로도 작용, 모든 척추동물에서 발견되지만 포유류에서 대부분 발생배에만 존재

- 감각기 : 측선기관(lateral line organ) - 몸의 길이를 따라 있는 관이며, 감각세포가 있고, 물의 움직임을 감지
- 체내수정, 배발생은 다양

(4) 경골어강(Class Osteichthyes) - 경골어류

- 피부가 비늘로 덮여 있고, 점액선으로 표피를 끈적끈적하게 하여 물과의 마찰을 70%까지 줄임
- 부레 : 평형을 유지, 물 속에서 움직이지 않고 머무를 수 있게 함
  - 진보적 형태 : 가스샘(gas gland)으로 부레에 가스를 분비, 재흡수 부위(reabsorptive area)로 가스 제거
  - 원시적 형태 : 관에 의해 인두와 연결, 허파와 같은 스펀지 성질을 가진 것으로 한때는 호흡기로 작용했을 것으로 생각됨
- 아가미
  - 아가미방(5줄의 아가미 들어 있음), 아가미뚜껑(움직일 수 있는 외부판)
  - 새궁(아가미 갈퀴와 아가미필라멘트(가스교환 장소)로 구성)으로 구성
- 순환계 : 1심방 1심실
- 체외수정
- 경골어류의 3개의 그룹
  - 조기류(Actincpterygii) : 지지성 가시가 있는 납작하고 얇은 지느러미를 가지며 오늘날의 경골어류가 진화되어 옴
  - 폐어류(Dipneustei, lungfish) : 고도로 맥관화된 허파가 인두(콧구멍으로 연결)에 연결 산소를 허파에 저장하여 탁한 물에서도 생존 가능
  - 총기류(Crossopterygii) - 육질의 엽상구조에 부착된 납작한 지느러미를 가짐

(5) 양서강(Class Amphibia) - 양서류

- 유미목(도롱뇽류), 무미목(개구리류, 두꺼비류), 무족목(벌레모양의 무족영원류)
- 양서류와 파충류는 원시 육상 그룹이었던 미치류(labryrinthodont)로부터 진화되었다고 추측
- 육상 생활을 함에 따라 골격의 변형이 일어나 척추와 어깨, 요대(엉덩이뼈)가 발달
  - 엽상지느러미 어류의 골격과 화석 양서류의 골격에 차이점
- 심장 ; 2심방 1심실

- 피부 : 허파(관으로 된 허파)와 함께 양서류의 중요한 호흡기관
- 수서생활 : 가스교환 하는 피부로 물도 통과할 수 있기 때문에 탈수의 위험
- 대부분 물속에서 체외수정
  cf. 무족영원류와 대부분의 도롱뇽은 체내 수정
  ※ 양서류는 반수서 동물이며, 진정한 육상생활을 하게 된 최초의 척추동물은 파충류

(6) 파충강(Class Reptilia) – 파충류

- 건조한 환경에 대한 적응 : 효율적 교미와 체내수정을 위해 음경(penis) 발달
- 양막이 있는 알로 진화(양막 속의 액체 – 배 보호)
- 파충류의 발생배, 조류, 육상 곤충과 같이 요산(uric acid)을 만들어 제거함으로써 수분손실을 피함
- 건조한 피부 – 수분손실 극소화(신축성이 없어 탈피를 해야 함)
- 허파 : 수많은 구획으로 나뉘어 있고 스펀지 조직을 가짐(표면적 증대)
- 심장 : 2심방 불완전한 2심실(크로커다일이나 엘리게이터 심실은 격벽이 완전하여 4개의 방 형성)
- 외온성동물(ectotherm)
- 파충류의 물질대사는 느림 → 적은 음식으로도 생존 가능
- 시각, 온도감각, 후각, 청각 등의 수단으로 먹이 포획

① 파충류의 역사
- 고두류(Cotylosaur) : 가장 초기의 파충류
- 익룡류(Pterosaur) : 최초로 날 수 있었던 척추동물로 현대의 조류
  몸에 털이 있는 종 존재 → 내온성동물로 가는 길 개척

② 파충류 멸종 원인에 대한 가설
- 기후의 변화
- 초기 포유류(파충류의 알을 먹어치움)
- 알바레즈설(Alvarez theory) : 거대한 혹성과 지구의 충돌로 인한 결과
- 약 2600만년 주기를 갖는 네메시스(Nemesis) 별이 혜성의 비를 뿌려서 지구의 모든 생활을 파괴했다는 가설

(4) 조강(Class Aves) – 새

- 시조새(Archaeopteryx) : 깃털을 가졌으며, 날 수 있었으리라 추측
  파충류 원줄기인 조치류(ihecodontia)의 골격과 유사

- 날기 위한 적응
  - 골격 가볍고 강함, 많은 뼈들은 속이 비어 있고 기낭 포함
  - 턱이 가벼워지고 가벼운 각질의 부리로 대체
  - 목 길고 유연, 몸통의 뼈(골반, 등골뼈, 갈비뼈)는 단단한 단위로 유합
  - 가슴뼈에 용골 돌기 가짐(비상근 부착)
  - 꼬리 축소
  - 발은 횃대에 앉거나 물체를 쥐기 위해 특수화
- 내온성 동물
- 산소 공급
  - 2심방 2심실(스펀지 기관)
  - 폐 : 포유류의 폐와는 달리 공기낭이 공기의 저장 역할 수행
- 수분 손실의 억제 : 요산의 형태로 총배설강으로 배출, 물은 대부분 재흡수
- 알 : 지지 역할의 배외막과 영양공급원이 있으며, 양막 존재

QR code 찍고 네이버 카페에서 자료 얻기!

(5) 포유강(Class Mammalia) - 포유류

- 젖샘과 털이 있는 동물
- 항온동물
- 어린 개체는 자궁속에서 발육, 태반을 통해 영양분 공급
- 횡격막을 가짐
- 자유자제로 활동, 씹을 수 있는 턱 있음(먹이에 따라 다르게 발달)

  * 중생대 말기에 3개의 그룹 형성

  1. 단공류(monotreme; 알 낳는 포유류) : 오리너구리, 가시두더지 두 종류만 현존
  2. 유대류(marsupialiorder Marsupalia; 주머니 포유류) : 난황주머니의 변형인 의태반(pseudoplacenta)을 만들어 내고 의태반이 짧은 기간 동안 배 발생을 도움
  3. 태반류(placental mammal; 태반을 형성하는 포유류) : 태반이 자궁에서 발생되는 배에 영양분 제공

  ① 영장류(Primates)
   - 원원아목과 진원아목(꼬리감는 원숭이 상과, 긴꼬리 원숭이상과, 사람 상과(사람과(사람), 성성이과(유인원))
   - 호미니드(hominid): 사람과에 속하는 모든 구성원(긴팔원숭이, 오랑우탄, 침팬지, 고릴라, 사람)을 일컫는 말
   - 초기 영장류 : 긴 코와 발톱을 가졌으며, 설치류와 비슷했고 거의 비슷한 생태적 지위 점령
   ex) 플레시아다피스(Plesiadapis)
   - 수족과 몸은 대부분 나무에 살도록 적응
   - 눈이 잘 발달되어 있고 입체 시각

- 뇌는 학습에 맞도록 적응
- 잡식성으로 변화되면서 이가 상대적으로 특수화되지 못함

② 인간의 특수화
- 엄지손가락의 특수한 근육조직 배열로 정교한 기구 제작 가능
- 아치형으로 발달된 발과 팽배된 엉덩이 근육에 의해 직립보행 가능
- 커다란 뇌와 언어능력 발달

③ 인간의 발달순서

: 오스트랄로피테쿠스 - 호모하빌리스 - 호모에렉투스 - 호모사피엔스

1.

다음은 생물학적 종의 개념을 설명한 것이다. 틀린 내용은?

① 같은 종에 속하는 개체들 사이에서는 교배가 이루어져야 한다.
② 유전자 풀을 공유해야 한다.
③ 무성생식을 하는 생물들에게는 적용할 수 없다.
④ 모든 생물들에게 적용할 수 있는 종의 개념이다.

02.

어떤 한 종이 다양한 환경에 오랫동안 살게 되면 그 환경에 적응한 새로운 종이 출현하게 되는데 이러한 과정을 일컫는 용어를 무엇이라 하는가?

① 안정적 진화 ② 수렴진화 ③ 적응방산 ④ 공동진화

03.

생물의 발생과 진화에 관한 Miller의 실험에서 지구의 원시대기에 속하지 <u>않는</u> 성분은?

① CH_4 ② NH_3 ③ H_2O ④ H_2 ⑤ O_3

04.

다음은 다윈(Darwin)의 자연선택(natural selection) 가설이다. 맞는 것은?

[보기]
가. 모든 개체군에 반드시 유전적 변이가 존재해야 한다.
나. 시간에 따라 유전적 변화는 적응도(fitness)의 증가를 야기한다.
다. 개체군내 개체들 간의 생존과 번식의 차이에서 비롯된다.
라. 특정 표현형의 대립유전자는 개체군내에서 증가하고 다른 대립유전자는 감소한다.

① 가, 나, 다 ② 가, 다 ③ 나, 라
④ 라 ⑤ 가, 나, 다, 라

05.

진화가 일어나게 하는 요인이라고 보기 힘든 것은?

[보기]

가. 돌연변이	나. 자연선택
다. 유전적 부동 (genetic drift)	라. 종내 교배 (intraspecific breeding)

① 가, 나 ② 다 ③ 가, 나, 다
④ 라 ⑤ 나, 다, 라

06.

자연도태는 다음 중 주로 어느 것에 의해서 결정되나?

① 영양공급 ② 경쟁 ③ 성비 (性比)
④ 이동 (migration) ⑤ 개체군의 크기

07.

기후가 점차 추워짐에 따라서 곰 집단의 털 두께가 시대를 거듭함에 따라서 증가하였다. 이것은 어떤 유형의 자연선택에 해당하는가?

① 분지성 선택 ② 방향성 선택 ③ 안정화 선택
④ 분열성 선택 ⑤ 발전성 선택

08.

밀로부터 빵밀로의 진화에서 각 종분화 에피소드는 부모 종으로부터 지역적 격리 없이 새로운 종의 기원인 (   ) 종분화의 한 예이다.

① 이지역성 (allopatric) ② 동지역성 (sympatric)
③ 단속평형설 ④ 선택적 진화
⑤ 유형진화

09.

다음 중 자포동물에 해당하는 것은?

[보기]
| 가. 히드라 | 나. 해파리 | 다. 빗해파리 | 라. 산호 |

① 가, 나
② 가, 나, 다
③ 가, 나, 라
④ 나, 다, 라
⑤ 가, 나, 다, 라

10.

<u>Larus</u> canus는 갈매기의 학명이다. 밑줄 부분은 무엇인가?

① 종 명　② 속 명　③ 과 명　④ 강 명　⑤ 목 명

11.

다음의 생물의 특징을 갖고 있는 생물계는?

| • 다세포　• 정교한 생식구조　• 단순 관상체 형태　• 종속영양생물 |

① 식물　② 동물　③ 균류　④ 원생생물　⑤ 모네라

12.

아래의 학설은?

가. 진화가 갑자기 시작된다.
나. 일단 종이 형성되면 수백만 년의 오랜 기간동안 변하지 않다가 갑자기 수만 년 만에 크게 변할 수 있다.

① gradualism
② punctuated equilibrium
③ convergent evolution
④ adaptive radiation
⑤ divergent evolution

QR code 찍고
네이버 카페에서
자료 얻기!

13.

다음 중 세포내공생설(endosymbiosis theory)을 설명하거나 뒷받침해주는 것을 모두 고른 것은?

[보기]

ㄱ. 미토콘드리아는 호흡과 산화적 인산화(oxidative phosphorylation) 과정을 수행하여 ATP를 만들어낸다.
ㄴ. 스트렙토마이신 항생제는 미토콘드리아와 엽록체의 단백질 합성을 저해한다.
ㄷ. 진핵세포는 커다란 세포가 원핵세포를 감쌈으로써 기인되었다.
ㄹ. 진핵세포의 미토콘드리아와 엽록체는 환형(covalently closed circle)의 DNA를 가지고 있다.
ㅁ. 바이러스는 진핵세포와 원핵세포를 감염시킬 수 있다.

① ㄱ, ㄴ, ㄷ ② ㄱ, ㄷ, ㄹ ③ ㄴ, ㄷ, ㄹ
④ ㄷ, ㄹ, ㅁ ⑤ ㄴ, ㄷ, ㄹ, ㅁ

14.

이배엽성 동물은?

① 환형동물 ② 절지동물 ③ 강장동물 ④ 척색동물 ⑤ 극피동물

15.

다음은 무슨 동물문(phylum)의 특징인가?

[보기]

• 외피는 키틴질막에 싸여 있고 섬모가 없다.
• 신관을 갖는 것이 많으며 유생은 원신관을 가진다.
• 다모강, 빈모강 등이 포함된다.

① 선형동물문 ② 환형동물문
③ 윤형동물문 ④ 절지동물문

16.

다음 중 고세균(archaebacteria)에 대한 설명으로 틀린 것은?

[보기]
가. 세균과는 다른 rRNA와 tRNA 염기서열을 나타내며 다른 종류의 리보좀 단백질을 가진다. 또, 항생제에 대한 감수성도 다르다.
나. 세포벽에 펩티도글리칸(peptidoglycan)성분을 가진다.
다. 고세균 유전자는 인트론(intron)을 가진다.
라. 세균에는 볼 수 없는 직사각형과 같은 특별한 형태도 가진다.

① 가, 나   ② 나   ③ 나, 라   ④ 다, 라   ⑤ 답 없음

17.

바이러스는 반드시 숙주세포에 기생하여야 한다. 그 이유는?

① DNA가 없기 때문
② RNA가 없기 때문
③ 효소계가 없기 때문
④ 광합성이 불가능하기 때문
⑤ 면역계가 없기 때문

18.

다음과 같은 특징을 갖는 생물군은?

A. 조류와 균류가 공생하는 생물체이다.
B. 산성비 오염도 측정의 지표생물이다.

① 자낭균류   ② 담자균류   ③ 선태류
④ 지의류   ⑤ 유글레나류

QR code 찍고 네이버 카페에서 자료 얻기!

19.

AIDS의 원인균인 HIV(Human Immunodeficiency Virus)를 설명한 것 중 옳은 것은?

[보기]
가. HIV에 감염된 사람은 3~10년 뒤 모두 AIDS로 진행된다.
나. HIV에 의한 감염은 다른 많은 질병들을 유발시키므로 기회감염이라고 부른다.
다. HIV의 gp120이라고 불리는 당단백질이 보조 T세포표면의 CD4와 결합함으로써 보조 T세포를 파괴시킨다.
라. HIV의 단백질들은 복제될 때마다 조금씩 모양이 변하기 때문에 백신 개발이 어렵다.

① 가, 다 ② 가, 나, 다 ③ 나, 다, 라
④ 나, 라 ⑤ 가, 나, 다, 라

20.

8개의 RNA 유전체를 입자 내에 가져 변이가 가장 많이 일어나 척추동물에 광범위 숙주를 가지고 있는 바이러스는?

① 인플루엔자 바이러스 (Influenza virus)
② 폴리오바이러스 (Poliovirus)
③ 인체 면역 결핍 바이러스 (Human immunodeficiency virus)
④ 두창바이러스 (Smallpox virus)
⑤ 헤르페스 바이러스 (Herpes virus)

21.

잡종불임에 대해 가장 적절하게 설명한 것을 고르시오.

① 잡종 접합자가 발생 도중이나 생식력을 갖기 전에 죽는다.
② 잡종 개체가 수정 가능한 배우자를 생산하지 못한다.
③ 생식기의 구조가 서로 달라 교미나 수분이 적절하게 이루어지지 않는다.
④ 잡종 개체가 매우 허약하거나 잡종 세대가 거듭될 경우 생식력이 없어진다.

22.

AIDS의 원인체인 HIV (human immunodeficiency virus)의 유전물질은?

① 단백질 (protein)
② 이중 가닥 (double stranded) DNA
③ 단일 가닥 (single stranded) DNA
④ 이중 가닥 (double stranded) RNA
⑤ 단일 가닥 (single stranded) RNA

23.

자포동물에 관련된 사항이다. 틀린 것은?

① 해파리가 이에 해당된다.
② 촉수를 이용하여 먹이를 섭취한다.
③ 항문이 없다.
④ 소화강이 없다.
⑤ 다른 동물과 구별되는 뚜렷한 차이점은 낭배기에 형성되는 세포층의 수이다.

24.

나자식물(겉씨식물)의 특징을 설명한 내용 중 옳지 않은 것은?

① 중복수정을 한다.
② 배주(ovule)가 씨방(ovary) 속에 싸여있지 않고 노출되어 있다.
③ 줄기에 부름켜가 있어 비대성장을 한다.
④ 관다발을 가지고 있다.

25.

동물에 질병을 유발하는 프리온(prion)의 특징을 가장 잘 설명한 것은?

① 바이러스보다 작은 감염성 인자로 매우 작은 RNA를 유전자로 갖는다.
② 단백질로만 증식하므로 유전자가 필요하지 않다.
③ 아직 기능을 모르는 정상 단백질의 구조가 변형된 것이다.
④ 단백질이 성숙과정을 거치는 동안 잘려져 나온 부산물이 병원성 인자로 작용한다.

26.

요즈음 조류독감으로 유명해진 유행성독감 바이러스(influenza virus)에 관한 설명 중 옳은 것은?

[보기]

> 가. 8 조각의 단일 가닥 RNA genome을 보유한다.
> 나. 한 종류의 숙주에는 단일 virus 종만 감염시키는 숙주 특이성(host specificity)이 있다.
> 다. 표면항원으로 헤마글루티닌(hemagglutinin)과 뉴라미니다제(neuraminidase)를 가지고 있다.
> 라. 다른 동물바이러스와 같이 지질성 외피(lipid enevelope)로 둘러싸여 있다.

① 가, 나 ② 가, 다, 라 ③ 나, 다, 라 ④ 다, 라 ⑤ 가, 나, 다, 라

27.

집단의 gene pool에서 allele의 상대적인 빈도 변화를 무엇이라고 하는가?

① microevolution ② mutation ③ genetic drift
④ divergent selection ⑤ macroevolution

28.

그림은 동물문 A~C의 형태적 형질을 기준으로 작성한 계통수를 나타낸 것이다. A~C는 각각 연체동물문, 환형동물문, 절지동물문 중 하나이다. 이에 대한 설명으로 옳지 <u>않은</u> 것은?

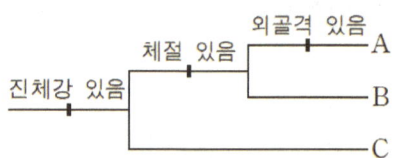

① A는 절지동물문이다. ② B는 발생 과정에서 원구가 입이 된다.
③ 달팽이는 C에 속한다. ④ B와 C는 촉수담륜동물이다.
⑤ B는 개방순환계를 가지고 있다.

29.

다음 중에서 어느 것이 접합 전 생식장벽의 예인가?

① 암컷 포유류는 잡종 자손을 분만할 수 없다.
② 잡종 식물은 단지 불임성 화분만을 생산한다.
③ 두 종간의 새 잡종은 어느 종도 인식하지 못하는 노래를 부른다.
④ 한 종의 수컷 파리는 다른 종의 암컷이 이해하지 못하는 '날개 흔들기' 춤을 춘다.
⑤ 잡종 배는 완전히 발달할 수 없다.

30.

다음 중 수렴진화에 해당하는 것은?

① 구피(어류의 일종)들이 상대적으로 활동적이지 않은 포식자들이 있는 곳으로 옮겨진 후 개체의 크기가 커지고 점박이가 있는 개체 수가 늘어난 것
② 주머니 하늘다람쥐와 유대 날다람쥐와의 유사성
③ 하나의 공통조상으로부터 진화했으나 매우 다르고 서로 다른 서식지에서 발견되는 두 식물
④ 조류의 날개가 진화하여 포유류의 앞다리가 됨
⑤ 갈라파고스 군도에서 발견되는 핀치새의 부리 모양과 크기가 매우 다양함

31.

인간과 침팬지는 각각 23쌍과 24쌍의 염색체를 가지고 있다. 이런 차이에 대한 설명으로 다음 보기 가운데 가장 타당한 것은?

① 인간과 침팬지의 공동 조상은 24쌍의 염색체를 가지고 있었는데, 진화 과정에서 인간 염색체 2개가 융화되었다.
② 인간과 침팬지의 공동 조상은 24쌍의 염색체를 가지고 있었는데, 진화 과정에서 DNA 복제 시 오류로 인간 염색체 한 쌍이 손실되었다.
③ 인간과 침팬지의 공동 조상은 23쌍의 염색체를 가지고 있었는데, 진화과정에서 DNA 복제 시 오류로 침팬지 염색체 한 쌍이 추가되었다.
④ 인간과 침팬지의 공동 조상이 다르다.
⑤ 답 없음

32.

유전적 다양성이 있는 개체군이 자연선택을 받는 환경에서 다음과 같은 사건이 일어나는 순서를 올바르게 나열한 것은?

(1) 상대적으로 적응을 잘하는 개체가 더 많은 자손을 남긴다.
(2) 환경변화가 생긴다.
(3) 개체군 유전자 풀의 유전자 빈도수가 변한다.
(4) 제대로 적응하지 못하는 개체들의 생존율이 떨어진다.

① 3-2-4-1   ② 4-2-1-3   ③ 4-2-3-1
④ 2-1-4-3   ⑤ 2-4-1-3

33.

사람류의 진화에 대해 시대별로 최근에 나타난 순서대로 알맞게 나열된 것은?

[보기]

ㄱ. *Homo sapiens*
ㄴ. *Homo erectus*
ㄷ. *Homo ergaster*
ㄹ. *Aridipithecus ramidus*
ㅁ. *Homo habilis*

① ㄱ-ㄴ-ㅁ-ㄷ-ㄹ ② ㄱ-ㄹ-ㄷ-ㄴ-ㅁ
③ ㄱ-ㄴ-ㄷ-ㅁ-ㄹ ④ ㄱ-ㅁ-ㄴ-ㄹ-ㄷ
⑤ ㄱ-ㄹ-ㅁ-ㄴ-ㄷ

34.

어떤 개체군내에서 유전자빈도가 일정하게 유지되기 위해서 필요한 조건이 <u>아닌</u> 것은?

① 돌연변이가 일어나지 않아야 한다.
② 자연선택이 발생해야 한다.
③ 교배는 완전히 무작위로 행해져야 한다.
④ 개체군이 매우 커야 한다.
⑤ 개체군 안팎으로 개체들의 이입과 출입이 없어야 한다.

35.

프리온에 의해 발병되는 질병이 <u>아닌</u> 것은?

① 스크래피 (Scrapie) ② 해면체형 뇌병증 (BSE)
③ 변형 크로이츠펠트 야곱병 (vCJD) ④ 쿠루병 (Kuru)
⑤ 담배모자이크병 (TMV)

36.

다음 원생동물들 중 대핵과 소핵을 가진 복잡한 세포구조를 가지는 생물은?

① 짚신벌레 ② 유공충 ③ 연두벌레
④ 트리파노좀 ⑤ 클라미도모나스

37.

자연선택설은 생명체의 특성에 관해 다음의 가정에 기초한다. 이 중 해당하지 <u>않는</u> 것은?

① 모든 생물은 생존할 수 있는 것보다 더 많은 자손을 낳는다.
② 어떤 두 생물도 정확히 같지는 않다.
③ 생물들 간의 지속적인 상호협동이 있어야 한다.
④ 환경에 대해 유리한 특징을 가진 개체들은 높은 생존율을 가지고 더 많은 자손을 낳는다.
⑤ 유리한 형질은 이 종에서 더 일반적이게 되고 불리한 형질은 사라지게 된다.

38.

지구상의 생물은 다음의 5개의 계(Kingdom)로 나눌 수 있다. 이들 중 원핵생물이 속하는 계는?

① Kingdom Animalia
② Kingdom Plantae
③ Kingdom Protista
④ Kingdom Fungi
⑤ Kingdom Monera

39.

다음은 고세균의 특성에 대하여 설명한 것이다. 옳은 설명이 <u>아닌</u> 것은?

① 많은 종류가 혐기성 종속영양체이다.
② 진핵생물과 공통의 조상을 가질 것으로 추정된다.
③ 핵막이 없다.
④ 극한 환경에서 서식한다.
⑤ 병을 일으키지 않는다.

40~42.

> 사람의 *COL1A1* 유전자는 뼈의 콜라겐을 만드는데 관여한다. 이 유전자위(locus)의 정상유전자는 S로, 열성유전자는 s로 각각 표시하며, 대립유전자 s는 골밀도를 감소시켜서 Ss 또는 ss의 유전자형(genotype)을 지닌 여성에게 골다공증을 유발한다고 가정하자. 500명의 여성을 대상으로 *COL1A1* 유전자에 대한 유전자형을 조사했을 때, 320명이 SS, 160명이 Ss, 20명이 ss 유전자형을 나타냈다.

40.

다음 중 위의 개체군이 하디-바인베르그 평형을 유지하지 못하게 만드는 요소가 <u>아닌</u> 것을 고르시오.

① 새로운 개체의 이입 ② 자연선택 ③ 무작위적 교미
④ 돌연변이 ⑤ 기존 개체의 이출

41.

이 개체군에 대한 다음 보기의 설명 중에서 옳은 것을 모두 고른 것은?

[보기]
ㄱ. 이 개체군은 현재 하디-바인베르그 평형을 이루고 있다.
ㄴ. 이 개체군은 다른 대립유전자(allele)의 유입 또는 돌연변이가 없다면 앞으로 하디-바인베르그 평형을 유지할 것으로 예측된다.
ㄷ. 현 세대에서 유전자형 Ss의 빈도는 0.32이다.

① ㄱ, ㄴ, ㄷ ② ㄴ, ㄷ ③ ㄱ, ㄴ ④ ㄱ, ㄷ ⑤ ㄷ

42.

다음 중 *COL1A1* 유전자의 변이를 증가시킬 수 있는 메커니즘을 모두 고른 것은?

[보기]
ㄱ. 방향성 선택(directional selection) ㄴ. 분단성 선택(disruptive selection)
ㄷ. 안정화 선택(stabilizing selection) ㄹ. 초우성(overdominance)
ㅁ. 음의 빈도 의존적 선택(negative frequency-dependent selection)

① ㄴ, ㄹ, ㅁ ② ㄴ, ㄷ, ㅁ ③ ㄱ, ㄴ ④ ㄴ, ㅁ ⑤ ㄴ, ㄹ

43.

빈 칸에 알맞은 용어를 적으시오.

(1) 공통 조상에서 비롯되었지만 다른 기능을 가지도록 진화된 것을 (　(가)　)라 한다. 반면에 기원은 다르지만 비슷한 기능을 가지게 된 것을 (　(나)　)라 한다.

(2) 환경 수용력에 대한 정의는 새롭게 제시되어야 한다. 각 국가에서 자원에 이용되는 수지와 토지의 면적을 모두 합친 것을 포함해야 하는데 이러한 것들을 (　(다)　)라고 한다.

(3) 자연선택에는 3가지 선택이 있다. 이 3가지 선택에는 (　(라), (마), (바)　)가 있다.

(4) 면역세포들은 원시 혈구세포로부터 분화하는데, B세포와 T세포는 (　(사)　)에서 유래했으며, 나머지 혈구세포들은 (　(아)　)로부터 분화된 것이다.

44.

원핵생물의 구조와 대사 양식은 다양한 방식으로 적응해 왔다. 세균과 고세균 영역의 특징에 대한 설명으로 옳지 않은 것은?

① 세균은 세포벽의 펩티도글리칸 성분이 있지만, 고세균은 펩티도글리칸 성분이 없다.
② 진핵생물과 달리 세균과 고세균은 한 종류의 RNA 중합효소를 갖는다.
③ 진핵생물과 달리 세균과 고세균은 원형의 염색체 구조를 갖는다.
④ 세균의 단백질 합성에 사용되는 개시 아미노산은 포밀메티오닌이지만, 고세균은 메티오닌이다.

45.

동물의 문과 각 문에 대한 설명으로 옳지 않은 것은?

① 편형동물 – 등배로 납작한 무체강동물이며, 위수강을 가지거나 소화관이 없다.
② 선형동물 – 말단부가 가늘어지는 원통형의 의체강동물이며, 탈피를 한다.
③ 해면동물 – 동정세포(깃세포–편모)로 구성되어 있으며, 촉수관 조직을 갖는다.
④ 극피동물 – 좌우대칭형의 유생을 가지는 진체강동물이며, 내골격을 갖는다.

46.

표는 진화 과정 동안에 포유동물 여러 종의 3개 유전자에서 일어난 염기서열의 변화 속도를 나타낸 것이다. 비동의 돌연변이(nonsynonymous mutation)는 아미노산의 변화를 수반하고, 동의 돌연변이(synonymous mutation)는 아미노산의 변화를 수반하지 않는다.

유전자	염기서열 변화 속도 ($\frac{염기 치환 개수}{10억 년 \cdot 염기}$)	
	비동의 돌연변이	동의 돌연변이
히스톤 H3	0.0	4.5
α-헤모글로빈	0.6	4.4
γ-인터페론	3.1	5.5

(1) 세 유전자 중 다른 종간 유사성이 가장 큰 유전자는 무엇인지 고르고 이유를 설명하시오.

(2) 비동의 돌연변이와 동의 돌연변이의 차이를 설명하고 코돈의 몇 번째 자리에서 두 돌연변이가 잘 발생하는지 설명하시오.

47.

어느 분류학자가 표에 제시된 자료(1~3)를 기초로 생물학적 종의 개념을 적용하여 각 자료의 두 동물 집단에 대해 종 분류를 수행하였다. (가), (나), (다)는 서로 다른 종, 동일종, 동일종의 아종(subspecies) 중 하나이다. (가), (나), (다)에 해당하는 것은 무엇인지 정하고 이 이유를 설명하시오.

자료	형태	지리적 분포	생식적 격리	분류결과
1	유사함	동소적(sympatric)	있음	(가)
2	다름	동소적(sympatric)	없음	(나)
3	다름	이소적(allopatric)	없음	(다)

QR code 찍고 네이버 카페에서 자료 얻기!

48.

다윈은 자연계의 세 가지 관찰로 추론을 해 자연선택이론을 발전시켰다.

(1) 어느 종이나 개체군 내 개체들은 다양한 형질을 보이는데 많은 형질들은 (　　)으로 전달된다.

(2) 어느 종이나 개체군은 생존 가능 자손 수보다 훨씬 많은 수의 자손을 생산할 수 있다. 따라서 (　　)은 불가피하다.

(3) 종은 일반적으로 자신의 환경과 잘 맞는다. 바꾸어 말하면 이들은 자신의 환경에 (　　)되어 있는 것이다.

49.

자연선택은 일반적으로 개체 자신의 적응도를 높이는 방향으로 작용하나 혈연관계가 있는 개체들에는 자신의 위험을 감수한 이타행동이 일어나기도 한다. 다음은 이타행동에 대한 해밀턴의 법칙과 땅다람쥐 사례이다.

> [해밀턴 법칙]
> - B : 수혜자가 얻는 이득, 즉 생존할 때 예상되는 자손 수
> - C : 이타행위를 함으로써 개체가 치르는 비용, 즉 죽음으로 감소하는 자손 수
> - r : 관련된 개체들간 혈연계수
> - B × r 〉 C일 때 이타행동이 선택된다.
>
> [사례]
> 땅다람쥐는 평균 두 마리의 자손을 낳는다. 자매 관계인 두 마리 새끼 땅다람쥐 중 한 마리가 포식자에게 노출되어 죽을 위기에 처해있으나 그 개체는 모르고 있다. 이때 이를 목격한 자매 땅다람쥐가 경고음을 내게 되면 포식자는 경고음을 내는 개체에게 달려들게 되고 다른 개체는 굴속으로 도망하여 생존할 수 있다.

경고음을 낸 땅다람쥐가 사망할 확률이 20%일 때 해밀턴의 법칙에 따른 설명으로 옳은 것을 〈보기〉에서 모두 고른 것은?

> [보기]
> ㄱ. B는 2이고, C는 0.2이다.
> ㄴ. 자매간의 혈연계수 r은 0.25이다.
> ㄷ. 이타행동이 선택될 것이다.

① ㄱ　　　　　　　② ㄴ　　　　　　　③ ㄷ
④ ㄱ, ㄷ　　　　　　⑤ ㄱ, ㄴ, ㄷ

50.

다음은 식물의 종간 경쟁에 관한 실험이다.

[실험 과정]

두 종의 1년생 식물 A와 B를 토양 수분의 함량 기울기를 가지는 화분에 단독 생육과 혼합 생육을 각각 시킨 후, 단위 면적당 건중량을 측정하였다.

[실험 결과]

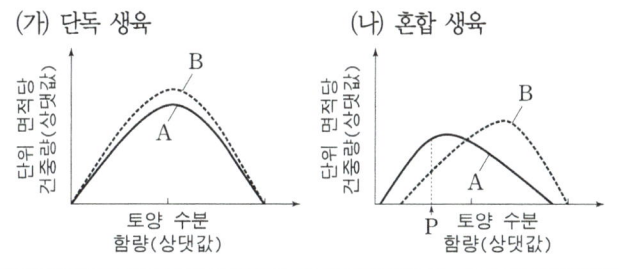

이에 대한 설명으로 옳은 것만을 〈보기〉에서 있는 대로 고른 것은?

[보기]

ㄱ. (가)는 A와 B의 기본 생태적 지위를 나타낸다.
ㄴ. (나)의 P에서 경쟁적 배제(competitive exclusion)가 일어났다.
ㄷ. (가)와 (나)에서 A의 생태적 지위는 다르다.

① ㄱ   ② ㄴ   ③ ㄷ
④ ㄱ, ㄷ   ⑤ ㄱ, ㄴ, ㄷ

51.

다음은 어떤 해안의 동일한 암반에서 서로 경쟁하며 서식하는 따개비 종 A와 B의 유생과 성체의 수직 분포 상태를 조사한 자료이다.

> ○ 부화한 A와 B의 유생은 물속에서 생활하다가 암반에 고착하면 패각을 형성하여 성체로 성장한다.
> ○ 그림은 A와 B가 혼합 서식하는 암반에서 유생과 성체의 수직 분포 상태를 나타낸 분포도이다. 분포도의 너비는 상대적인 밀도를 나타낸다.
> (가) ~ (마)는 해수면의 높이별 서식 공간을 나타낸다. ㉠과 ㉡은 각각 A 유생과 B 유생의 분포도이다.
>
>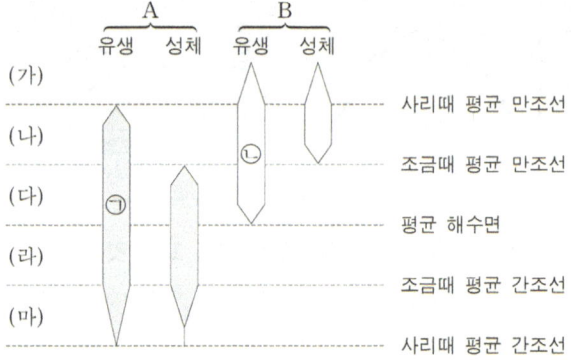
>
> ○ A만 서식할 경우 유생과 성체의 분포는 ㉠과 동일하게 나타나고, B만 서식할 경우 유생과 성체의 분포는 ㉡과 동일하게 나타난다.

이에 대한 설명으로 옳은 것만을 <보기>에서 있는 대로 고른 것은? (단, 두 종의 분포에는 해수면의 높이와 두 종의 종간 관계만 작용한다.)

[보기]
ㄱ. A와 B가 혼합 서식하는 암반의 (가)에서 A 성체가 없는 것은 경쟁적 배제(competitive exclusion)에 의한 결과이다.
ㄴ. (나)에서 A와 B의 기본 생태적 지위는 중복된다.
ㄷ. A와 B가 혼합 서식하는 암반의 (다)에서 B 성체의 서식에 미치는 영향력은 해수면의 높이가 종간 경쟁보다 크다.

① ㄱ ② ㄴ ③ ㄷ ④ ㄱ, ㄴ
⑤ ㄱ, ㄷ ⑥ ㄴ, ㄷ ⑦ ㄱ, ㄴ, ㄷ

52.

그림은 삼림 극상이 형성되어 있던 어떤 온대지역에서 산불과 화산 폭발에 의한 교란이 일어나기 전과 일어난 후의 입지 환경과 식생의 변화를 나타낸 것이다.

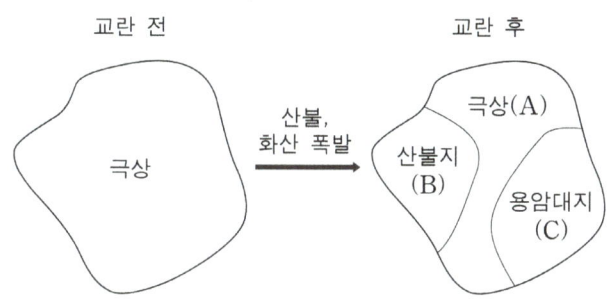

이에 대한 설명으로 옳은 것만을 〈보기〉에서 있는 대로 고른 것은?

[보기]

ㄱ. A의 숲 바닥에는 양수(陽樹)의 어린 개체수가 음수(陰樹)의 어린 개체수보다 많다.
ㄴ. B에서 천이 초기 단계에는 r-선택종의 우점도가 K-선택종보다 높다.
ㄷ. C에서는 1차 천이가 일어난다.

① ㄱ ② ㄷ ③ ㄱ, ㄴ
④ ㄴ, ㄷ ⑤ ㄱ, ㄴ, ㄷ

53.

생물의 출현 과정과 지구 환경은 서로 밀접한 관계를 맺고 있으며, 각 생물군의 출현 과정을 추정하면 그림과 같다.

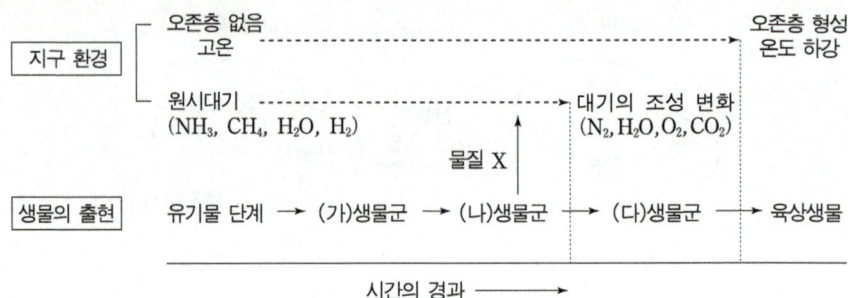

위 자료와 관련된 설명으로 옳지 <u>않은</u> 것은?

① 오존층은 물질 X로부터 형성되었다.
② (가) 생물군은 주로 종속영양생물이었다.
③ (나) 생물군은 현재의 대기 상태에서 개체수 변화가 적지만, (다) 생물군은 원시대기의 조건이라면 개체수가 크게 감소할 것이다.
④ (다) 생물군에서는 (가) 생물군과 다른 세포호흡의 방식이 나타났다.
⑤ 호흡에 필요한 O_2가 물속보다 대기에 많은 양이 존재하였기 때문에 육상생물이 출현하였다.

54.

자연선택은 생물의 진화에 있어서 중요한 요소이다. 자연선택의 개념에 대한 〈보기〉의 설명 중 옳은 것은?

[보기]

ㄱ. 자연선택에 의한 진화의 방향은 예측할 수 없다.
ㄴ. 자연선택은 종의 이득과는 관계없이 개체들에 작용한다.
ㄷ. 자연선택은 무작위적으로 작용하지 않으므로 진화는 일정한 방향으로만 진행된다.
ㄹ. 자연선택은 이미 존재하는 형질(trait)에 작용하므로 새로운 형질은 생기지 않는다.
ㅁ. 자연선택은 표현형에 작용하지만 진화는 집단의 대립 인자 빈도의 변화로 일어난다.

① ㄱ, ㄴ, ㅁ   ② ㄱ, ㄷ, ㅁ   ③ ㄱ, ㄹ, ㅁ
④ ㄴ, ㄷ, ㄹ   ⑤ ㄴ, ㄹ, ㅁ

55.

다음은 인류의 아프리카 기원설에 대한 가설과 연구 결과를 나타낸 것이다.

[가설]
- 호모 사피엔스는 아프리카에서 출현 후 유럽과 아시아 등지로 이주하여 호모에렉투스 등을 대체했다.

[연구 결과]
- 12번 염색체의 특정 부위는 TTTTC 서열이 사람에 따라 4~15회 반복되는 다형성(polymorphism)을 보인다.
- 5대륙 토착민의 12번 염색체 특정 부위의 TTTTC 반복서열 개수의 분포는 〈보기〉와 같다.

위 가설을 입증하는 아프리카 토착민의 12번 염색체 특정 부위의 TTTTC 반복서열 개수의 분포로 가장 적절한 것을 〈보기〉에서 고른 것은?

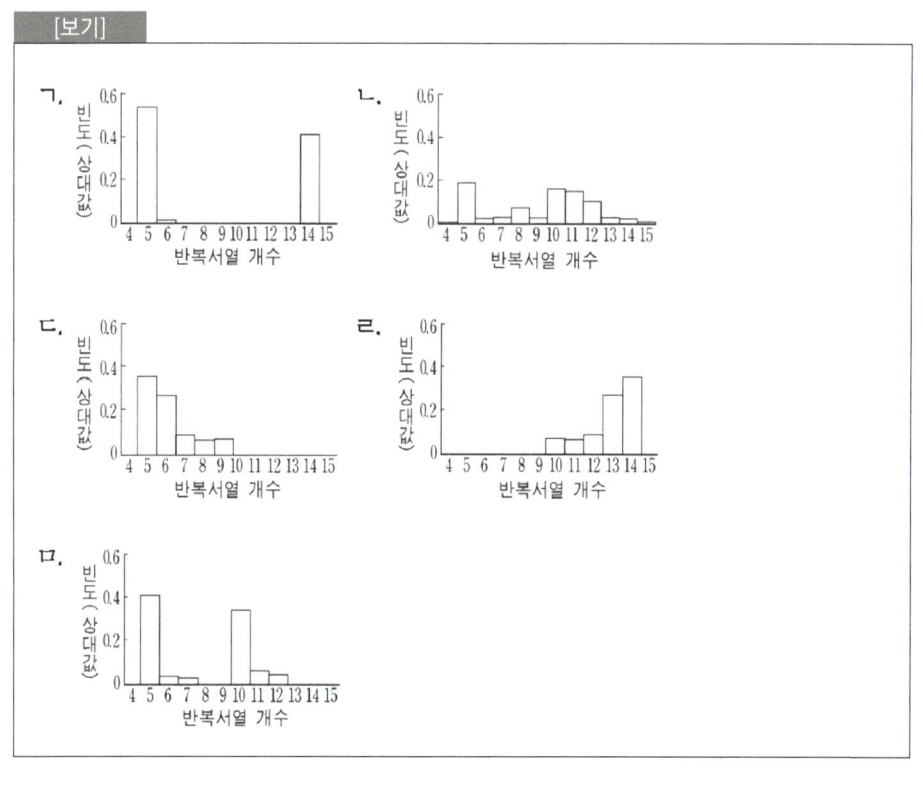

① ㄱ ② ㄴ ③ ㄷ ④ ㄹ ⑤ ㅁ

56.

다음은 아프리카 긴꼬리천인조의 수컷에서 긴 꼬리깃털이 진화된 원인을 알아보기 위한 실험이다.

[자료]
긴꼬리천인조 고리깃털 길이는 암컷은 약 7 cm인 반면, 수컷은 약 50 cm에 이른다.

[실험 과정]
(가) 세력권, 꼬리깃털 길이, 번식둥지 수가 유사한 긴꼬리천인조 수컷들을 포획하여 꼬리깃털을 자르거나 덧붙여 꼬리깃털 길이를 짧게 또는 길게 만든다.
(나) (가)의 수컷들을 방사하고 일정 기간이 지난 후, 수컷의 개체수, 세력권, 번식둥지의 수를 조사한다. 수컷의 번식둥지 수는 수컷의 번식성공 정도를 나타낸다.

[실험 결과]
• 수컷의 개체수와 세력권은 실험 전과 후에 차이가 없었다.
• 수컷의 꼬리깃털 길이와 번식둥지 수의 관계는 그림과 같다.

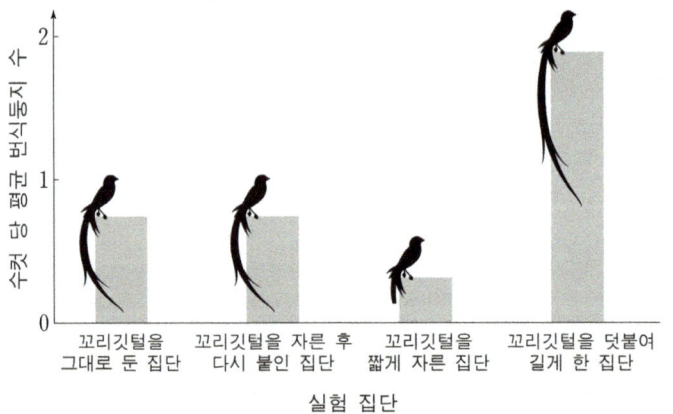

이에 대한 설명으로 옳은 것만을 〈보기〉에서 있는 대로 고른 것은?

[보기]
ㄱ. 수컷 꼬리깃털의 진화 경향은 분단성 선택에 해당한다.
ㄴ. 수컷의 긴 꼬리깃털은 생존보다는 번식 이점 때문에 진화되었다.
ㄷ. 수컷의 긴 꼬리깃털은 성간선택(intersexual selection)으로 인해 진화되었다.

① ㄱ   ② ㄷ   ③ ㄱ, ㄴ
④ ㄴ, ㄷ   ⑤ ㄱ, ㄴ, ㄷ

57.

그림 (가)~(다)는 동일종의 세 집단에서 유전자 X에 자연선택과 유전적 부동이 작용할 때 세대에 따른 X의 대립유전자 X_1의 빈도를 나타낸 것이다. (가)의 집단에는 자연선택만, (나)와 (다)의 집단에는 자연선택과 유전적 부동이 함께 작용한다.

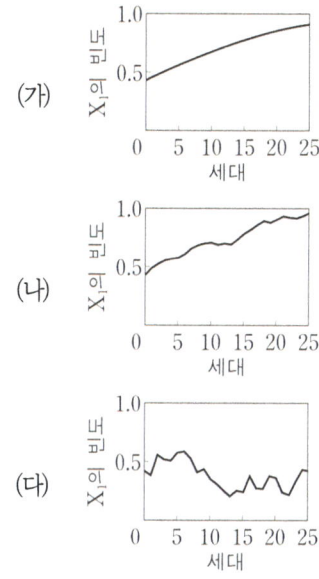

이에 대한 설명으로 옳은 것은? (단, 돌연변이는 발생하지 않으며, 각 집단의 크기는 서로 다르고 동일한 집단 내에서의 세대별 크기는 일정하다.)

① (가)의 집단에서 X_1은 자연선택에 의해 선호되지 않는다.
② (나)의 집단은 (다)의 집단보다 크다.
③ (나)의 집단은 세대가 지날수록 X가 유전적으로 다양해진다.
④ 유전적 부동은 (다)의 집단에서보다 (나)의 집단에서 강하게 작용한다.
⑤ 유전적 부동에 의한 대립유전자 빈도의 변화는 예측할 수 있다.

58.

다음은 초파리에서 형질 A의 유전에 대한 자료이다.

> ○ 적응도(fitness)는 다음 세대의 생존과 번식에 영향을 미치는 유전적 기여도이며, 적응도가 클수록 생존과 번식에 유리하다.
> ○ 형질 A는 우성 형질이며, 대립유전자 A^F와 A^S에 의해 결정된다. A^F는 A^S에 대해 완전 우성이다.
> ○ 표는 각 유전자형의 적응도를 나타낸 것이다.
>
> | 유전자형 | 적응도 |
> |---|---|
> | $A^F A^F$ | 1 |
> | $A^F A^S$ | 0.5 |
> | $A^S A^S$ | 0.25 |
>
> ○ 어떤 초파리 집단의 P 세대에서 형질 A를 갖는 개체의 비율은 64%이다.

이 자료에 대한 설명으로 옳은 것만을 〈보기〉에서 있는 대로 고른 것은?

[보기]

ㄱ. P에서 A^F의 빈도는 0.4이다.

ㄴ. P의 자손(F1) 중에서 형질 A를 갖는 개체의 비율은 $\frac{4}{5}$이다.

ㄷ. F1 중에서 형질 A를 갖지 않는 초파리와 임의의 초파리를 교배하여 F2를 얻을 때, F2가 형질 A를 가질 확률은 $\frac{4}{7}$이다.

① ㄱ　　② ㄴ　　③ ㄱ, ㄴ　　④ ㄱ, ㄷ　　⑤ ㄴ, ㄷ

59.

그림은 종 *Sp.*1로부터 종 *Sp.*4까지의 일련의 종분화 과정을 나타낸 것이다.

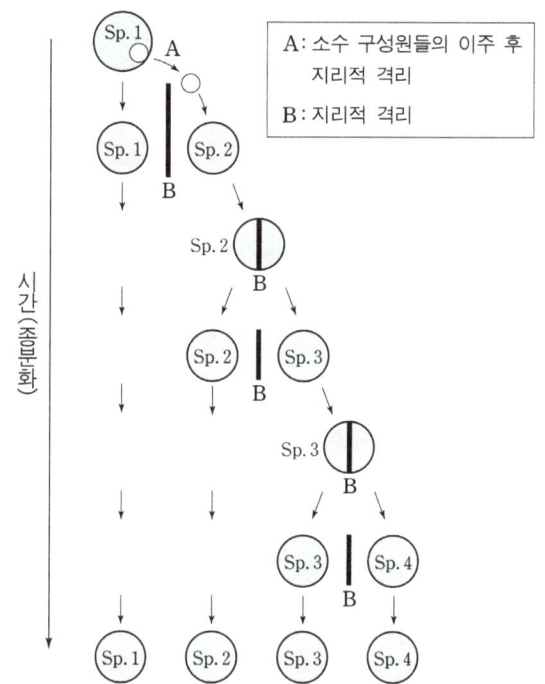

A: 소수 구성원들의 이주 후 지리적 격리
B: 지리적 격리

이에 대한 설명으로 옳은 것만을 〈보기〉에서 있는 대로 고른 것은?

[보기]
ㄱ. A의 경우 창시자 효과에 의해 종분화가 일어난다.
ㄴ. 동질배수성(autopolyploidy)에 의해 종분화가 일어나려면 B 과정을 거쳐야 한다.
ㄷ. 동물종에서 성선택(sexual selection)에 의한 종분화는 B 과정 없이도 일어난다.
ㄹ. *Sp.*1~*Sp.*4까지의 종분화 결과를 계통수로 표현할 경우, *Sp.*3의 자매종(sister species)은 *Sp.*2이다.

① ㄱ, ㄷ ② ㄱ, ㄹ ③ ㄴ, ㄷ
④ ㄴ, ㄹ ⑤ ㄱ, ㄷ, ㄹ

60.

어느 분류학자가 표에 제시된 자료(1~3)를 기초로 생물학적 종의 개념을 적용하여 각 자료의 두 동물 집단에 대해 종 분류를 수행하였다.

자료	형태	지리적분포	생식적격리	분류결과
1	유사함	동소적(sympatric)	있음	(가)
2	다름	동소적(sympatric)	없음	(나)
3	다름	이소적(allopatric)	없음	(다)

분류 결과로서 (가) ~ (다)에 해당하는 내용으로 가장 적절한 것은?

	(가)	(나)	(다)
①	서로 다른 종	동일종	동일종의 아종(subspecies)
②	서로 다른 종	동일종	서로 다른 종
③	동일종	서로 다른 종	서로 다른 종
④	동일종	서로 다른 종	동일종의 아종(subspecies)
⑤	동일종	동일종	동일종의 아종(subspecies)

61.

다음은 어떤 지역에서 개구리 집단을 대상으로 대립유전자의 빈도를 조사한 실험이다.

[자료]
- 두 개구리 집단 A와 B는 서식지와 형태에서 뚜렷이 구분된다.
- 오랜 기간 A와 B의 서식지 사이에 잡종 지대(hybrid zone)가 유지되어 왔다.
- 잡종 지대에서 잡종의 빈도는 0.05이다.
- 성체의 생존 및 이동 능력은 잡종과 A, B 사이에 차이가 없다.

[실험 과정]
(가) A의 서식지, 잡종 지대, B의 서식지에 걸쳐 16개 지점 각각으로부터 임의의 성체 표본을 일정 수 확보한다.
(나) (가)의 각 지점별로 확보된 표본으로부터 A에 특이적인 대립유전자의 빈도(p)를 계산한다.

[실험 결과]

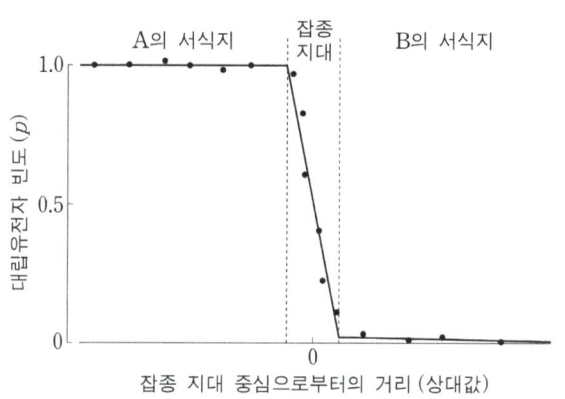

이에 대한 설명으로 옳은 것만을 〈보기〉에서 있는 대로 고른 것은? (단, A에 특이적인 대립유전자는 자연선택의 영향을 받지 않는다.)

[보기]
ㄱ. 생식 능력은 잡종이 A와 B에 비해 현저히 낮다.
ㄴ. A와 B의 유전자풀(gene pool) 사이에 유전자 이동(gene flow)이 활발하다.
ㄷ. A와 B 사이에는 접합 전 격리(pre-zygotic isolation)가 나타난다.

① ㄱ   ② ㄷ   ③ ㄱ, ㄴ
④ ㄱ, ㄷ   ⑤ ㄴ, ㄷ

62.

그림은 어느 상동유전자 X의 염기서열을 이용하여 얻은 종 *Sp*.1 ~ *Sp*.4 사이의 계통수이다. 계통수의 가지 위에 표시한 a ~ f 는 *Sp*.1 ~ *Sp*.4 가 각각의 최근 공동조상으로부터 분기된 이후 축적된 염기치환의 수를 유전적 거리로 나타낸 것이다.

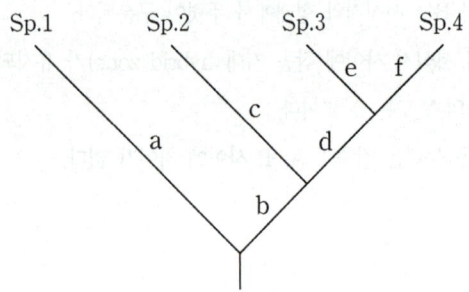

분자시계(molecular clock)에 대한 설명으로 옳은 것만을 〈보기〉에서 있는 대로 고른 것은? (단, 각 동일 염기자리에서의 다중염기치환은 고려하지 않는다.)

[보기]

ㄱ. 유전적 거리 'a'가 'b+c'와 같고, 'a+b+c', 'a+b+d+e', 'a+b+d+f'가 모두 같을 때 X의 분자시계는 유효하다.

ㄴ. X의 분자시계로 이종상동성 유전자(orthologous gene)가 유사유전자(paralogous gene)보다 더 적합하다.

ㄷ. 자연선택에 대해 중립인 염기치환이 자연선택에 대해 중립이 아닌 염기치환보다 분자시계로 더 적합하다.

① ㄱ ② ㄴ ③ ㄷ
④ ㄱ, ㄴ ⑤ ㄱ, ㄴ, ㄷ

63.

현존하는 척추동물 종들에서 시토크롬 b 유전자 염기서열의 차이를 코돈 내 염기 자리(첫 번째, 두 번째, 세 번째)에 따라 조사하였다. 그림은 진화 과정 중 종들이 분기한 시점에 따라 코돈 내 각 염기 자리에서 서로 다른 염기의 비율을 나타낸 것이다. A~C는 코돈 내 각 염기 자리를 순서 없이 나타낸 것이다.

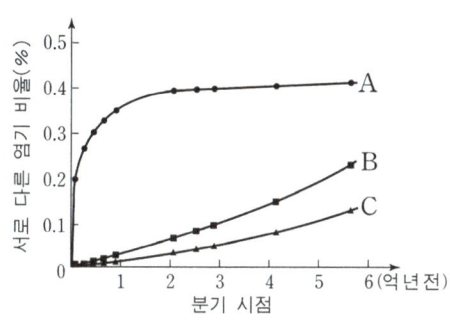

이에 대한 설명으로 옳은 것만을 〈보기〉에서 있는 대로 고른 것은?

[보기]

ㄱ. 2억 년~6억 년 전에 분기한 종들에 대한 계통학 연구에는 A가 B보다 적합하다.

ㄴ. 염기가 치환될 때, 시토크롬 b 단백질의 아미노산 잔기가 변하는 확률은 B보다 C에서 높다.

ㄷ. C는 코돈 내 세 번째 염기 자리이다.

① ㄱ   ② ㄴ   ③ ㄷ
④ ㄱ, ㄴ   ⑤ ㄴ, ㄷ

64.

다음은 최대 단순성(maximum parsimony)의 원리와 생물종 I~IV의 어떤 상동 유전자(homologous gene)에서 염기서열이 서로 다른 위치만을 나타낸 것이다.

[최대 단순성의 원리]
추론 가능한 계통 도중에서 형질 상태 변화 횟수의 총합이 가장 작은 것을 선택한다.

[염기서열]

생물 종 \ 염기서열 위치	3	25	102	133
I	A	G	A	A
II	A	G	T	A
III	G	G	A	G
IV	G	C	T	A

최대 단순성의 원리에 의한 I~III 사이의 계통학적 유연관계로 옳은 것만을 〈보기〉에서 있는 대로 고른 것은? (단, IV는 외부군(outgroup)이다.)

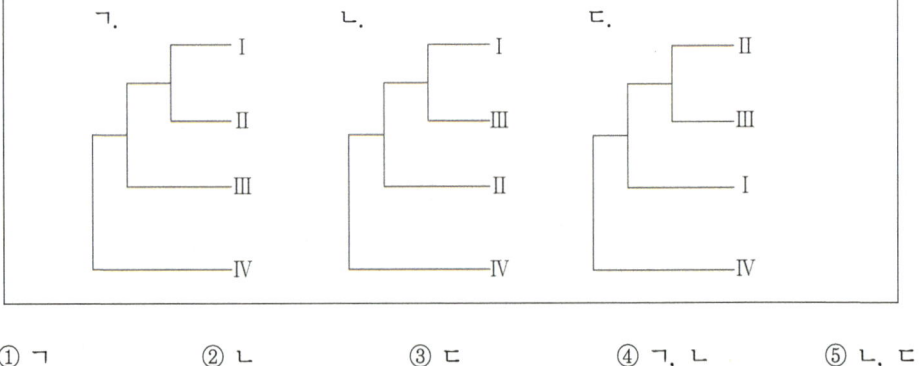

① ㄱ   ② ㄴ   ③ ㄷ   ④ ㄱ, ㄴ   ⑤ ㄴ, ㄷ

65.

다음은 식물 종 A~E에 대한 자료이다.

○ 표는 A~E가 가지고 있는 7가지 분류 형질의 상태를 나타낸 것이다.

형질 \ 종	A	B	C	D	E
잎 모양	둥근형	삼각형	둥근형	둥근형	둥근형
꽃 색깔	흰색	흰색	붉은색	흰색	흰색
꽃 모양	십자형	왕관형	십자형	왕관형	십자형
줄기 모양	굽은형	직선형	굽은형	직선형	굽은형
열매 모양	마름모형	둥근형	둥근형	둥근형	둥근형
종자 색깔	검은색	흰색	흰색	흰색	검은색
종자 표면	거친형	거친형	거친형	매끈형	거친형

○ 그림은 표에서 제시한 A~E의 형질 상태를 토대로 작성한 계통수를 나타낸 것이다. (가)는 A, B, C, E 중 하나이다.

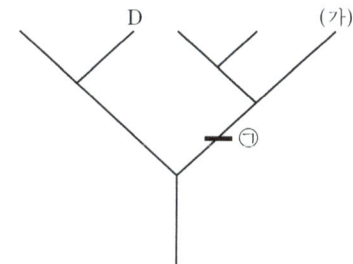

이에 대한 설명으로 옳은 것만을 〈보기〉에서 있는 대로 고른 것은?

[보기]

ㄱ. (가)는 A이다.
ㄴ. ㉠은 흰색 종자 색깔이다.
ㄷ. 십자형 꽃 모양은 검은색 종자 색깔보다 먼저 나타났다.

① ㄱ ② ㄴ ③ ㄷ ④ ㄱ, ㄴ
⑤ ㄱ, ㄷ ⑥ ㄴ, ㄷ ⑦ ㄱ, ㄴ, ㄷ

66.

다음은 5종의 생물 (가) ~ (마)의 계통 유연관계를 알아본 자료이다.

- 진화 과정 중 (가) ~ (마)의 유전자 X에서 네 번의 염기 치환이 일어났다.
- X에서 염기 치환이 일어난 부위의 염기서열

```
        1 2 3 4 5 6 7
(가)    T G C T A T T
(나)    T G C T T T A
(다)    A G G T T T T
(라)    T G C T T T T
(마)    T G G T T T T
```

- X에서 염기 치환이 일어난 순서
  - 첫 번째 : 5번 염기 A → T
  - 두 번째 : ⓐ
  - 세 번째 : ⓑ
  - 네 번째 : 7번 염기 T → A

- 그림은 X에서 염기 치환이 일어난 순서에 기초한 (가) ~ (마)의 계통 유연관계를 나타낸 것이다. ㉠ ~ ㉣은 각각 (가) ~ (라) 중 하나이다.

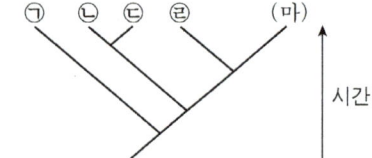

이에 대한 설명으로 옳은 것만을 〈보기〉에서 있는 대로 고른 것은?

[보기]

ㄱ. ㉣은 (다)이다.
ㄴ. ⓐ는 '3번 염기 G → C'이다.
ㄷ. (가) ~ (마)의 진화 과정 중 X의 염기서열에서 복귀돌연변이(reversion)가 일어났다.

① ㄱ   ② ㄴ   ③ ㄷ   ④ ㄱ, ㄴ   ⑤ ㄱ, ㄷ

67.

다음은 최대단순성(maximum parsimony)의 원리와 동물 7종의 형질을 나타낸 것이다.

- 최대단순성의 원리 : 추론 가능한 계통수 중에서 형질 상태 변화 횟수의 총합이 가장 작은 것을 선택한다.

형질 동물	턱	허파	발톱	모래주머니	깃털	유선
칠성장어	−	−	−	−	−	−
잉어	+	−	−	−	−	−
도롱뇽	+	+	−	−	−	−
도마뱀	+	+	+	−	−	−
악어	+	+	+	+	−	−
비둘기	+	+	+	+	+	−
침팬지	+	+	+	−	−	+

(+ : 있음, − : 없음)

표의 형질을 바탕으로 최대단순성의 원리를 이용하여 동물 7종의 계통수를 작성했을 때, 이에 대한 설명으로 옳은 것은? (단, 칠성장어는 외부군(outgroup)이다.)

① 파충류는 단계통군이다.
② 깃털은 공유파생형질이다.
③ 허파가 척수보다 먼저 출현하였다.
④ 양막을 가진 동물들을 모두 포함한 분류군은 단계통군이다.
⑤ 비둘기와 도마뱀의 유연관계는 비둘기와 악어의 유연관계보다 가깝다.

68.

<보기>의 그림은 종의 형질과 각 종들의 공통 조상의 형질을 나타낸 계통도이다. 형질 □를 공유하는 분류군이 단계통(monophyletic)인 것으로 옳은 것만을 <보기>에서 있는 대로 고른 것은? (단, □, △, ○은 서로 다른 형질을 나타낸다.)

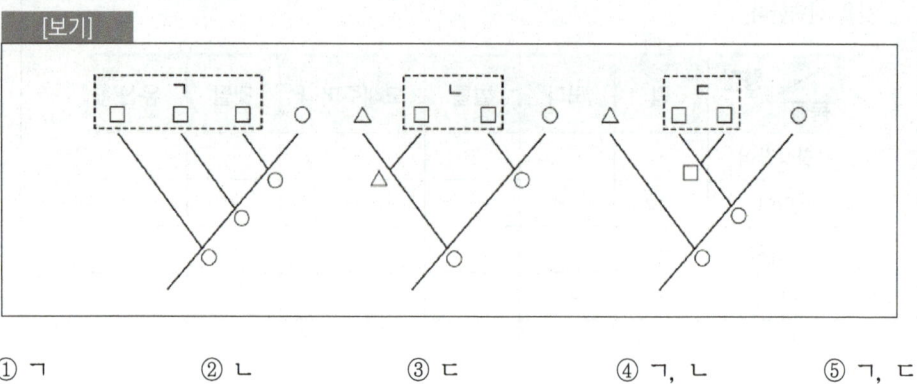

① ㄱ ② ㄴ ③ ㄷ ④ ㄱ, ㄴ ⑤ ㄱ, ㄷ

69.

그림 (가)~(다)는 분류군 A~D의 유연관계를 각각 진화분류학, 표형론, 분기론의 방법으로 나타낸 것이다. E는 A와 B, F는 C와 D, G는 A~F의 공통조상이다.

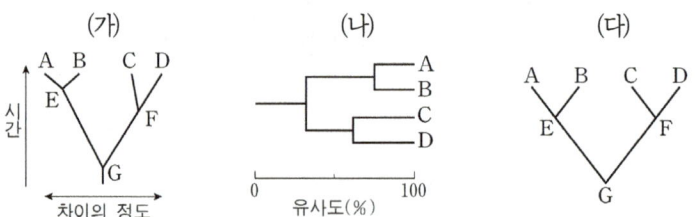

이에 대한 설명으로 옳은 것만을 <보기>에서 있는 대로 고른 것은?

[보기]

ㄱ. (가)에서 A와 B가 E로부터 분화한 속도는 C와 D가 F로부터 분화한 속도보다 빠르다.
ㄴ. (나)에서 A와 B 사이에 공통된 형질 상태의 비율은 C와 D 사이에 공통된 형질 상태의 비율보다 낮다.
ㄷ. (다)에서 A와 B의 공유조상형질(shared ancestral character)은 E에 존재한다.

① ㄱ ② ㄴ ③ ㄱ, ㄷ
④ ㄴ, ㄷ ⑤ ㄱ, ㄴ, ㄷ

70.

표는 DNA-DNA 혼성화 실험을 통해 측정한 세균 균주 a~f 사이의 DNA 유사도(%)를, 그림은 a~f의 유연관계를 나타낸 것이다. DNA 유사도가 높을수록 유연관계는 가깝고, 유사도가 70 % 이상이면 같은 종에 속한다. (가)~(바)는 a~f를 순서 없이 나타낸 것이다.

	a	b	c	d	e	f
a	100	45	66	61	16	41
b		100	55	51	13	73
c			100	92	22	36
d				100	25	41
e					100	12
f						100

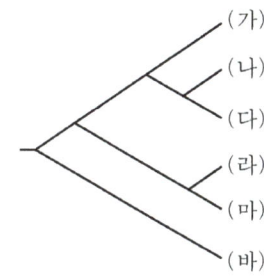

이에 대한 설명으로 옳은 것만을 〈보기〉에서 있는 대로 고른 것은?

[보기]
ㄱ. a~f는 4개의 종으로 분류된다.
ㄴ. (가)는 a이다.
ㄷ. (바)와 (라)의 유연관계는 (바)와 (나)의 유연관계보다 가깝다.

① ㄱ ② ㄷ ③ ㄱ, ㄴ
④ ㄴ, ㄷ ⑤ ㄱ, ㄴ, ㄷ

71.

표는 가상의 동물군 A~D가 가지고 있는 4가지 분류 형질의 상태를, 그림 (가)와 (나)는 A~D가 나타낼 수 있는 계통수 중 2가지를 나타낸 것이다.

형질 \ 동물군	A	B	C	D
치설의 유무	+	+	+	+
패각의 유무	−	+	+	+
촉각의 유무	−	+	−	−
유생의 유무	담륜자	피면자	담륜자	피면자

(+ : 있음, − : 없음)

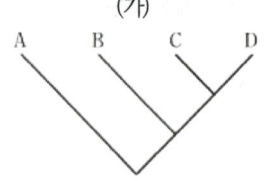
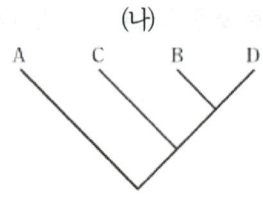

이에 대한 설명으로 옳은 것만을 〈보기〉에서 있는 대로 고른 것은? (단, A는 외부군이며, 모든 형질은 독립적이고 동등한 가중치를 가진다.)

[보기]
ㄱ. (가)와 (나)에서 '패각이 있음'은 B~D의 공유파생형질(shared derived character)이다.
ㄴ. B의 '촉각이 있음'은 고유파생형질(unique derived character)이다.
ㄷ. 최대단순성(maximum parsimony)의 원리를 만족하는 계통수는 (나)이다.

① ㄱ ② ㄴ ③ ㄷ
④ ㄱ, ㄴ ⑤ ㄱ, ㄴ, ㄷ

72.

다음은 말속(*Equus*)에 속하는 일부 종에 대한 자료이다.

- 17세기에 보어인들이 남아프리카의 카루 지역에 정착했을 때 초원에서 얼룩말과 유사한 동물을 발견했다. 원주민들이 콰가라고 부르는 이 동물은 어떤 분류학자에 의해 1785년 *Equus quagga*라고 보고되었다.
- 얼룩말과 유사한 또 다른 동물이 카루 지역보다 북쪽에 위치한 평원에서 발견되었는데, 다른 학자에 의해 1824년 *Equus burchelli* (브루첼얼룩말)이라고 명명되었다.
- 다음은 유전자 염기서열을 이용하여 말속에 속하는 4종의 계통유연관계를 나타낸 계통수이다.

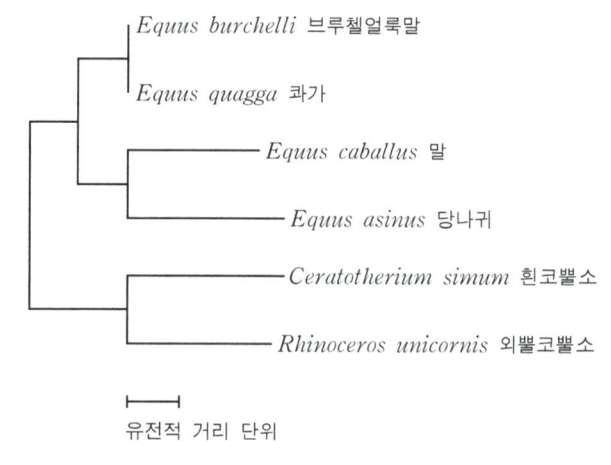

- 최근 A 학자는 브루첼얼룩말과 콰가를 동일종으로 주장하였다.

이 자료에 대한 설명으로 옳지 않은 것은?

① 브루첼얼룩말, 콰가, 말, 당나귀는 단계통군을 형성한다.
② 말과 당나귀는 자매 분류군(sister taxa)이다.
③ 흰코뿔소와 외뿔코뿔소는 모두 외군(outgroup)으로 이용되었다.
④ 브루첼얼룩말과 콰가 사이가 말과 당나귀 사이보다 유전적 거리가 가깝다.
⑤ A의 주장을 반영하면 콰가의 학명은 *Equus burchelli*이다.

73.

다음은 바이러스의 진화에 대한 자료이다.

- 바이러스의 유전자는 매우 높은 염기서열 치환율을 나타낸다. 예를 들어, 포유류의 염기서열 치환율이 $3 \sim 5 \times 10^{-9}$ 치환/뉴클레오티드/년인 것에 비해 사람 독감바이러스의 염기서열 치환율은 약 2×10^{-3} 치환/뉴클레오티드/년이다.
- 그림은 조류, 돼지, 말, 사람의 독감바이러스로부터 결정된 중합효소 PA 유전자 염기서열 사이의 유연관계를 나타낸 계통수이다.

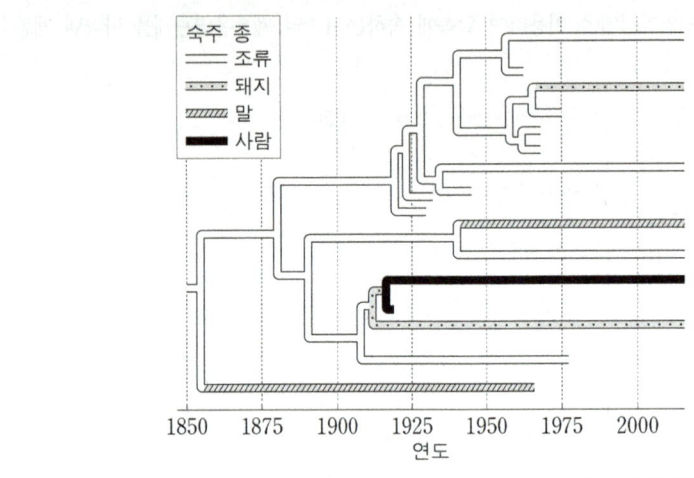

이 자료에 대한 설명으로 옳은 것만을 〈보기〉에서 있는 대로 고른 것은?

[보기]

ㄱ. 바이러스의 높은 염기서열 치환율은 바이러스가 숙주의 면역을 회피하는 데 유리하다.
ㄴ. 이 계통수에 나타난 모든 독감바이러스는 조류의 독감바이러스에서 기원하였다.
ㄷ. 이 계통수는 외군(outgroup)을 포함한다.

① ㄱ ② ㄴ ③ ㄷ ④ ㄱ, ㄴ
⑤ ㄱ, ㄷ ⑥ ㄴ, ㄷ ⑦ ㄱ, ㄴ, ㄷ

74.

그림은 미생물 A~C의 세포막과 세포벽 구조를 나타낸 것이다. A~C는 각각 대장균, 메탄생성균, 효모 중 하나이다.

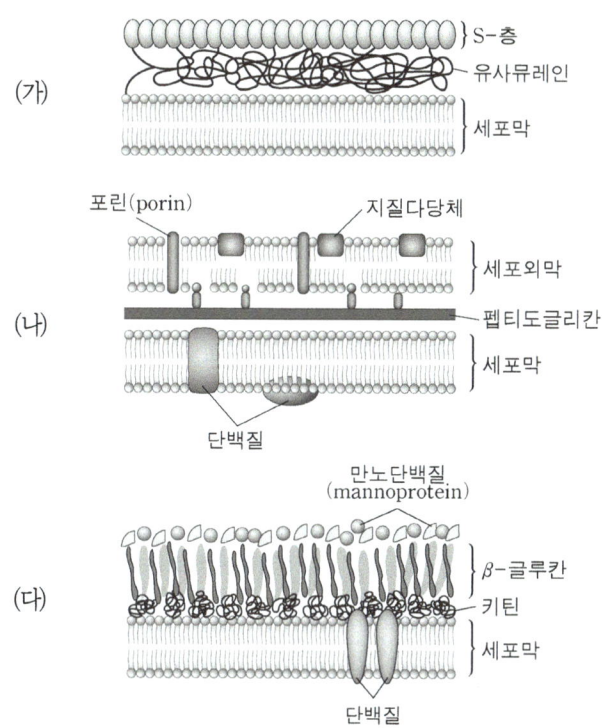

이에 대한 설명으로 옳은 것만을 <보기>에서 있는 대로 고른 것은?

[보기]

ㄱ. 남세균은 A와 같은 세포벽을 갖는다.
ㄴ. B는 대장균이다.
ㄷ. rRNA 유전자의 염기서열에 기초한 계통수에서 A와 B의 유연관계는 A와 C의 유연관계보다 가깝다.

① ㄱ   ② ㄴ   ③ ㄷ   ④ ㄱ, ㄴ   ⑤ ㄴ, ㄷ

75.

그림은 rRNA 유전자의 분자생물학적 분석을 통해 작성한 생물의 3 영역(domain) 분류체계를 나타내는 계통수이다.

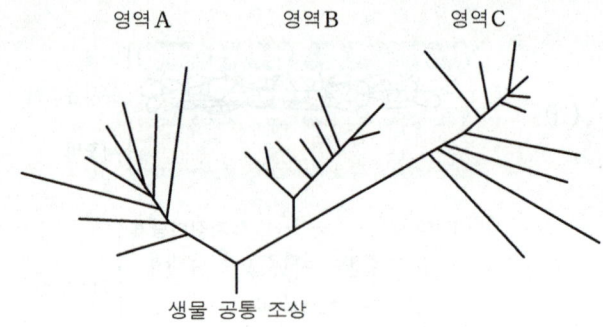

A, B, C 영역에 속하는 생물군의 일반적인 특성으로 옳은 것을 〈보기〉에서 모두 고르면? (단, 세포소기관은 고려하지 않는다.)

[보기]
ㄱ. 영역 A와 B에 속하는 생물군에는 오페론이 있다
ㄴ. 영역 A와 B에 속하는 생물군에는 DNA와 결합하는 히스톤(histone)이 있다.
ㄷ. 영역 A와 C에 속하는 생물군에는 80 S 리보솜이 있다.
ㄹ. 영역 B와 C에 속하는 생물군에는 여러 종류의 RNA 중합효소가 있다.

① ㄱ, ㄴ ② ㄱ, ㄹ ③ ㄴ, ㄷ
④ ㄴ, ㄹ ⑤ ㄷ, ㄹ

76.

그림 (가)는 생물의 5계(kingdom)의 계통수를, (나)는 rRNA 유전자 염기서열에 기초한 3영역(domain)의 계통수를 나타낸 것이다.

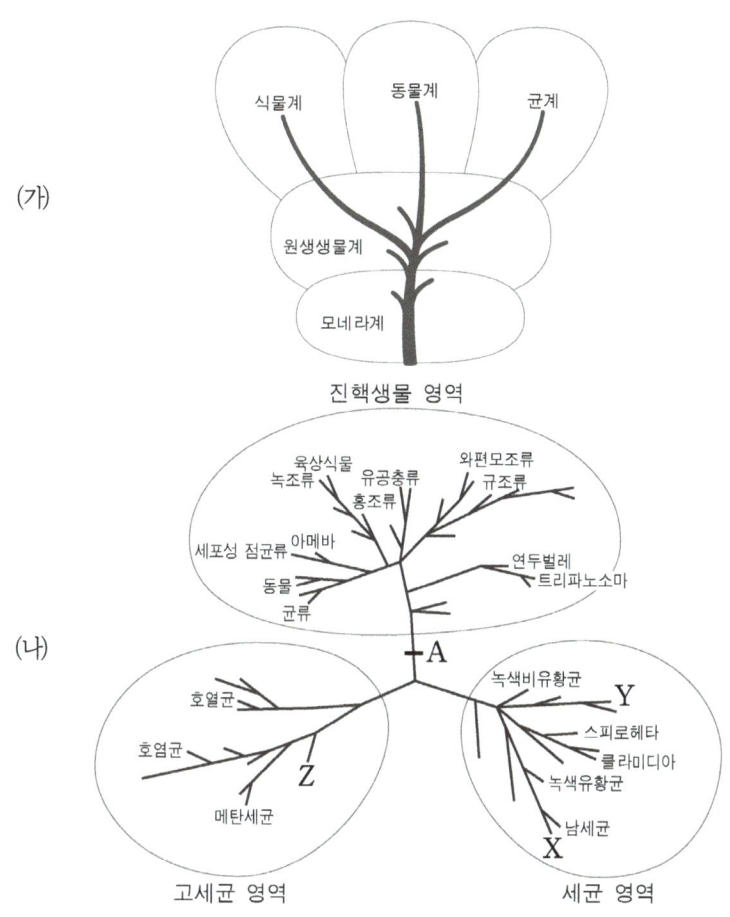

이에 대한 설명으로 옳은 것만을 〈보기〉에서 있는 대로 고른 것은? (단, (나)에서 미토콘드리아는 X ~ Z 중 하나이다.)

[보기]

ㄱ. 미토콘드리아는 Y이다.
ㄴ. (가)의 원생생물계는 (나)에서 단계통을 이룬다.
ㄷ. (나)에서 다세포생물은 A 단계에서 출현했다.

① ㄱ ② ㄴ ③ ㄱ, ㄴ ④ ㄱ, ㄷ ⑤ ㄴ, ㄷ

77.

그림은 고세균, 세균, 진핵생물 3역(domain)의 분자생물학적 특성을 비교하여 나타낸 것이다. A~C는 각 역의 고유 특성을, D~G는 역 사이의 공유 특성을 의미한다.

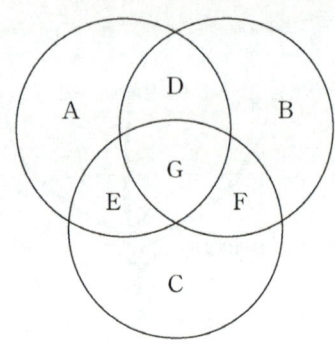

다음은 A~G에 해당하는 특성 중 일부를 나타낸 것이다.

- B : 여러 종류의 RNA 중합효소가 발견된다.
- C : 번역개시 아미노산으로 N-포밀(formyl) 메티오닌을 이용한다.
- E : 제한효소가 존재한다.

이에 대한 설명으로 옳은 것만을 〈보기〉에서 있는 대로 고른 것은? (단, 각 역의 특성은 그 역의 일부 종에서 발견될 수 있다. 세포소기관의 경우는 제외한다.)

[보기]

ㄱ. 'RNA 간섭(RNAi) 현상이 존재한다.'는 B에 해당한다.
ㄴ. '프로모터에 TATA box가 존재한다.'는 D에 해당한다.
ㄷ. '오페론 형태의 유전자가 발견된다.'는 E에 해당한다.

① ㄱ   ② ㄴ   ③ ㄱ, ㄷ
④ ㄴ, ㄷ   ⑤ ㄱ, ㄴ, ㄷ

78.

표는 생물 A ~ C의 특성을 나타낸 것이다.

생물 구분	A	B	C
미토콘드리아	없음	없음	있음
스트렙토마이신에 대한 감수성	있음	없음	없음

이에 대한 설명으로 옳은 것만을 〈보기〉에서 있는 대로 고른 것은? (단, A ~ C는 효모, 대장균, 메탄생성균을 순서 없이 나타낸 것이다.)

[보기]
ㄱ. A는 핵막이 없다.
ㄴ. B의 막지질에 에테르 결합이 있다.
ㄷ. B의 리보솜은 C의 리보솜보다 크다.

① ㄱ　　② ㄷ　　③ ㄱ, ㄴ
④ ㄱ, ㄷ　　⑤ ㄴ, ㄷ

79.

그림은 원핵생물 (가) ~ (다)의 세포막과 세포벽 구조를 모식적으로 나타낸 것이다. (가) ~ (다)는 각각 결핵균, 대장균, 포도상구균 중 하나이다.

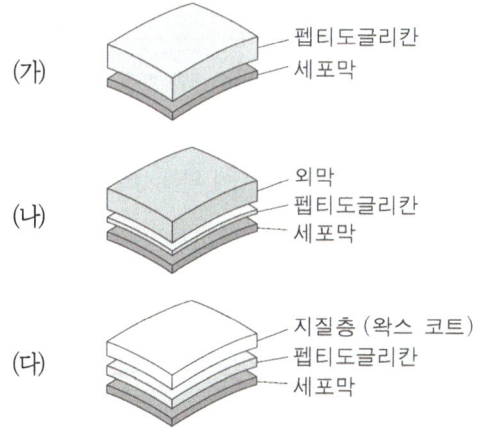

이에 대한 설명으로 옳지 않은 것은?

① (가)는 포도상구균이다.
② (나)의 외막에서 지질 A(lipid A)가 발견된다.
③ (나)는 내생포자(endospore)를 만든다.
④ (다)는 (가)보다 라이소자임에 대한 저항성이 크다.
⑤ 고세균(Archaea)의 세포벽에는 펩티도글리칸이 없다.

80.

그림 (가)는 메탄생성균인 *Methanothermus fervidus* 의, (나)는 그람양성균인 *Bacillus subtilis* 의 세포벽과 세포막 구조를 모식적으로 나타낸 것이다.

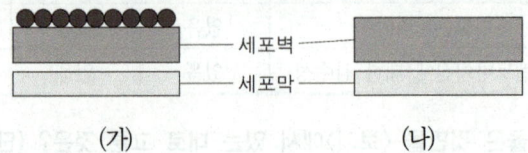

(가)　　　　　　　(나)

이에 대한 설명으로 옳은 것만을 〈보기〉에서 있는 대로 고른 것은?

[보기]

ㄱ. 펩티도글리칸은 (가)의 세포벽을 구성하는 주요 성분이다.
ㄴ. (가)의 세포막 인지질에는 에테르(ether) 결합이 존재한다.
ㄷ. 콜레스테롤은 (나)의 세포막 유동성을 조절하는 주요 성분이다.

① ㄱ　　② ㄴ　　③ ㄷ　　④ ㄱ, ㄴ
⑤ ㄱ, ㄷ　　⑥ ㄴ, ㄷ　　⑦ ㄱ, ㄴ, ㄷ

81.

다음은 생물 A, B, C에 대한 자료이다.

- 인류는 오래 전부터 ┌─A─┐ 을(를) 사용하여 술과 빵을 만들어왔다. 이 생물은 산소가 없는 조건에서 당을 알코올과 CO_2로 발효시킨다.
- 최초로 발견된 항생제인 페니실린은 ┌─B─┐ 에 의해 생성된다.
- 1876년 코흐는 ┌─C─┐ 이(가) 탄저병을 유발한다는 것을 증명하여 감염 질환의 원인을 밝혔다.

이에 대한 설명으로 옳은 것만을 〈보기〉에서 있는 대로 고른 것은?

[보기]

ㄱ. A에는 미토콘드리아가 있다.
ㄴ. B의 세포벽에는 키틴이 있다.
ㄷ. A와 B의 유연관계가 A와 C의 유연관계보다 가깝다.

① ㄱ　　② ㄴ　　③ ㄷ
④ ㄱ, ㄷ　　⑤ ㄱ, ㄴ, ㄷ

82.

그림은 산소에 대한 요구도와 내성에 따라 분류한 5종의 세균 A~E를 고체 배지 시험관에서 배양한 결과를 나타낸 것이다. 그림에서 점은 배지 내부 혹은 표면에 형성된 콜로니이다.

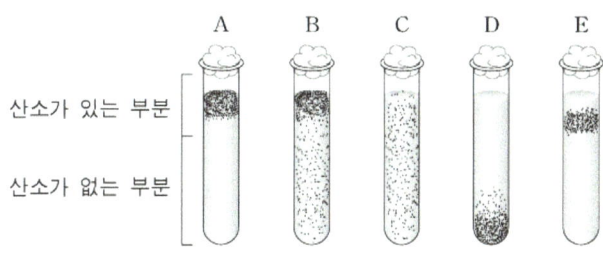

이에 대한 설명으로 옳지 <u>않은</u> 것은?

① A는 초과산화물제거효소(superoxide dismutase)를 지닌다.
② B는 산소가 없어도 생장할 수 있으나 산소가 있으면 생장 속도가 더 빠르다.
③ C는 산소 호흡을 통해 에너지를 얻는다.
④ D는 발효나 무산소 호흡을 통해 에너지를 얻는다.
⑤ E는 대기의 산소분압보다 낮은 산소분압에서 자란다.

83.

그림은 두 종류의 광합성세균에서 일어나는 전자전달과정을 나타낸 것이다.

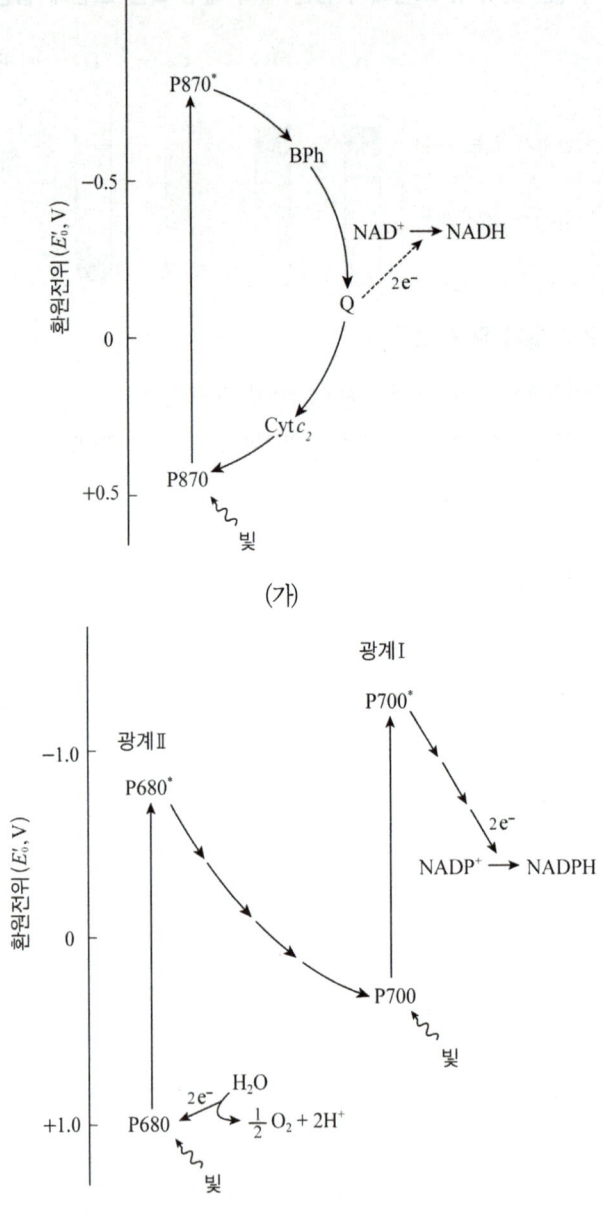

(가)

(나)

이에 대한 설명으로 옳은 것은?

① (가)에서 산소가 발생한다.
② (가)에서 전자 공여체로 황화수소가 사용되면 황이 생성된다.
③ (가)에서 NAD^+로 전자가 전달되는 과정에는 에너지가 사용되지 않는다.
④ (나)는 세균막의 박테리오로돕신에서 일어난다.
⑤ 진화적으로 (나)가 (가)보다 먼저 출현하였다.

84.

원핵생물은 크게 고세균(Archaea)과 진정세균(Bacteria)의 두 영역으로 구분된다. 고세균에 대한 설명으로 옳은 것을 〈보기〉에서 모두 고른 것은?

[보기]

ㄱ. 메탄생성균은 늪지, 매립장 등 산소가 없는 혐기성 환경에 서식한다.
ㄴ. 극호염성균은 세포 내 K^+이온을 고농도로 유지하여 삼투압의 균형을 이룬다.
ㄷ. 극호열성균은 당단백질의 두꺼운 세포벽이 있어 방사선에 내성을 나타낸다.
ㄹ. 막지질의 지방산은 글리세롤과 에스테르 결합으로 연결된다.

① ㄱ, ㄴ   ② ㄱ, ㄷ   ③ ㄴ, ㄷ   ④ ㄴ, ㄹ   ⑤ ㄷ, ㄹ

85.

피부 물집과 심한 가려움증으로 입원한 환자로부터 병원체를 분리하여 관찰한 결과는 다음과 같다.

- 종속영양으로 생존한다.
- 세포막과 세포벽을 가지고 있다.
- 무성생식 또는 유성생식을 통해 번식한다.
- 페니실린, 스트렙토마이신 및 테트라사이클린에 감수성이 없다.

위 자료를 근거로, 이 병원체의 특성에 대한 설명으로 옳은 것은?

① 염색체는 한 개이다.
② 리보솜의 크기는 80S이다.
③ 세포벽은 두 층으로 구성되어 있다.
④ 세포벽에 펩티도글리칸을 함유하고 있다.
⑤ 세포벽에 지질다당류(lipopolysaccharide)를 함유하고 있다.

86.

그림은 말라리아를 일으키는 어떤 기생생물의 생활사 일부를 나타낸 것이다. 이에 대한 설명으로 옳은 것만을 〈보기〉에서 있는 대로 고른 것은?

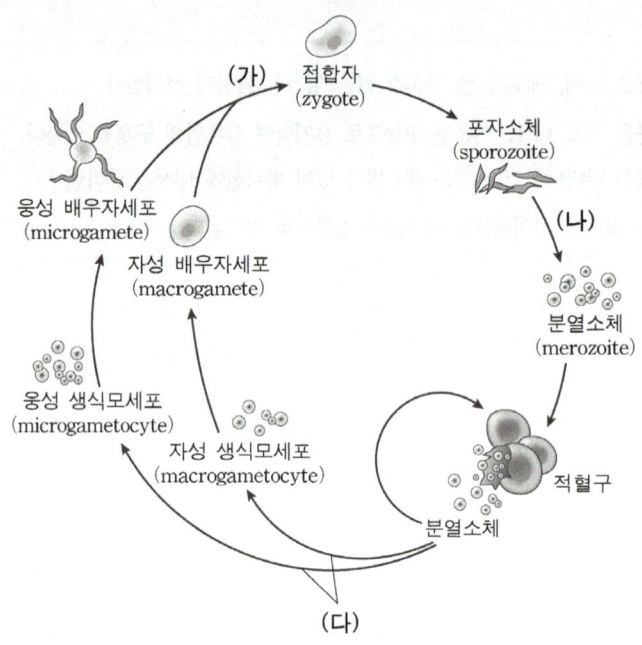

이에 대한 설명으로 옳은 것만을 〈보기〉에서 있는 대로 고른 것은?

[보기]

ㄱ. 이 기생생물은 단세포 진핵생물이다.
ㄴ. (가) 과정은 모기의 체내에서 일어난다.
ㄷ. (나) 과정 중 최초의 분열소체 형성은 사람의 간에서 일어난다.
ㄹ. (다) 과정에서 감수분열이 일어난다.

① ㄱ, ㄴ   ② ㄱ, ㄹ   ③ ㄷ, ㄹ
④ ㄱ, ㄴ, ㄷ   ⑤ ㄴ, ㄷ, ㄹ

87.

그림 (가)는 일부 원생생물과 육상식물의 계통학적 관계를, (나)는 빛의 파장에 따른 광합성 색소의 상대적 흡광도를 나타낸 것이다. (가)의 A, B, C는 갈조류, 녹조류, 홍조류 중 하나이고, (나)의 X, Y, Z는 각각 다른 색소이다.

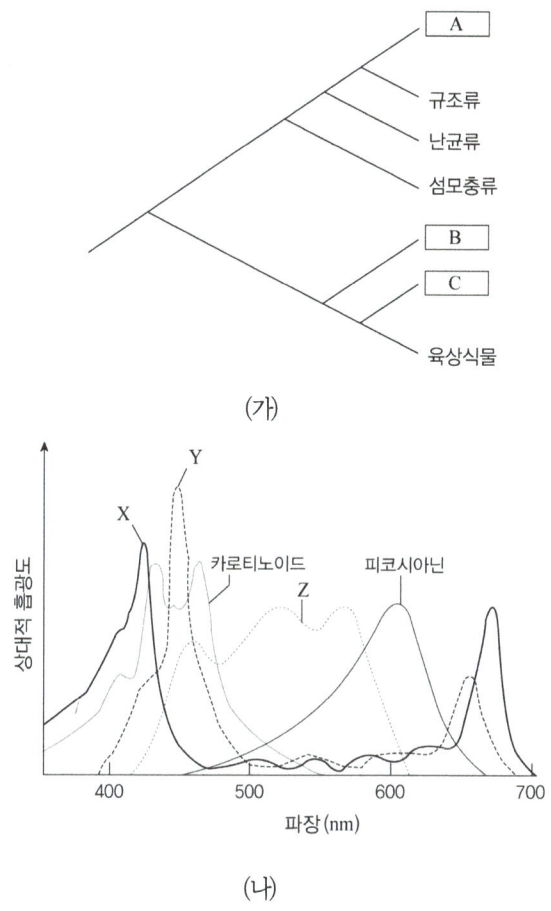

(가)

(나)

이에 대한 설명으로 옳은 것은?

① A는 세포벽에 이산화규소를 다량 포함한다.
② A와 육상식물 사이에 잎 모양의 유사성은 상동 진화의 결과이다.
③ B는 편모를 가지고 있어 운동성이 있다.
④ B는 색소 Z가 없어 C보다 얕은 바다에 산다.
⑤ C는 색소 X와 Y를 모두 갖는다.

88.

식물은 광합성을 하는 녹조류의 한 계통에서 기원하였다고 추정된다. 물에서 육상으로 서식지를 옮기면서 식물은 육상의 건조한 조건에서 생존하고 효과적으로 번식할 수 있도록 여러 구조와 기능을 갖추게 되었다. 그림은 식물 계통수의 일부이다.

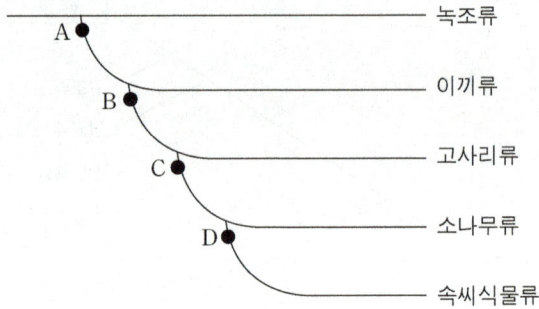

A, B, C, D에서 일어나는 중요한 사건을 〈보기〉의 설명과 옳게 짝지은 것은?

[보기]

ㄱ. 건조에 견디기 위해 헛물관을 갖추게 되었다.
ㄴ. 자손을 널리 퍼뜨리기 위해 꽃과 열매를 갖게 되었다.
ㄷ. 자손을 보호하기 위해 배를 형성하는 기능을 획득하였다.
ㄹ. 단단한 껍질과 양분을 갖춘 어린 2배체 자손을 만들게 되었다.

	A	B	C	D
①	ㄱ	ㄷ	ㄴ	ㄹ
②	ㄱ	ㄹ	ㄴ	ㄷ
③	ㄱ	ㄹ	ㄷ	ㄴ
④	ㄷ	ㄱ	ㄴ	ㄹ
⑤	ㄷ	ㄱ	ㄹ	ㄴ

89.

다음은 육상식물 8종의 유연관계를 나타낸 계통수이다. A ~ C는 각각 암보렐라(Amborella), 쇠뜨기, 석송 중 하나이다.

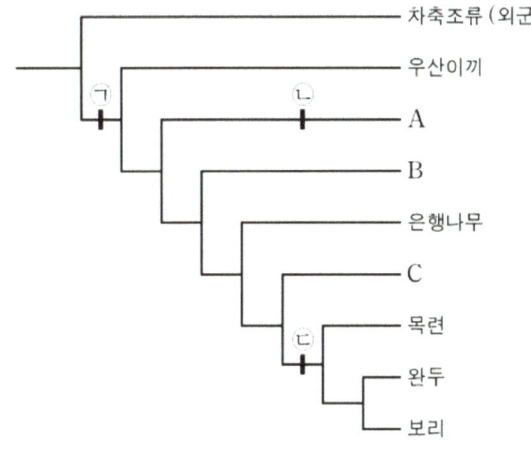

이에 대한 설명으로 옳은 것은?

① 헛물관(tracheid)은 ㉠에 해당한다.
② 소엽(microphyll)은 ㉡에 해당한다.
③ 동형포자(homosporous spore)는 ㉢에 해당한다.
④ B의 생활사는 배우체(gametophyte) 세대가 우세하다.
⑤ C의 생식기관은 구과(cone)이다.

90.

그림 (가)는 형태와 발생상의 비교에 기초하여, (나)는 분자생물학적 자료에 기초하여 좌우대칭동물에 속하는 주요 동물문의 계통을 나타낸 것이다.

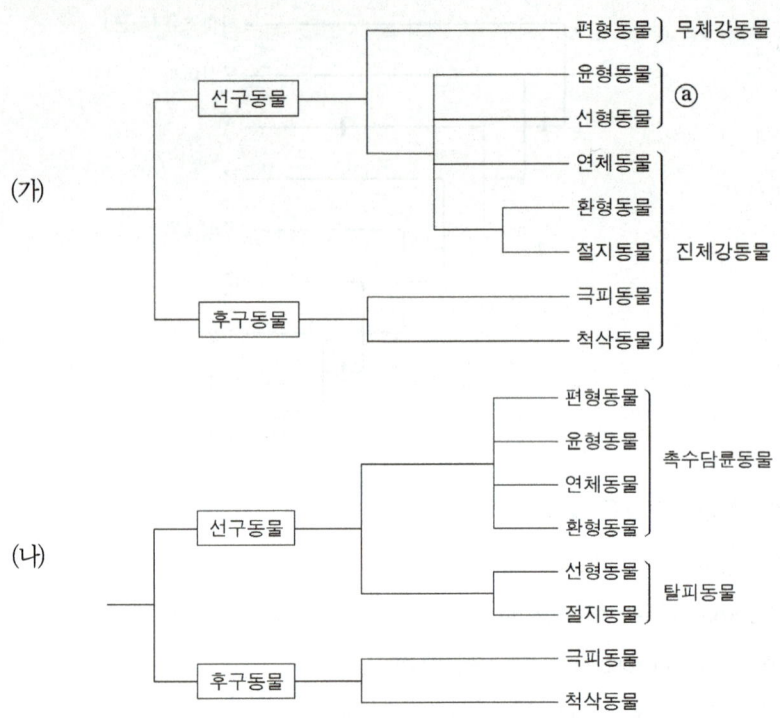

이에 대한 설명으로 옳은 것만을 〈보기〉에서 있는 대로 고른 것은?

[보기]
ㄱ. (가)의 진체강동물에서 체강은 공유파생형질이다.
ㄴ. ⓐ는 발생 과정에서 내배엽과 중배엽으로 둘러싸인 체강을 갖는다.
ㄷ. (나)에서 탈피동물은 단계통군이다.

① ㄱ ② ㄷ ③ ㄱ, ㄴ
④ ㄴ, ㄷ ⑤ ㄱ, ㄴ, ㄷ

91.

그림은 좌우 대칭 동물에 속하는 일부 동물문(phylum)들의 계통수이다.

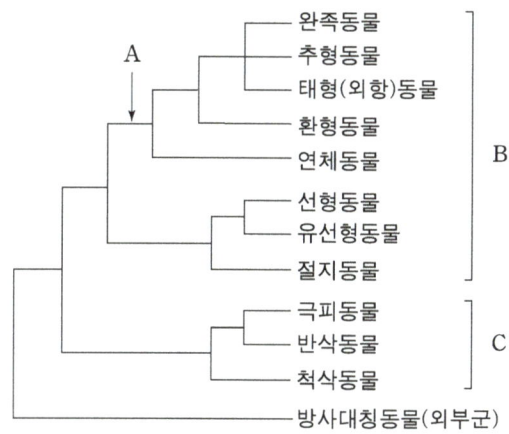

이에 대한 설명으로 옳은 것만을 〈보기〉에서 있는 대로 고른 것은? (단, 위의 계통수에만 근거하여 판단한다.)

[보기]

ㄱ. 입주위에 촉수관(lophophore)을 가지는 동물문들의 가장 최근의 공동 조상은 A이다.
ㄴ. B에서 몸의 체절성(segmentation)을 나타내는 동물문들은 서로 자매군(sister group)이 아니다.
ㄷ. 척삭과 신경삭은 C의 공유파생형질(shared derived character)이다.

① ㄱ　　② ㄴ　　③ ㄷ　　④ ㄱ, ㄴ　　⑤ ㄴ, ㄷ

92.

다음은 후생동물에 속하는 일부 동물 문(phylum)들의 계통수이다.

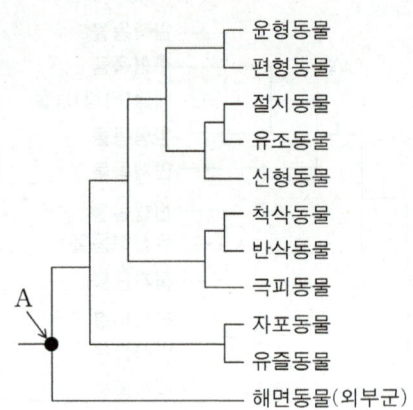

이에 대한 설명으로 옳은 것만을 〈보기〉에서 있는 대로 고른 것은? (단, 위의 계통수에만 근거하여 판단한다.)

[보기]

ㄱ. 진정한 조직을 갖고 있는 동물군(진정후생동물)의 가장 최근 공동조상은 A이다.

ㄴ. 탈피하는 동물은 단계통군(monophyletic group)을 형성한다.

ㄷ. 의체강동물은 단계통군을 형성한다.

① ㄱ   ② ㄴ   ③ ㄷ   ④ ㄱ, ㄴ   ⑤ ㄴ, ㄷ

93.

그림은 진정후생동물(Eumetazoa)의 계통유연 관계를 나타낸 분기도(cladogram)이다.

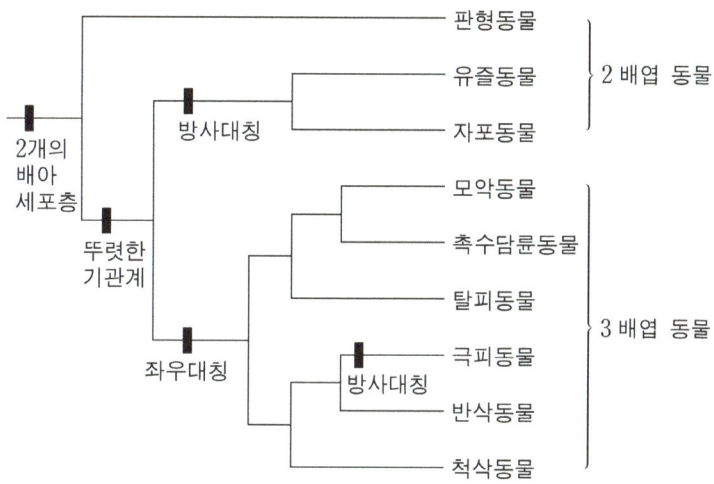

이에 대한 설명으로 옳은 것만을 〈보기〉에서 있는 대로 고른 것은?

[보기]

ㄱ. 2배엽 동물은 측계통군이다.
ㄴ. 자포동물의 방사대칭과 극피동물의 방사대칭은 상동형질이다.
ㄷ. 좌우대칭은 3배엽 동물의 공유조상형질(shared ancestral character)이다.

① ㄱ   ② ㄴ   ③ ㄷ   ④ ㄱ, ㄴ   ⑤ ㄱ, ㄷ

94.

그림은 후구동물의 계통수를 나타낸 것이다.

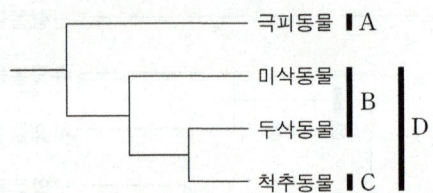

A ~ D 각 그룹이 공통으로 나타내는 특징에 관한 설명으로 옳은 것만을 〈보기〉에서 있는 대로 고를 때, 그 개수는?

[보기]
- A는 관족(tube feet)을 가진다.
- B는 일생동안 척삭을 가진다.
- C는 턱을 가진다.
- D는 발생 초기에 신경삭이 등 쪽에 생긴다.

① 1개 ② 2개 ③ 3개 ④ 4개 ⑤ 0개

95.

그림은 육상 척추동물 7종의 진화적 유연관계를 보여주는 계통수이다.

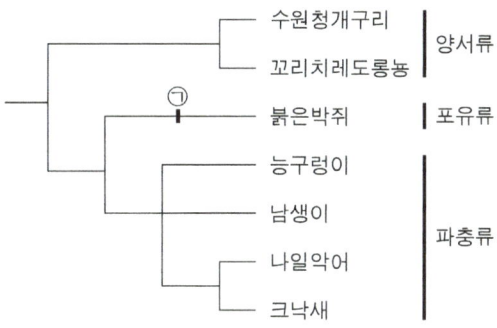

이에 대한 설명으로 옳은 것만을 〈보기〉에서 있는 대로 고른 것은?

[보기]
ㄱ. 양막란은 7종의 공유파생형질이다.
ㄴ. 털(hair)은 ㉠ 형질에 해당한다.
ㄷ. 능구렁이는 사지류(tetrapods)에 속한다.

① ㄱ
② ㄴ
③ ㄱ, ㄷ
④ ㄴ, ㄷ
⑤ ㄱ, ㄴ, ㄷ

96.

다음은 현생 척추동물의 계통수를 나타낸 것이다.

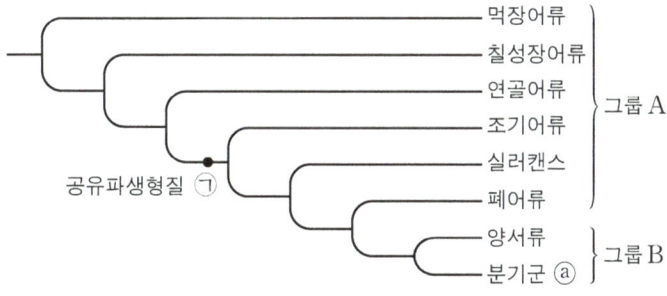

이에 대한 설명으로 옳지 않은 것은?

① 그룹 A는 단계통군이다.
② 그룹 B는 사지동물(tetrapods)이다.
③ 분기군 ⓐ의 배아는 양막으로 둘러싸여 있다.
④ 경골성 골격은 공유파생형질 ㉠에 해당한다.
⑤ 그룹 A와 B는 모두 두개골(skull)을 가진다.

정답

X 식물학

01. ③	02. ④	03. ①	04. ④	05. ②	06. ⑤	07. ④
08. ⑤	09. ⑤	10. ③	11. ④	12. ④	13. ②	14. ④
15. ①	16. ⑤	17. ④	18. ②	19. 논술	20. 논술	21. ③
22. ②	23. ⑤	24. ③	25. ④	26. ②	27. 논술	28. ②
29. ②	30. ④	31. ①	32. ⑤	33. ②	34. ①	35. ①
36. ⑤	37. ③	38. ②	39. ①	40. ②	41. ③	42. ②
43. ⑤	44. ③	45. 논술	46. 논술	47. 논술	48. 논술	49. ⑤
50. ④	51. ②	52. ①	53. ⑤	54. ⑦	55. ⑤	56. ①
57. ②	58. ①	59. ②	60. ④	61. ②	62. ⑥	63. ④
64. ①	65. ③	66. ③	67. ③	68. ①	69. ⑤	70. ⑤
71. ⑤	72. ⑤	73. ③	74. ⑤	75. ③	76. ①	77. ⑤
78. ②	79. ①	80. ①	81. ①	82. ⑤	83. ⑥	84. ④
85. ④	86. ②	87. ②	88. ②	89. ④	90. ⑤	91. ⑤
92. ①	93. ③	94. ①	95. ②	96. ④	97. ②	98. ③

Y 생태학

01. ②	02. ⑤	03. ③	04. ②	05. ①	06. ①	07. ①
08. ①	09. ②	10. ④	11. ②	12. ②	13. ③	14. ③
15. ⑤	16. ①	17. ①	18. ①	19. ①	20. ④	21. ①
22. ②	23. ②	24. ③	25. ④	26. ①	27. ④	28. ②
29. ②	30. ⑤	31. 논술	32. 논술	33. 논술	34. ⑤	35. ③
36. ⑤	37. ①	38. ⑤	39. ③	40. ②	41. ③	42. ③
43. ①	44. ③	45. ⑤	46. ③	47. ④	48. ⑤	49. ④
50. ⑤	51. ③	52. ②	53. ③	54. ②	55. ④	56. ⑤
57. ⑤	58. ⑤	59. ③	60. ③	61. ①	62. ③	63. ③
64. ④	65. ④	66. ①	67. ③	68. ⑦	69. ④	70. ②
71. ①	72. ④					

Z 분류 / 진화

01. ④	02. ③	03. ⑤	04. ⑤	05. ④	06. ②	07. ②
08. ②	09. ③	10. ②	11. ③	12. ②	13. ③	14. ③
15. ②	16. ②	17. ③	18. ④	19. ③	20. ①	21. ②
22. ⑤	23. ④	24. ①	25. ②	26. ②	27. ①	28. ⑤
29. ④	30. ②	31. ①	32. ②	33. ③	34. ②	35. ①
36. ①	37. ③	38. ⑤	39. ⑤	40. ③	41. ①	42. ③

43. (1) 상동, 상사 (2) 생태발자국 (3) 안정화선택, 방향성선택, 분단성선택 (4) 림프구성줄기세포, 골수성줄기세포

				44. ②	45. ③	46. 논술
47. 논술	48. 논술	49. ③	50. ④	51. ②	52. ④	53. ⑤
54. ①	55. ②	56. ④	57. ②	58. ④	59. ①	60. ①
61. ①	62. ⑤	63. ②	64. ④	65. ③	66. ①	67. ④
68. ③	69. ③	70. ⑤	71. ⑤	72. ⑤	73. ④	74. ②
75. ②	76. ①	77. ⑤	78. ②	79. ③	80. ⑤	81. ⑤
82. ③	83. ②	84. ①	85. ②	86. ④	87. ⑤	88. ⑤
89. ②	90. ④	91. ②	92. ②	93. ①	94. ②	95. ④
96. ①						

약력

서울대학교 생명과학부(유전공학전공) 박사과정
서울대학교 생명과학부(유전공학전공) 석사 졸
現 김영편입학원 전임교수
現 한빛변리사학원 전임교수
現 위스토리 대표
前 메가엠디 전임교수
前 프라임엠디 전임교수
前 위너스엠디 전임교수
前 서울메디컬스쿨 전임교수
前 삼성의료원 연구팀장

저서

TB편입생물. 위스토리. 2023
TB편입생물문제집. 위스토리. 2022
TBcore필기노트 3판. 위스토리. 2016-2019
TB생물 워크북 2판. 위스토리. 2016~2018
TB기본문제집 9판. 위스토리. 2014-2022
Total Biology's Solution. 6판, 위스토리. 2011~2018
적중문제풀이 13판. 한빛지적소유권센터. 2009~2019
Total Biology 10판. 위스토리. 2008~2019
새로운 생물 19판. 한빛지적소유권센터. 2007~2022
생물 Subnote. 한빛지적소유권센터. 2006

논문(SCI논문)

Journal of Thoracic Oncology. 2006 Sep;1(7):622-8.
International Journal of Cancer. 2005 Jul;115(4):575-81
Nature Cell Biology. 2004 Feb;6(2):129-37.
Genomics & Informatics. 2003 Dec;1(2):101-107